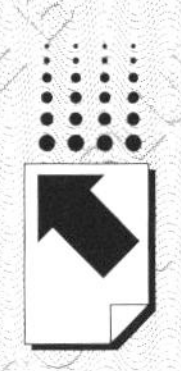

权威·前沿·原创

皮书系列为
“十二五”“十三五”国家重点图书出版规划项目

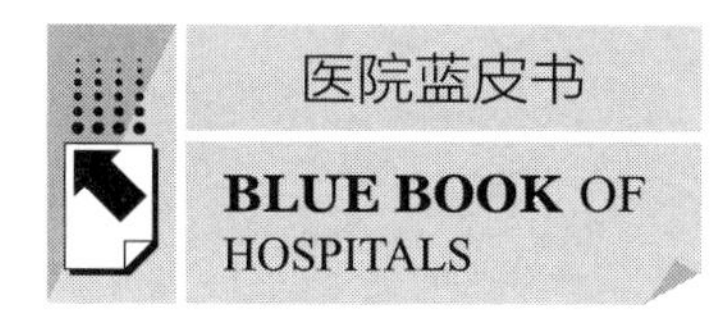

中国医院评价报告（2018）

ANNUAL REPORT ON CHINA'S HOSPITAL EVALUATION (2018)

国际标准 本土实践

编委会主任／曹荣桂
主　　编／庄一强　刘庭芳
副 主 编／王兴琳　刘继兰　刘先德
艾力彼医院管理研究中心

社会科学文献出版社
SOCIAL SCIENCES ACADEMIC PRESS (CHINA)

图书在版编目(CIP)数据

中国医院评价报告. 2018 / 庄一强，刘庭芳主编
. -- 北京：社会科学文献出版社，2018. 11
（医院蓝皮书）
ISBN 978 - 7 - 5201 - 3867 - 3

Ⅰ. ①中… Ⅱ. ①庄… ②刘… Ⅲ. ①医院 - 管理 - 评价 - 研究报告 - 中国 - 2018 Ⅳ. ①R197. 32

中国版本图书馆 CIP 数据核字（2018）第 252536 号

医院蓝皮书
中国医院评价报告（2018）

主　　编 / 庄一强　刘庭芳
副 主 编 / 王兴琳　刘继兰　刘先德

出 版 人 / 谢寿光
项目统筹 / 周　丽　高　雁
责任编辑 / 颜林柯　王春梅

出　　版 / 社会科学文献出版社 · 经济与管理分社（010）59367226
地址：北京市北三环中路甲 29 号院华龙大厦　邮编：100029
网址：www. ssap. com. cn
发　　行 / 市场营销中心（010）59367081　59367083
印　　装 / 三河市龙林印务有限公司

规　　格 / 开 本：787mm × 1092mm　1/16
印 张：21. 75　字 数：326 千字
版　　次 / 2018 年 11 月第 1 版　2018 年 11 月第 1 次印刷
书　　号 / ISBN 978 - 7 - 5201 - 3867 - 3
定　　价 / 98. 00 元

皮书序列号 / PSN B - 2018 - 766 - 2/2

《中国医院评价报告（2018）》
编　委　会

艾力彼医院管理研究中心

艾力彼医院管理研究中心（Institute of Asclepius Hospital Management，以下简称“艾力彼”）成立于2004年1月9日，是一家独立第三方研究机构，它结合多年来研究中国医院竞争力排名所积累的经验与数据，建立了中国医院综合竞争力和专科能力评价体系、中国医院竞争力星级医院评价体系、中国医院竞争力HIC评价体系。经广东省教育厅核准，艾力彼正式成为南方医科大学卫生管理学院在校生实习基地。

艾力彼的愿景：以大数据为工具，努力成为中国最佳第三方医院评价机构。

艾力彼的使命：推动医院管理职业化、医疗数据透明化；通过医院排名、星级医院评价、BHI平台、管理咨询和艾力彼医管学院，努力推动医院管理职业化；通过大数据挖掘与研究、HIC排名、HIC评价（智慧医疗的开端）、HQ-share（专科质量与安全评价）共享信息平台，努力推动医疗数据透明化。

艾力彼组织开展医院第三方评价、医疗大数据、医院专科发展、医院运行效率、医院投融资及医院发展战略等学术研究；组织发表医院管理研究论文，如先后在各类医管杂志上发表过几十篇医院管理论文。核心成员主编《中国医院竞争力报告（2017～2018）》、《中国医院竞争力报告（2017）》、《中国医院竞争力报告（2016）》、《中国民营医院发展报告（2015）》、《中国民营医院发展报告（2014）》、《医院品牌战略》，主译《美国JCI医院评审标准（第4版）》等专著。从2016年起，每年出版“医院蓝皮书”，这是根据中国医院竞争力排名结果，对不同层级、不同类别约3000家上榜医院进行横向和纵向对比研究、总结分析而成的年度行业报告。自2016年推出艾力彼星级医院评价以来，截至2018年8月已有63家医院启动星级医院评价；自2018年4月艾力彼HIC评价推出以来，截至2018年8月已有8家医院启动HIC评价。

主要编撰者简介

庄一强 博士，现为艾力彼医院管理研究中心主任，兼任中国器官移植发展基金会副秘书长、中国医院协会原副秘书长、中国研究型医院学会QSHE管理专委会副主委、中国卫生信息与健康医疗大数据学会中医药专委会常委、香港医务行政学院HKCHSE理事、国内数家著名大学客座教授，开设“医疗大数据与第三方医院评价”课程；发表过几十篇医院管理论文，主编/主译过9本医院管理类书籍，包括《中国医院竞争力报告（2017～2018）》《中国医院竞争力报告（2017）》《中国医院竞争力报告（2016）》《中国民营医院发展报告（2015）》《医院品牌战略》《美国JCI医院评审标准（第4版）》等。中国医院综合竞争力和专科能力评价体系、中国医院竞争力星级医院评价体系、中国医院竞争力HIC评价体系、HQ-share（专科质量与安全评价）共享信息平台创始人之一；领导编撰《中国医院协会患者安全十大目标2014～2015》；成功指导数家医院进行股份制改造，完成多家民营医院投融资尽职调查。目前是一家上市、两家非上市民营医院的独立董事。

刘庭芳 清华大学医院管理研究院创始人、院长高级顾问（副院长级，主管科研工作）、教授、医管硕士生导师、博士生导师（北京协和医学院公共卫生学院）、国际学术委员会常务副主任委员、中外医院评审评价研究中心主任、清华大学医疗管理评价研究所所长，约翰·霍普金斯大学/清华大学高级医管证书班教授。国家中医药管理局中医药改革与发展咨询专家委员会委员、国家卫健委公立医院院长职业化能力建设专家委员会副主任委员、北京协和医学院公共卫生学院博士生合作导师、北京大学中国卫生经济研究中心学术委员会副主任委员、北京大学国家发展研究院 BiMBA 导师、解放军总医院等 5 所院校客座教授、中国医院品质管理联盟主席、中国医疗保健国际交流促进会国际医疗旅游分会主任委员、中国国际医疗旅游联盟主席、中国研究型医院学会评价评估专业委员会主任、国内 5 家核心期刊编委或专家委员会主任委员。

王兴琳 艾力彼医院管理研究中心执行主任、联合创始人，广东省卫生经济学会副会长、绩效管理与评估分会会长，汕头大学医学院附属第一医院管理学客座教授、广州医科大学客座教授。2011～2014 年中国医院竞争力排名研究负责人，中国医院竞争力星级医院评价评定委员会专家、专科质量与安全评价（HQ-Share）共享信息平台创始人之一。《中国医院竞争力报告(2017～2018)》《中国医院竞争力报告（2017)》《中国医院竞争力报告(2016)》副主编，《医患关系思考与对策》副主编，《医院品牌战略》编委，《医院品牌营销》作者之一。专注于医院管理研究，为国内上百家医院提供过管理咨询服务。

刘继兰 HIMSS 副总裁兼大中华区执行总裁，国际知名医院管理专家，曾任 JCI 首席顾问兼大中华区咨询主任。为全球大约 30 个国家的数百家医疗机构提供了极具影响力的咨询指导，以患者为中心，帮助这些医院实现了以安全、质量、效率和医患获得感为目标的卓越转型。主要著作包括《国际标准　中国实践》等。

刘先德 主任医师，毕业于三峡大学医学院，曾在公立医院工作 20 余年。从临床医师、科主任、医务科长至副院长，参与及领导创建三甲医院，创建了医院成本核算体系，制定了绩效核算方案。2006 年在广州中医药大学祈福医院工作，负责 JCI 认证工作。2009 年任遵义医学院附属珠海医院人力资源部主任。2012 年任东莞康华医院院务部主任，负责三甲医院创建工作及医务、质控、投诉管理、医保、院感等管理工作。2016 年任香港大学深圳医院质量管理及认证部高级经理（相当于三甲办主任），具体负责该院在通过 ACHS 认证（澳大利亚医疗服务机构认证）基础上，创建三甲医院，该院于 2017 年 10 月顺利通过三甲评审。

摘　要

《中国医院评价报告（2018）》由香港艾力彼医院管理研究中心组织编写，主要采取定量和定性相结合的方法进行研究和分析。定量方法主要是基于对数据的分析与挖掘进行综合评价；定性方法主要是对与中国医院第三方评价相关的卫生政策环境、市场前景与竞争态势进行综述，并结合定量研究结果进行全面分析。全书分为总报告、技术报告、认证篇、标准化管理篇、案例篇共五个部分。

总报告有三篇报告，分别是中国医院评价的现状与展望、我国三级医院评审的发展与成就、我国医院信息化评价的发展与成就，主要从宏观层面研究中国医院评审评价的发展情况与成就，追本溯源，回顾中国医院评审评价的发展历程，对中国医院评价的整体情况进行阐述。

技术报告共有两篇报告，分别是国内外医院评价指标体系与方法论、管理介入——医院现场评价的输入与输出，展示国内外医院评价的具体指标体系，提供一个横向比较的视角，分析不同医院评价体系之间的相似与差异，同时从技术应用层面呈现艾力彼星级医院评价在现场评价中的检查方法。

认证篇共有六篇报告，分别是“医院评审评价的政策环境与发展”“艾力彼星级医院评价：国际标准的本土化实践”“星级医院实践：应急代码的应用与效果”“JCI 评审对提高医院管理质量的积极意义”“中国医院竞争力 HIC 评价发展报告”“HIMSS 评级对中国医院信息化的借鉴意义”，分别研究国家等级医院评审、艾力彼星级医院评价、美国 JCI 认证、艾力彼 HIC 评价、美国 HIMSS 评级 5 个国内主流的医院评审认证体系，详细探究不同医院认证体系的侧重点。

标准化管理篇包括四篇报告，分别是我国医院标准化管理的政策环境与未来发展、医院绩效管理的标准化评价、中国医院品管圈应用与成效、医疗质量的标准化管理。标准化管理篇以医院管理标准化为核心，探究医院标准化管理的整体发展情况以及通过研究医院在管理过程中如何应用管理工具开展工作、落实标准化流程来打造有安全保障的医疗环境。

最后一部分是案例篇，共有六篇文章，分享医院在接受认证过程前后的心得与体会，从医院灾害脆弱性分析、文件授权、后勤管理等方面呈现医院在认证过程中如何提高医疗质量与保障患者安全，展示医院认证评价给医院带来的明显改进效果。

希望《中国医院评价报告（2018）》通过定量的科学分析和理论提升，为我国医院评价与标准化管理行业的健康发展提供一定的帮助。

庄一强　博士

艾力彼医院管理研究中心主任

2018 年 9 月 1 日

序

医院评价是监督医疗服务情况和提高医疗服务质量的重要举措。艾力彼一直通过以大数据为基础的第三方评价体系对医院的质量与管理情况进行研究，并通过艾力彼星级医院评价、艾力彼 HIC 评价等医院认证体系协助医院持续提高服务质量，体现了独立客观、严谨求实的工作态度。

与现代医院管理模式相适应、分工明确、切实可行的医院评价体系，有助于评价医院的专业化管理、医疗质量与安全、服务与就医体验、财务管理情况，因此，构建一套科学合理的医院评价体系，对于推动医院实现可持续发展很有必要。

当前世界上许多国家和地区都开展了医院评价和认证工作，比较有代表性的有 JCI 认证、ACHS 评审、KTQ 评审，其共同特征是医院认证工作由第三方机构具体承担，也就是我们常说的“第三方评价”。在简政放权和社会治理水平大幅提升的大环境下，由行业第三方组织开展评审评价是大势所趋。

我看过《中国医院评价报告（2018）》后，感觉其是中国医院评价和标准化管理的集大成之作，涵盖了国内外、从政府到第三方、从质量管理到信息评价的医院评价与标准化管理领域。我相信，这是医院评价领域覆盖面最广的书籍之一，具有一定的权威性。更难得的是，以庄一强为首的艾力彼医院管理研究中心分享了医院评价国际标准本土化的经验与实践，如介绍了中国医院竞争力星级医院评价、HIC 评价，它们是国际标准与本土情况相结合的范例。

医院评价是一项复杂的工作，需要具有科学性、公正性、专业性、权威性。我期待艾力彼最新研究成果《中国医院评价报告（2018）》出版，相信该书能为完善医院评价体系提供新的有价值的参考资料。

中国医院协会创会会长、卫生部原副部长
曹荣桂
2018 年 9 月 1 日

目 录

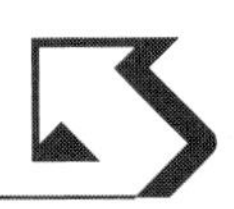

Ⅰ 总报告

B.1 中国医院评价的现状与展望……………………… 庄一强 郑会荣 / 001

一 以医疗质量为核心的医院评审现状与展望 ……………… / 002

二 医院信息化评价现状与展望 ……………………………… / 006

三 医院排名及序化评价 ……………………………………… / 009

四 医院标准化管理评价 ……………………………………… / 013

B.2 我国三级医院评审的发展与成就……………… 陈晓红 张艳丽 / 016

一 初步探索阶段：1989～1998 年 ………………………… / 016

二 再次探索阶段：2011～2017 年 ………………………… / 018

三 当前成绩与效果 …………………………………………… / 026

B.3 我国医院信息化评价的发展与成就

…………………………………… 夏慧敏 丁春光 曹晓均 / 031

一 国内外医院信息化主要评审标准发展历史 ……………… / 031

二 国内医院信息化主要评审标准最新发展情况 …………… / 033

三 国内医院信息化评价成果 ………………………………… / 035

四 我国医院信息化评价展望 ………………………………… / 036

Ⅱ 技术报告

B.4 国内外医院评价指标体系与方法论 …………… 王兴琳 唐洪磊 / 039

B.5 管理介入——医院现场评价的输入与输出 ………………………………………… 刘先德 单 涛 石吉彬 / 058

Ⅲ 认证篇

B.6 医院评审评价的政策环境与发展 ……………… 张振清 庄一强 / 068

B.7 艾力彼星级医院评价：国际标准的本土化实践 ………………………………………… 庄一强 刘先德 刘 莎 / 079

B.8 星级医院实践：应急代码的应用与效果 ………………… 杨志国 / 090

B.9 JCI 评审对提高医院管理质量的积极意义 ……………… 郦 忠 / 103

B.10 中国医院竞争力 HIC 评价发展报告 ……………………………………… 陈 忠 罗永杰 陈培钿 / 111

B.11 HIMSS 评级对中国医院信息化的借鉴意义 ……………… 刘继兰 / 120

Ⅳ 标准化管理篇

B.12 我国医院标准化管理的政策环境与未来发展 ………… 李永斌 / 139

B.13 医院绩效管理的标准化评价 ……… 王兴琳 刘 佳 罗 芸 / 153

B.14 中国医院品管圈应用与成效 …………………………… 刘庭芳 张 丹 徐 勍 宋亚如 / 163

B.15 医疗质量的标准化管理 ………………………………… 杨 军 / 195

Ⅴ 案例篇

B.16 医院灾害脆弱性分析的应用
…………………………… 闫振升 邢美娥 刘立美 周 权 / 212
B.17 “星”系质量安全，规范授权和文件管理 …………… 肖洪涛 / 227
B.18 以星级文化 促患者安全 ……………………………… 麦 刚 / 242
B.19 星级医院后勤管理评价 …………… 刘 玲 周淑芳 王一博 / 257
B.20 通过医院评价 提升就医体验 ……………………… 张守仁 / 267
B.21 他山之石 可以攻玉 …… 郜 勇 戴百良 赵映敏 吴春燕
包章艳 彭根英 麻妙群 陆骊工 王茂生 车斯尧
朱万寿 郝保乾 王增海 赵焕平 / 279

Ⅵ 附录

B.22 中国医院竞争力星级医院评价标准简介
………………………………… 庄一强 刘先德 刘 莎 / 302

Abstract …………………………………………………………… / 311
Contents …………………………………………………………… / 313

皮书数据库阅读使用指南

总 报 告

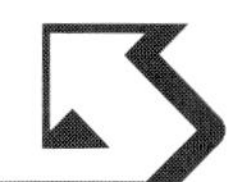

General Reports

B.1
中国医院评价的现状与展望

庄一强 郑会荣*

摘 要： 医院评价的终极目的是促进医院提高医疗质量和安全水平，为医院全方位发展提供一个系统性的解决路径。国际社会上医院评审发展至今已有80多年的历史，而中国医院评审也有近30年的历史。至今，星级医院评价、JCI认证等第三方医院评审项目在中国发展壮大，随着卫生行政部门的“放权”，医院评审将很可能发展为官方机构与第三方机构并重的业态；而在信息化快速发展的时代，智慧医院将是医院建设发展的目标，对医院信息化的评价也将演化为对医院智能化程度的评价。医院排名作为医院评价的另一种体现，在大数据时代也将愈加依赖数据进行横向与纵向对比。

* 庄一强，艾力彼医院管理研究中心主任；郑会荣，艾力彼医院管理研究中心认证资源部副经理。

关键词： 医院评价　医院认证　信息化评价　序化评价　标准化管理

一　以医疗质量为核心的医院评审现状与展望

（一）国内评审现状

中国医院评审认证的基本情况见表1。

表1　中国医院评审认证的基本情况

中国医院评审认证	机构	启动时间	核心理念
等级医院评审	国家卫健委	1989年开始，2011年正式启动新一轮医院评审工作	围绕质量、安全、服务、管理、绩效，体现以病人为中心
星级医院评价	香港艾力彼医院管理研究中心	2016年	以评促改，促进医院整体管理水平全面提升与持续改进
非公立医疗机构信用等级评价	非公立医疗机构协会	2018年	通过综合素质、财务指标、管理指标、竞争力指标、信用记录指标评价信用等级

1. 等级医院评审

在我国医院评审的发展历程中等级医院评审必然扮演至关重要的角色。我国从1989年开始探索符合国情的医院评审评价体系，曾在1989年发布了《关于实施医院分级管理的通知》，在随后的近10年里共组织评审了近1.8万家医院，调动了地方政府部门建设医院的积极性。1998年，医院评审工作暂停，我国第一周期的医院评审工作基本结束。直至2003年卫生部根据国情发布《医院评审标准》（第二版）后，我国才开启了医院评审第二周期的工作，但是直到2011年卫生部发布《医院评审暂行办法》，我国才正式启动新一轮医院评审工作。

至今，中国医院分级管理制度已有近30年的历史，推动了我国医院管理理论和实践的改革，尤其在我国区域经济发展不平衡、医院发展水平不均的国情下更是体现了国家宏观调控的优势，有效促进医院改善服务水平和提高工作效率。

2. 星级医院评价

中国本土的医院评审评价中，除等级医院评审外，香港艾力彼医院管理研究中心开发的“星级医院评价”项目也是适应中国本土国情的主流医院评审项目之一。综观国外第三方医院评价机构的发展情况，可以发现，独立的第三方评价机构正在受到国际社会的认可，并且体现了医疗行业发展的整体趋势。香港艾力彼医院管理研究中心紧抓机遇，结合国际先进经验和中国的实际情况，借鉴了 JCI“以患者为中心”的理念和 KTQ“强化 PDCA”的流程管理理念，制定了艾力彼星级医院评价标准，打造了艾力彼星级医院评价项目。

在我国，医院水平参差不齐，门槛式的评审思路无法很好地体现医院评审以评促建的初衷，而艾力彼星级医院评价项目正好弥补了中国等级医院评审的不足，通过精细化的评价指标促进医院从内涵建设做起，在专业化管理、医疗质量与安全、患者服务与就医体验、财务管理与费用控制方面对医院的能力建设提出了一系列要求，促进医院形成高效安全、成本合理的健康发展生态。

自 2016 年推出以来，艾力彼星级医院评价越来越受到市场的认可，截至 2018 年 8 月，艾力彼已与 63 家医院签约合作。

（二）国际评审中国实践

国际医院评审认证的基本情况见表 2。

表 2　国际医院评审认证的基本情况

国际医院评审认证	机构	启动时间	核心理念
JCI 认证	美国医疗机构评审联合委员会国际部	1951 年成立，2009 年更名	以患者为中心、以结果为导向、持续改进
ACHS 评审	澳大利亚医疗服务标准委员会	1974 年成立，1988 年更名	同医疗服务工作者合作，促进医院医疗服务质量的提高
KTQ 评审	德国医疗透明管理制度与标准委员会	2001 年成立	公开透明、精细划分、循环管理
DNV	挪威船级社	2008 年涉足医疗行业	以提高医疗质量、确保患者安全为基本目标，加强医疗环境风险管控意识

1. JCI 认证

美国医疗机构评审联合委员会国际部（JCI）制定了适用于全球范围内医疗机构的 JCI 医院评审标准，并将其用于对美国以外的医疗机构进行认证。JCI 认证以患者为中心、以结果为导向、持续改进的理念和追踪检查法的现场检查模式受到世界卫生组织的认可，也成功通过了国际医疗品质协会（ISQua）“国际评审项目”的认证，意味着 JCI 的标准、培训和流程都符合国际顶级的“评审机构质量管理标准”。

近年来，随着对医疗质量管理的不断重视和对国际化先进管理理念的认可和追求，越来越多的国内医疗机构参与到 JCI 认证行列中。在 2012 年前，国内参与 JCI 认证的医院数量并不多，各大医院陆陆续续参与 JCI 认证；然而，2012 年至今的 6 年间，参与认证的医院数量则呈现了几近直线形增长的态势。据统计，截至 2018 年 7 月，国内通过 JCI 认证的医院已经达到 100 家。

2. ACHS 评审、KTQ 评审

不少国家和地区，包括我国香港，很多医院采用的质量认证标准是由澳大利亚医疗服务标准委员会（The Australian Council on Healthcare Standards，ACHS）制定的。ACHS 作为澳大利亚健康照护安全和质量委员会的认证机构，自 1976 年开始开展澳大利亚医院评审工作，其中质量评价和改进项目（The Evaluation and Quality Improvement Program，EQuIP）是 ACHS 的核心认证项目，通过指导医疗机构进行为期四年的自我评价、机构范围的调研以及阶段性评价来达到对应的标准。目前 ACHS 在中国的认证项目主要集中在香港，大陆地区仅有香港大学深圳医院一家通过 ACHS 认证。

德国的 KTQ 评审也以其客观、精确、透明的标准体系开始受到国内医院的关注。德国医疗透明管理制度与标准委员会（KTQ）是由德国联邦健康保险公司、德国医学协会、德国医院协会、德国护理协会和德国医师协会联合组建的公益性公共管理机构，主要承担制定科学合理的医院管理制度和标准，对各医疗机构的管理制度和标准进行检查和质量认证。KTQ 也在 PDCA 循环原因的基础上建立了医疗机构质量管理体系，强调医务人员的重要性，以病人为中心，强调对患者、医生、医院、医院其他员工的信息透明，同时督导医院内部自我改进，提高内部医疗质量的改进效率。自2012年开始认证中国第一家医院——华中科技大学同济医学院附属同济医院以来，KTQ还先后认证了咸宁市中心医院、佛山市妇幼保健院、阳江市妇幼保健院等医院。

（三）中国医院评审的发展前景

1. 第三方医院评审机构越发重要

综观全球医院评审机构的发展，国际化的第三方医院评审机构已经树立了其威信。美国JCI和澳大利亚ACHS在其国内长时间实践后开始在全世界推广，并已获得了业界的广泛认同。JCI制定了科学客观的评价标准和评价指标，促使接受JCI认证的医院的医疗质量得到很大的提升，也因此在国际上处于医院评审评价的领先地位；ACHS的“质量评价和改进项目”也持续覆盖到全球多个国家和地区；除此之外，KTQ、DNV等也践行专业化、科学化的第三方评价理念，通过科学严谨的评价标准与公正透明的评价过程逐渐获得社会各界的认可。

目前来看，我国等级医院评审是由官方开展的，优势在于开展力度大、医院配合程度高，但部分评审指标有行政考虑的因素，具有一定的行政色彩，会受到质疑；反观国外第三方医院评价机构经历了比较长时间的发展，在国际社会树立了权威。第三方医院评价机构更显中立、客观、独立，未来中国医院评审将由以政府主导、民间为辅的状况逐步发展为官方机构与第三方机构并重的业态，第三方机构在医院评审行业中将扮演越来越重要的角色。

2. 第三方医院评审认证服务规范化

针对第三方独立评审工具，国外通过国家监管与国际行业监督双管齐下的方式规范第三方医院认证机构的发展。方式主要有两种：一是通过国家政府监管，如荷兰认可理事会、英国皇家认可委员会、美国国家标准协会等都是经其所在国政府授权成立的对其国内的认证机构进行独立认可的机构；二是利用国际行业规范监督，在全球范围内，国际医疗品质协会是医疗行业里

唯一一家对医院认证机构进行评审监督的认可机构，扮演着国际行业认可机构的角色。

反观我国国内，目前，除了国家卫健委主导的等级医院评审外，包含艾力彼星级医院评价、JCI认证等在内的其他医院评审认证项目均为第三方机构发起的独立评审工具。尽管医院认证行业的项目越来越多，但是此领域的监管是一片空白。我国虽然通过CNAS（中国合格评定国家认可委员会）对从事管理体系认证和产品认证的认证机构进行资格认可，但具体到医疗认证认可上，国内监管权属相对比较模糊，并没有明确指定医疗卫生行政部门或者国家认证认可部门对其进行监督。在第三方医院认证机构发展之际，必要的规范和监管是行业良好发展的前提条件。可以预见，未来中国将从法律、法规、政策等层面对医院第三方评审认证机构的认证进行监督和治理，对第三方医院评审服务提出明确要求，同时，也可以借助规范化的市场秩序更好地有序开放第三方医院评审市场。

二　医院信息化评价现状与展望

（一）国内信息化评价现状

1. 电子病历系统功能应用水平分级评价

在公立医院改革中，以电子病历为核心的医院信息化建设是重要内容之一。2011年，国家卫计委颁布了《电子病历系统功能应用水平分级评价方法及标准（试行）》，提出数据采集、信息共享、智能支持三个层级，规定了电子病历应用流程中病房医生、病房护士等共计9大标准医疗角色，设定了37个具体考察项目，按照8个等级（0～7级）提出水平评估要求。截至2018年3月，电子病历覆盖二级及以上医疗机构近6000家，其中二级医院有4088家，占全国同类医院的52%。三级医院有1755家，占全国同类医院的80%。三级医院平均应用水平从1.58级提高到2.11级，二级医院平均应用水平从0.67级提高到0.83级。

国家卫健委在2018年对《电子病历系统功能应用水平分级评价方法及标准（试行）》进行了修订，由过去的8个级别（0～7级）增加到9个级别（0～8级），增加评价项目至39项，并将数据质量的考核作为全面评估电子病历系统是否成功应用的关键，同时新增了“数据利用”一项。

2. 医院信息互联互通标准化成熟度测评

医院信息互联互通标准化成熟度测评是由国家卫生健康委员会统计信息中心组织的，意在以评促建、以评促改、以评促用，进而打破信息孤岛，实现跨机构跨地域互联互通和信息共享，主要从数据资源标准化、互联互通标准化、基础设施建设和互联互通应用效果4个方面对区域和医院信息化水平进行综合评价，成熟度共分为五级七等。在评价方法上，医院信息互联互通标准化成熟度测评既有定量指标也有定性指标，还引入了第三方检测机构，较为科学地实施测评体系，能在一定程度上反映区域、医院管理水平和信息化水平。

截至2018年5月，医院信息互联互通标准化成熟度测评共开展了5期评价，共有90家医院获得了相应评级。

3. HIC评价

为实现医院管理标准化，各环节与流程要求的最佳手段是信息化。如果说星级医院评价、等级医院评审、JCI认证是医院管理质量持续改进的评价体系，那么艾力彼医院管理研究中心推出的HIC（Hospital Information Connectivity）评价则把医院认证的“督导、检查、总结、反馈、改进”变成制度并通过信息系统将其固化，协助医院把制度落地。2017年底，香港艾力彼医院管理研究中心开发的HIC评价主要从系统设计、有效应用和管理效果（结果+效率）角度对医院信息系统进行全面梳理和认证，以评价该系统对医院在专业化管理（Management）、医疗质量与安全（Quality & Safety）、患者服务与就医体验（Service）、财务管理与费用控制（Finance）领域的管理效果是否有提升作用。

HIC评价主要有三个评价维度，分别是联通维度、管理维度、增益维度。联通维度包括“院内互联”“院际互联”“第三方互联”“大众互联”，管理维度包括“专业化管理”“医疗质量与安全”“患者服务与就医体验”“财务管理与费用控制”；增益维度包括“有没有”“联不联”“用不用”

“好不好”。HIC 评价可让医院了解到本院信息化现状与目标的距离，快速升级，少走弯路。HIC 评价虽然能够评价医院信息的有效应用、智能支持情况与管理效果，但给医院带来的不仅是信息互联水平本身的提升，还有管理思维的突破，通过认证以实现“HIC，智慧医院的开端”的认证初衷。

截至 2018 年 8 月，艾力彼 HIC 评价的签约医院有近 10 家，深圳市人民医院、珠海市人民医院、普宁市人民医院等医院已经开始了模拟认证。

（二）国际认证中国实践

2014 年，HIMSS（Healthcare Information and Management Systems Society 美国医疗信息与管理系统学会）成立了大中华区，由 HIMSS 总部授权，全权负责中国大陆和港澳台地区的评级、咨询等各项业务。HIMSS 大中华区成立后便快速发展，借助 HIMSS EMRAM（Electronic Medical Record Adoption Model，电子病历应用模型）评级、大中华区年会等业务手段，有效推动了中国医疗机构的信息化发展。其中，HIMSS 对电子病历的定义，与中国狭义的电子病历有所不同，HIMSS 将病人注册、入院等与临床流程相关的信息都归入电子病历的范畴。HIMSS 的电子病历分级标准将电子病历成熟度级别分成 0 ~7 级，级数越高，意味着医院的信息化平台和系统越接近于构建大数据应用背景下的智慧医院。医院通过 HIMSS 评审检验信息化水平，通过以评促建的形式有效完善信息化建设标准。

目前全球范围内超过 8000 家医院接受了 HIMSS 评级。而在中国，截至 2018 年 7 月，HIMSS EMRAM 6 级医院已达到 32 家，7 级医院有 9 家，是目前美国以外 7 级医院数量最多的地区。国内的医院通过采用 HIMSS 标准化的评价模型将自己的信息化建设水平与国际水平进行比较，以进一步与国际接轨。

（三）中国医院信息化评价的发展前景

1. 信息化的管理效果与有效应用是信息化评价的意义所在

从医院信息化的发展历程来看，医院信息化评价可以分为三个阶段，从功能评价到性能评价，最终到应用效果评价。评价内容从信息系统的建设评估和功能评估转向提升医疗质量、维护患者安全、提高效率的应用效果评估，其中，应用评价更深入评估信息系统在医院内的实际应用情况。在新医改之后，很多医院愈发重视信息化建设，投资数千万元提高信息化能力，但在如何进行信息化管理方面仍处于探索中，纯粹的功能评价无法带来很大帮助，而性能评价则没有体现出其对临床工作的价值。信息化评价的最终意义其实在于评价信息化应用的效果。建立应用效果好、使用效率高的信息化平台才是信息化的初衷，因此，进行应用评价将是医院信息化评价的主要驱动方向。

2. 对医院智能化程度的评价是医院信息化评价的未来方向

随着“云大物移智”（云计算、大数据、物联网、移动医疗、智慧医疗）等高新技术的发展，基于数据的收集、分析、分享技术正在得到广泛的应用，医院信息化也朝着智能化方向发展。从政策层面来讲，最新版《电子病历系统功能应用水平分级评价方法及标准》提出了电子病历系统要“朝着更趋智能化的方向”发展，7 级电子病历系统更是要求医院能够“提供智能化感知与分析工具”；从智慧医院的建设层面来说，国际上疾病预测、个性化精准医疗、个性化药物、医疗图谱、医学影像分析、比较效果研究、就诊行为分析、医疗保险欺诈行为检测都已经有不少成功的案例，而在国内，腾讯等互联网公司也推出 AI + 医疗产品助力医院 HIS 系统、互联网医疗服务实现智能化升级。在信息时代，智能化是一家医院提升效率、优化服务的必由之路，只有智慧医院才能在未来的信息化时代脱颖而出。相应地，医院信息化评价的发展目标将是对医院智能化程度进行评价与认证，也只有这样才能辅助医院在信息化、智能化时代实现弯道超车。

三　医院排名及序化评价

（一）国内排名及序化评价现状

1. 艾力彼医院管理研究中心：中国医院竞争力排行榜

如果建立分级诊疗体系，就需要有一定的分层评价。我国目前医院发展不均衡，各级医院的规模和学科水平都有明显差距，所以，各级医院的功能定位其实应该根据医院的层级、类别进行分层分类的评价、考核。与此同时，医院专科竞争力是一个综合性的概念，其定量的方式多样，只有构造全面的指标体系才能反映出医院的整体竞争力。

针对此情况，香港艾力彼医院管理研究中心从数据的“科学性”“可获得性”“准确性”“持续获得性”四个属性出发，综合各方因素，为不同类型的医院和专科设计合适的评价指标，比如针对不同层级的医院（华人地区医院、顶级医院、省级医院、地级城市医院、县级医院等）、不同类型的医院（非公立医院、中医医院、医养结合机构、康复医院）设立专门的评价指标。一级指标主要包括资源配置、医疗技术与质量、医院运行，针对非公立医院的指标还有品牌诚信。

香港艾力彼医院管理研究中心 2010 年创立全国首个县级医院百强竞争力排名，目前已形成中国医院竞争力系列排名，覆盖顶级医院、省会市属及计划单列市医院、地级市医院、县级医院、非公立医院、中医医院、省域医院、医院信息互联 HIC、上市医疗企业、非公医院集团等。艾力彼的“第三方医院分层评价体系”客观评价不同层级的医院，多年来的成功实践证明了它的价值——促使和有助于分级诊疗推进。

2. 复旦大学医院管理研究所：中国医院排行榜

从 2010 年开始，复旦大学医院管理研究所每年推出“中国医院专科声誉排行榜”和“中国医院排行榜”，综合考虑学科建设、临床技术与医疗质量、科研水平等因素，评选本专业领域内中国排名前十的医院。

目前中国医院排行榜主要借鉴美国最佳医院排名专科声誉评比方法，从可持续发展能力及声誉两个方面进行综合评价。这种排名方法主要取决于评审专家的权威性和敬业程度，评审专家来自中华医学会和医师学会，涉及 37 个临床专科。

中国医院排行榜主要依据学科建设和临床能力（占 80%）与科研水平（占 20%）；专科排名主要采用由专家评价临床能力的方法。专家综合考虑每家医院的学科建设情况等上述关键因素后，对相关专科前 10 名医院进行加权统计，分别形成各个专业的医院专科排行榜。同时，将结果与医院 SCI 和科研奖项等相结合，形成中国医院排行榜。

3. 中国医学科学院医学信息研究所：中国医院科技影响力排行榜

中国医学科学院医学信息研究所的分类依据是《学科分类与代码》，将《学科分类与代码》“临床医学”下的二级类目以及“内科学”和“外科学”类目下的三级类目作为评比的学科范围，评价医院 29 个学科的科技影响力。评价方法是，采用正向型指标无量纲化的标准函数，对其进行标准化处理，将评价指标的无量纲化值与相应指标权重系数的乘积相加，以百分制形式计算每家医院的科技影响力分值。共设有 3 个一级指标（科技投入、科技产出和学术影响）、7 个二级指标和 21 个三级指标，涵盖杰出人才和团队、学术任职以及科技奖项等方面。

（二）国际排名及序化评价

1. 美国新闻与世界报道：美国最佳医院排名

美国从 1989 年便开始了医院排名评价的工作，作为患者就医的参考之一。其中，美国新闻与世界报道（US News & World Report）在国际社会享有盛誉。美国新闻与世界报道于 1990 年开始对美国境内的医院进行评比，每年度发布“美国最佳医院排名”（简称“最佳医院排名”），最初只有 57 家医院参加，至今已覆盖约 5000 家医疗机构。

其评价标准较为客观，以患者为中心，聚焦临床专科医疗水平，通过量化的指标对不同医疗机构进行评比。评价医院的标准包括专业领域医生对医院的评价（来自美国医院协会的医院规模、医院使用的先进医疗技术等信息，占 27.5%）、病人生存率或死亡率（来自“美国老年和救助医疗保险”的结果指标，其中主要为死亡率等指标，占 37.5%）、病人安全指标（患者在医院接受诊疗是否安全，占 5%）和其他护理相关指标（使用调查问卷询问医生是否认为某医院流程能够满足高质量服务要求的调查结果，占 30%）。

根据指标数据，采用加权指数法计算得出医院质量指数（the Index of Hospital Quality），并根据医院专科排名产生最佳医院排名。得益于强大的数

据库的支持，美国新闻与世界报道发布的美国最佳医院排名依托量化、具体的指标体系获得了社会公众的广泛认可。

2. 汤森路透：美国百佳医院排行榜

在美国，前身为美国汤森路透旗下医疗部门的“朱文健康分析”（Truven Health Analytics）也通过定量的评价体系评比出美国最佳医院 100 强。Truven Health Analytics 关注几类医疗机构，包括大型社区医院、大型教学医院、中型社区医院、中型教学医院和小型社区医院。Truven Health Analytics 在关注医疗服务质量的同时也会将财务表现纳入指标范围，主要依据病患照护服务是否优秀、团队运作是否高效、财务稳定度与病患满意度等评比指标进行绩效评估，指标包括扩展诊疗结果（占 20%）、住院患者诊疗结果（占 20%）、过程效率（占 20%）、成本效率（占 10%）、财务健康（占 10%）、患者体验（占 10%）、诊疗过程（占 10%）。截至 2018 年，Truven Health Analytics 已经连续 25 年发布美国百佳医院排行榜，为美国医疗行业比较医院之间的绩效提供了比较客观的依据。

（三）中国医院排名的发展前景

1. 未来的评估体系将更加体现“以患者为中心”的评比理念

对医院排名的最大目的之一，便是评比出医疗质量较好的医院，为患者就医提供指导，因此，排名所采用的指标体系是否能以医疗质量为核心将是未来评估医院排名是否合理有效的关键。过多地使用医院的规模、设备数量、工作量以及发表论文数量等与医疗质量相关性并不太密切的指标，会弱化医院排名的初衷，因此，医院排名未来将愈加体现出“以患者为中心”的理念，在指标体系设计上更加看重医疗质量核心指标。

2. 排名将重点朝以数据为评估基础的方向发展

横向比较国外与国内医院排名的不同，可以发现国外医院排名多以数据为核心，这主要得益于国外公开透明的医疗数据及大数据信息技术的发展。而在国内，由于医院较少公开医疗数据，进行医院排名的机构获取核心数据的难度较大。然而，从发展的角度看，用量化的数据来对医院进行排名能最大化保证排名聚焦客观、科学、统一标准，从而让排名科学、合理、公正。

当然，在此过程中还得保证数据信息的准确性、完整性、可靠程度及安全性，确保排名结果具有科学性和权威性。

3. 排名结果通过分层分类标杆助力医疗改革

合适的医院排名能够调动医疗机构的主观能动性，帮助医院发现与其他医院的差距，引导医疗机构更加关注医疗质量和技术能力的提升，而不是引导不合理的患者流动，加剧医疗资源的“虹吸现象”。目前，卫生部门正在推进“分级诊疗”和“大病不出县”的政策，医院排名应该与医改大势相一致，通过分层分类的方式树立标杆，辅助医疗改革和政策的实施，因此，未来应通过层次分明的医院排名引导患者分流，减缓大医院、顶级医院的诊疗压力，改善医疗资源的“虹吸现象”。

四　医院标准化管理评价

（一）我国医院标准化管理现状

在2015年，国务院办公厅发布《国家标准化体系建设发展规划（2016—2020年）》，将标准化提升至国家战略层面，提出要“健全医疗卫生等基本公共服务重点领域标准体系”，对医疗行业提出了标准化管理的要求；而在《全国医疗卫生服务体系规划纲要（2015—2020年）》中，也提出要“支持村卫生室、乡镇卫生院、社区卫生服务机构标准化建设”。2018年4月19日，国家卫健委发布重要文件《医疗质量安全核心制度要点》，在2016年出台《医疗质量管理办法》的基础上，再次为保障医疗质量水准提出非常具体的医疗管理要求，通过规范化的医疗管理制度保证医院的标准化管理流程。

（二）国际医院标准化管理的中国实践

国际标准化组织（ISO）根据主要发达国家质量管理工作的经验，总结出了一系列标准来保障质量管理和品质保证技术，被广泛应用于工业、教育、政府部门和服务行业的管理领域。目前，如ISO 9000标准已经被应用于医院管理，并取得了积极成效。ISO质量管理体系有八大原则，分别是以顾客为中心、发挥领导作用、全员参与、过程方法、系统方法、持续改进、基于事实决策和与供方互利，目的是通过职责管理、资源管理、产品分析和改进、质量管理体系的持续改进等标准化管理操作，保证及完善产品质量，最终实现“顾客满意”的结果。

与《医院管理评价指南》有明确统一要求的指标体系不同，ISO 质量管理体系并没有对医院管理提出具体化的指标，而是要求医院根据 ISO 质量管理体系自行制定结果性指标，发现现有的问题和不足并进行改善，对于好的措施则进行固化并升级，构建并运行一套动态的、持续改进的质量管理体系，不断地设立新目标并实现新目标。

不过，ISO 9000 标准应用在医院管理上也有一定的局限性，其标准因适用面较广，缺少对医院的针对性，也导致 ISO 标准更多被用于医技、后勤、实验室等看重标准化操作的程序、流程等方面，更加侧重对医疗活动的过程管理，对文件起草、记录、采购、外包、内部审核等均设置了控制环节，而这并不适用于医生对病人的诊疗方面。

（三）中国医院标准化管理的发展前景

中国医院标准化管理的最终目的是提高医疗质量和保障患者安全，为患者提供优质的诊疗服务。而整个就医流程涵盖诊断、治疗、护理等环节，需要医院秉持全面质量管理的原则，同时医院的所有职工都遵循标准化的要求。所以对比 ISO 质量管理体系，中国医院标准化管理应借鉴学习 ISO 质量管理体系，同时在 ISO 质量管理体系“过程管理”的基础上结合“结果管理”，以全面质量管理为目标完善医院标准化流程。

参考文献

[1] 庄一强、曾益新主编《中国医院竞争力报告（2016）》，社会科学文献出版社，2016。

[2] 庄一强、曾益新主编《中国医院竞争力报告（2017）》，社会科学文献出版社，2017。
[3] 庄一强主编《中国医院竞争力报告（2017～2018）》，社会科学文献出版社，2018。
[4] 刘庭芳：《中国医院评审往哪儿走?》，《中国卫生》2014年第9期，第77～78页。
[5] 刘庭芳：《探路医院第三方评审》，《中国卫生》2017年第6期，第74～76页。
[6] 张誉铮、陈虎、陈晓红：《我国及国际医院评审概况探讨》，《中国卫生质量管理》2014年第1期，第11～15页。
[7] 徐新、田剑、倪鑫：《三种医院信息化建设评价体系简述》，《中华医院管理杂志》2017年第11期。
[8] 唐超：《从零到一：HIMSS永远在路上》，第十一届中国医院院长年会，2017。
[9] 舒婷、杨威、梁铭会：《美国主要电子病历系统应用评价项目综述》，《中国数字医学》2012年第5期，第17～21页。
[10] 赵大仁、何思长、张瑞华：《中美主要医院排行榜的对比分析》，《医院管理论坛》2015年第8期，第42～45页。
[11] 孙丁、李幼平、周荣乐：《从国内外医院质量评审体系对比看中国医院评审改革》，《中国西部科技》2006年第17期，第5～8页。
[12] 冯丹、李林、朱玉：《国内外医疗质量安全管理标准体系比较与研究》，《中国医院》2016年第11期。
[13] 俞国培、马谢民、李岩等：《对构建中国第三方医院评审机构的思考和建议》，《中国医院管理》2014年第1期，第40～43页。

B.2
我国三级医院评审的发展与成就

陈晓红　张艳丽*

摘　要：　本报告回顾和总结了我国等级医院评审的发展阶段和主要成效。站在新起点上，对等级医院评审的发展历程从历史要求、政策变迁、评审内容、探索脚步、当前影响等几个方面进行了充分阐释，在此基础上，对新形势下评审的新方式——追踪方法、新内容——四个维度评价进行了详细的说明，并对围绕"质量、服务、安全、管理、绩效"的医院评审理念取得的成效进行了深入的探讨。

关键词：　医院评审　等级医院　成效分析

一　初步探索阶段：1989～1998年

（一）第一周期评审政策历程

在20世纪80年代，我国的评审评价工作开始，并且作为主管部门，在国际经验和先进做法的基础上，我国根据国情不断地积极探索医院评审的思路和方法。1989年11月卫生部印发了《有关实施医院分级管理的通知》和《综合医院分级管理标准（试行草案）》，这表明我国分级管理工作和等级医

* 陈晓红，国家卫健委医管所医院管理咨询中心主任；张艳丽，国家卫健委医管所副研究员。

院评审工作正式启动。根据文件的要求，按照综合医院的功能和任务，从低到高分为一级、二级、三级，并且三个等级根据医院的发展情况、医疗水平和硬件设施分为甲、乙、丙三个等级，最高等级为“三级甲等”。

1994 年 9 月 1 日开始实施《医疗机构管理条例》，该条例第五章“监督管理”第四十一条规定：国家实行医疗机构评审制度，由专家组成的评审委员会按照医疗机构评审办法和评审标准，对医疗机构的执业活动、医疗服务质量等进行综合评价。在《医疗机构管理条例》基础上，《医疗机构管理条例实施细则》同期出台，第六章“监督管理”第七十三条、第七十五条分别规定：国家实行医疗机构评审制度，对医疗机构的基本标准、服务质量、技术水平、管理水平等进行综合评价；医疗机构评审包括周期性评审、不定期重点检查。医疗机构评审工作受到国务院行政法规的规范。

根据对医疗机构评审工作的不断探索，我国在 1995 年发布的《医疗机构评审办法》初步规范了我国医疗机构评审评价工作的实施行为。

上述政策法规指出了医院评审工作的要求、标准和实施规范。

（二）第一周期评审成绩可见

全国范围的第一周期医院评审工作获得了较好的效果。1989 ~ 1998 年医疗机构评审评价期间，我国各级卫生相关部门共组织评审了 17708 所医院，其中三级医院 558 所、二级医院 3100 所、一级医院 14050 所，占 1998 年底我国全部医院总数的 26.4%，我国因此成为世界上评审医院数目最多的国家。第一阶段的医疗机构评审评价工作在一定阶段上推动了部分区域内医疗资源的合理配置，简单建立了我国三级医疗机构服务体系，并且在医疗机构监管经验方面收获颇丰，逐步使我国的医疗机构更加完整化、系统化。

（三）站在新起点上的历史回顾

1. 管理和质量贡献

原卫生部医政司于 1997 年 11 月 26 ~ 28 日在济南市召开全国医政工作会议，原卫生部部长陈敏章到会并做了重要讲话。陈敏章部长在讲话中从理

论和国内外实践两方面充分论述了我国医疗机构评审评价工作的意义和发展情况，并且对近10年来的评审工作表示肯定。原卫生部医政司司长于宗河在讲话中论述了1997年总结报告中提出的七点促进：①促进医德、医风的建设；②促进医院的标准化、科学化管理，初步实现全国医院大体一致的标准和规范管理态势；③促进全行业管理区域医疗规划的实施和区域性医疗规划的实施；④促进医疗机构质量的提升；⑤促进技术人员的培养和建设；⑥促进医院适应新的医保政策；⑦促进医院团队医疗水平提高，病人获益。

从目前情况来说，第一周期评审工作的利好方面，是继承和发展了我国原有三级医疗预防保健网，从另外一个角度提高了政府和相关部门对医疗机构建设的积极性，并全方位给予大力支持，使医院软硬件建设特别是硬件水平有了明显改进；评审工作对提高医院标准化、规范化水平，促进医院内涵建设和质量提升做出了很大的贡献。

2. 历史局限性

相关地方和部分医疗机构在第一阶段的评审评价工作中发现了一些问题：对于其所推行的政策，医疗机构并没有落实到位，而且无法掌握医疗质量的持续改进情况。卫生部在1998年暂停全国医院评审工作的通知中明确提及的问题有：以争创等级医院为名，重复引进高精尖设备，工作不扎实，修改病历，搞形式主义，评审后滑坡，盲目争上级别。于是，1998年8月，卫生部印发《卫生部关于医院评审工作的通知》（卫医发〔1998〕第21号），要求暂停医疗机构评审评价工作，第一阶段评审评价工作结束。

二　再次探索阶段：2011～2017年

（一）新时期历史使命

1. 国际广泛潮流

目前国际上有相当多的国家已经选择以医疗机构评审评价来促进医疗机构医疗质量的提高，目前已经逐渐形成了一些有代表性的、成功运作的医疗机构评审体系。

美国作为最早开展医疗机构评审的国家，在评审标准的改革中始终处于领先示范地位并推出各种新的评价体系。历史上，最著名的当属医疗机构联合评审委员会（JACHO）及其制定的与医疗机构相关的评审标准，其逐步成为国际上影响力最大的、最受认可的主流医疗机构评审标准，并获得了世界卫生组织的肯定。许多发达国家和发展中国家在制定本国医疗机构评审标准时也借鉴学习了美国的标准。

2. 历史现实要求

为了继续推进公立医院改革，并加快医药体制改革，2011 年 9 月，卫生部颁布了《医院评审暂行办法》（以下简称《新办法》）。《新办法》的颁布代表了我国医疗机构评审评价工作正式启动，推动了各级医院的规范化和标准化，该工作是维护人民健康福祉的重大民生工程。

评审评价标准遵循 PDCA 循环理论，并借鉴了美国等部分国家的评价经验，是各地开展等级医院评审工作的主要依据。基于此研究背景，应在医疗机构评审评价的过程中，根据医疗资源情况实现最好的效果，为医院的科学化管理提供依据。

新阶段的医院等级评审评价亮点主要包括以下几点。第一是看是否完成了医改任务，将医疗服务和品质作为重点。第二是注意条款中包括同国际接轨的患者安全和质量管理问题。第三是借助条款中采用的 PDCA 持续进行质量改进并对标准进行判断，强调各项制度和管理体系能够落实到位并有效运行。第四是在检查方式上，采用追踪检查法，强调对医院的管理和质量问题进行整体综合判断。

新一周期医院评审办法和标准的主要特点如下。

①多维度评审

医院周期性评审包括对医院的书面评价、医疗信息统计评价、现场评价和社会评价四个维度的综合评审。

②坚持公益性

医院的定位必须符合规划，并适当扩大规模，加强内在建设，以需求为导向。

③引入持续质量改进科学管理方法

新标准加大了对医院医疗质量和安全的评价力度，突出对医院在保障医疗质量与患者安全过程中所采取的措施和效果进行评价。管理标准重叠部分从多方位、多角度印证医院是否具有健全的质量管理体系。首先，管理是否全面，如对诊疗技术、各类人员、服务环境等是否进行管理；其次，管理方式，如信息收集与分析、管理工具的应用、管理的效果及可持续性等是否科学。这为公平、公正地反映医院的医疗质量和安全保证情况提供了多种评价方法。

④加入统计学方法开展全样本质量评价

在医疗信息统计评价中，通过加入统计学方法开展全样本质量评价，样本主要包括诊疗过程、反映诊疗结果等情况的数据信息。在医院服务绩效评价中，主要利用疾病诊断相关分组（DRGs）等方法进行评价。

⑤新标准要求医院通过评审实现管理质量持续改进

将自评或内审等概念加入原有的医院管理内容中，提出要更加注重内部评价，弱化被动接受外界评价，如调动医院积极性、提高内涵建设能力和水平、促进医院自身建设。

3. 追踪方法实践

新的医院现场评审评价主要采用从患者视角进行现场检查追踪的方法，具体表现为个案追踪和系统追踪两种。

个案追踪，体现以病人为中心的思想。无特定的检查部门与科室，检查路线以所抽样病人在医院的路线为主，从病人实际感受诊疗服务的体验，了解与评价医院整体的服务质量。首先，评价医院服务的连贯性，如通过追踪了解抽样病人在医疗护理服务中的经历。其次，追踪制度的落实情况，如在病人接受诊疗的服务过程中，察看环境设施、病人的安全、病人的权益、隐私的保护及医院感染控制情况等。

系统追踪，体现系统管理的思想。通过资料查阅、现场访查、员工访谈、追踪检查等方式进行各方面考察：评价医院对评审标准、环节要点的遵从程度；评价医院对规章制度、管理流程、诊疗常规与操作规范的执行力；考察医院的管理系统的健全、配套程度。对于药事管理的系统追踪、感染控制管理的系统追踪、医疗质量管理的系统追踪等，这种检查方法更易发现真实的问题，查找到管理中的“裂隙”，看到管理中的短板问题，以便持续改进。

“以病人为中心”的理念是新的医院现场评审评价方法中的突出内容。在条款评价上，对于标准实施情况，采用持续质量改进的 PDCA 全面质量管理原理进行判断，强调过程质量管理，使环节有效衔接，管理体系有效运行，各项制度与流程落实到位。在检查方式上，对过程质量管理采用追踪检查法进行有效监控，强调对医疗服务管理问题进行整体判断、综合判断。从病人的视角体验检查评价情况，针对问题进行看、问、查、追、核实，发现系统与诊疗流程中的问题与不足、疏失与缺陷，剖析系统的不安全风险与隐患。关注医院顶层设计和执行的一致性，关注写与做的一致性，关注医护技和应遵循人员执行的一致性，关注全体员工执行法律、法规、规章、规范、规程和标准的一致性，关注相关部门的协作情况，关注职能部门和主管部门监督检查情况，关注管理中运用质量管理工具情况，关注持续改进成效。其中个案追踪的检查方法，是通过追踪病人的实际就诊经历，体验病人实际感受诊疗服务来进行评价的，更加凸显“以病人为中心”的评审理念。

如前所述，新的医院现场评审评价的特色表现为现场评价实行定性与定量评价相结合的方法，依据病案首页中提供的信息，结合医院申请材料和自评结果，引导评审员寻找现场评价需追踪的问题的聚焦点，有目的、有指向性地进行追踪检查，从而避免盲目检查、盲目追踪，保证在很有限的现场评价时间里，进行针对性更强的追踪检查，使问题的发现更加及时，并能追寻问题的脉络，找到问题存在的原因，以便为医院提供持续改进的方法。

（二）四个维度评价

第二周期评审采取多种方法开展。2011 年 9 月 21 日印发的《医院评审暂行办法》（卫医管发〔2011〕75号）第四章“评审的实施”第二十四条明确提出：医院周期性评审包括对医院的书面评价、医院信息统计评价、现场评价和社会评价等方面的综合评审。这解释了综合评价包括周期性评审和不定期重点检查。医院周期性评审实行定量评价和定性评价相结合的方法，包括对医院的书面评价、现场评价、医院信息统计评价和社会评价四个维度。

1. 书面评价

作为医院评审四个维度之一的书面评价，是医院定量评价的组成部分之一，为医院定性评价（如现场评价）提供追踪检查的依据和问题的切入点。书面评价的内容和项目包括：评审申请材料；不定期重点评价结果及整改情况报告；接受省级以上卫生行政部门组织的专科评价、技术评估等的评价结果；接受地市级以上卫生行政部门设立的医疗质量评价控制组织检查评价结果及整改情况；省级卫生行政部门规定的其他内容和项目。

在新一阶段的医院评审工作中，医院如何对照标准做好自评工作非常重要，要求医院必须在依据标准开展自我评价、落实医院各项工作的基础上，客观、严谨、认真地评价自己。自评结果的完整性、客观性、真实性、准确性将直接影响医院的自评结果。

评审员在进入医院进行现场评价前，会获得医院的自评报告明细和卫生行政部门的核查报告明细。这两份材料对评审员进行现场评价具有指导意义，可以帮助评审员寻找现场评价的切入点。新的医院评审将医院的自评结果与评审员现场评价的判定结果进行比较，从完整度、客观性两个指标来评价医院自评结果的完整性、客观性、真实性、准确性。

2. 现场评价

现场评价是医院评审的四个维度之一，是评审员通过现场检查，核实医院是否按照医疗机构标准、新的医院评审标准及相关政策规范的要求，结合医院工作予以逐项落实，并评价其落实程度和效果的过程。通过现场评价，帮助医院找出问题和不足，持续改进、加强医院管理，不断提高医疗质量和服务水平，促使医院真正做到“以病人为中心”，关注“质量、服务、安全、管理、绩效”，主要内容包括评价医院管理是否符合医院基本标准、是否符合医院评审标准、围绕“以病人为中心”开展各项工作的情况以及落实国家及省级卫生行政部门规定的有关工作情况。

借鉴国际医院现场评价的原则和实施方法，根据我国目前评审员队伍建设实际情况，结合新的医院评审全面、系统考核医院工作的要求，现场评价通常将评审组分为三组——综合管理组、医疗药事组、护理院感组，每个评审小组有2名评审员；在评审员培训达到完全同质化水平时，也可分为6组，即综合一组、综合二组、医疗组、药事组、护理组、院感组，每组由一名评审员负责考核评价指定的相应数量的评审条款。三个或六个评审小组分工不是绝对的，而是相对的，也就是说，评价中有分工，也有合作；有共同条款，也有各组的责任条款，如综合管理组可能查到医疗药事、护理院感的内容，医疗药事组可能查到综合管理、护理院感的内容，护理院感组也可能查到综合管理、医疗药事的内容。

以1500张床位左右的医院（执业地点为一个院址且无分院区）为例，现场评价时间为3天。对于1000张以上床位的医院，每增加500张床位可增加一天评审时间，为了防止评审结果同质化，减少沟通所消耗的时间，通常增加评审时间而不增加评审员；如医院有多个执业地点（同等级别）或分院区，则需视分院区与主院区的距离和实际开放的床位数适当增加评审员。

3. 医院信息统计评价

医院信息统计评价是医院评审的四个维度之一，是医院定量评价的重要组成部分，为医院定性评价提供重要依据。《新办法》中规定，医院信息统计评价的内容和项目包括各年度出院患者病案首页等诊疗信息，医院运行、患者安全、医疗质量及合理用药等监测指标，利用疾病诊断相关分组等方法评价医院绩效、省级卫生行政部门规定的其他内容和项目。

《新办法》指出，要收集各年度出院患者病案首页诊疗信息，监测医院运行、患者安全、医疗质量及合理用药等指标，以及利用疾病诊断相关分组

等方法评价医院绩效以使反映的医院运行状态更加客观全面。新的医院评审特别注重医疗数据统计评价，首次将医院上报的住院病案首页数据运用于医院评审评价中。目前已经可以通过 HQMS 平台，直接从医院的信息系统中采集部分三级医院近三年的住院病案首页数据，按照卫生部《三级综合医院评审标准（2011 年版）》第七章第二节的要求，开展医疗质量监测分析、DRGs 分析、医疗综合能力评估（试行）三个方面评价工作。为确保医院信息统计评价的顺利实施，尤其要求医院应具有一系列信息化管理方法，以确保住院病案首页数据的正确填写、数据的准确完整、数据的安全传输等各个环节都做到无误。

医院信息化建设是医院精细化管理的基础，是新的医院评审必需的、不可缺少的基础性工作。医院信息系统功能的关键点在于是否具备能为医院质量与安全管理的持续改进提供服务和能支持为病人提供安全便捷服务的功能。新的医院评审要求医院实施临床路径管理、单病种管理、门诊预约流程、处方审核、药品管理、医用材料管理、病案首页数据与病案管理、病房医生工作站、门诊医生工作站、成本核算、财务管理等，这些都离不开信息化的支持，因此医院信息化建设对医院的发展是极其重要的，是现代化医院管理必备的“工具”。但是，医院信息化不只是信息科的工作，而是医院管理的系统工程，信息化的介入会帮助医院管理者采纳新的管理理念，同时会使医院的管理发生有益的变革，使医院各部门的管理不断步入精细化阶段，使医院明显提高运转效率。

数据是医院质量管理的基础，是评价医院的基础，世界多国经验证明，数据在医院评审评价工作中起着非常重要的作用。信息化作为医疗服务监管的主要手段，对提高医疗服务监管水平有着重要意义，是提升医疗服务水平的必经之路。医院本身对日常医疗数据采集、整合和上报整个流程的管理及上报数据的质量，能够综合反映医院各部门的分工协作能力和执行能力、全院医疗服务质量监控和管理水平及信息化建设和管理程度。

为确保医院信息统计评价标准的有效实施，原始数据的准确性和对医院的信息化管理特别重要。病案首页的填写质量直接关系到上报数据的真实性、客观性、完整性，关系到医院医疗质量。所以，医院要重视病案首页填报质量，要建立一系列确保病案首页填写无误的措施。另外，医院信息系统采集的数据要由相关部门管理，如医院现有病区数、各类员工数、在院病人数、手术病人数，各种设备等的输入、统计、分析都要明确管理部门，确保录入数据的准确性，这样数据才能成为医院管理的有效依据；目前检查中发现有的医院的同一个数据在不同部门的计算机中不同，如从某所医院信息科、医务部、护理部、人力资源部门等的计算机中调出的护士人数、病区数目等不一致，这说明这所医院虽然投入大量资金，买了计算机并安装了软件，却没有进行有效的信息化管理，导致数据信息不准确，这些数据最终成为一堆垃圾数据。

完善的信息管理是医院评审的重要指标之一。新的医院评审要求医院按照评审细则中对信息化的要求逐步进行信息化管理。评审细则中涉及对医院信息化要求的条款有 50 余款，其中核心条款有 5 款，分布于细则的各个章节。细则第六章第五节就医院信息与管理分别从组织结构、人员配备、资金投入、信息系统设立与功能要求、安全保障与维护等方面提出了评审要求。

4. 社会评价

作为医院评审评价的四个维度之一的社会评价，以患者、员工的感受来衡量医院的管理水平、服务水平、员工凝聚力等，使医院从另一个侧面发现存在的问题，因此，社会评价也是医院持续改进服务质量的重要内容。做好社会评价是深化医药卫生体制改革的工作要求，是推动医院质量，安全、服务水平提升的需要。新的医院评审通过加强社会评价监督，不断提升医院服务质量及管理水平，切实提高病人和员工的满意度，为和谐社会的构建不懈努力。地方政府开展的医疗机构行风评议结果、卫生行政部门或委托第三方调查机构开展的患者满意度调查结果、省级卫生行政部门规定的其他内容和项目三个方面是社会评价的主要内容和项目。社会评价以“患者满意度”为测量核心，也是判断医药改革目标是否实现的重要标准之一。患者不仅是

医疗行为的接受者，还是医疗行为的见证者。患者在医疗服务流程中的体验及感知形成的“满意度”，能真实地反映医院各方面的服务质量，它不仅是“以病人为中心”的医院服务价值观的充分体现，同时也能帮助医院发现服务质量问题，切实促进医院持续改进，因此，社会评价是医院评审评价的重要内容之一。

评审细则第六章第十一节“医院社会评价”中明确指出，医院定期收集院内外对医院服务的意见和建议，并以此为动力，改进工作，持续提高医院服务质量；按照患者的服务流程，社会对其要求满足程度的感知，设计与确定医院社会满意度评测指标体系，实施社会评价活动。为使社会评价与医院评审工作有效结合起来，通过社会评价达到改进医院工作、持续提高医院服务质量的目的，在前期评审检查实践中，新的医院评审就社会评价的调查内容做了有益的尝试，并取得了较好的成效。

与以往的评价检查不同，新的医院评审紧紧依据评审标准和评审细则内容制定社会评价调查量表，使调查量表的调查问题（即量表条目）既来源于标准，又可还原于标准，从量化的结果导入定性的分析，追溯医院服务与管理中的客观问题，从而加强医院管理，改善医疗服务质量和提高医疗服务水平。只有这样，才能使社会评价与医院日常工作相结合，与医院评审相结合，避免社会评价与医院日常工作、医院评审工作“两张皮”“两把尺”。实践证明，为确保社会评价结果的客观公正，必须以科学的方法建立社会评价的质量控制体系与数据库。

三　当前成绩与效果

（一）评价融入日常

为进一步推动医疗机构评审常态运行，促使医疗机构把突击应付评审工作变成经常性的工作，避免“评前忙一阵、评中紧一阵、评后松一阵”的现象，防止医疗机构突击应付评审、评审后质量和管理水平迅速滑坡的倾向，医疗机构评审应当将周期性评审与日常监督检查相结合。

所谓“常态化”评审，是相对以往的“运动式”评审而言的。新的医院评审中，“常态化”评审的理念主要表现在评审工作的周期性开展和评审内容紧密结合医院日常管理工作两个方面。《新办法》中明确规定要坚持周期性的评价制度，统筹实施各项评价。周期性的评价制度是我国医院改革和发展过程中的一项重要制度。实践证明，医院日常的医疗活动具有长期性、艰巨性和复杂性特点，评价工作必须持之以恒，必须坚持进行定期化和制度化评价。通过定期评价，切实牢固确立起质量是医院生命线、医疗活动是医院中心工作的根本意识，真正建立起医院质量评价体系，以保证医疗质量的不断提高。

持续改进是新的医院评审不同于以往的显著特点，主要表现在评审内容要求持续改进、医院评审工作准备必须持续改进两方面。首先，评审细则从内容设计上体现了“常态化”评审和持续改进的特点。统计评审细则第一章至第六章所有条款，“持续改进”四字共出现 344 次，80% 以上的条款体现了持续改进的评审要求；细则第七章是“日常统计评价”，被专门用于对医院的日常运行、医疗质量与安全指标的监测与追踪评价。其次，从评审条款合格要求和判断原则上，保证了持续改进这一评审要求的实现。细则条款内容分为“A、B、C”三级，条款判断要达到“B”，必须先达到“C”，要达到“A”，必须先达到“B”；评分说明遵循 PDCA 循环原理，即实现医疗质量和安全工作的持续改进，要通过质量管理计划的制订及组织的过程，充分体现新的医院评审不仅关注评审的结果，还关注医院为实现这一评审结果持续改进的过程，评审结果反映了医院的日常管理情况、工作常态。

评审条款要求的医院工作持续改进一定是“以病人为中心”的持续改进，是与日常管理工作内容相结合的持续改进，绝不是为评审而评审的应付式准备。只有坚持这种持续改进，其成效才能稳定并长久地保留，不会由于评审工作的结束而消失，因此，医院评审工作准备的过程必然是医院以评促建、以评促改、持续改进日常管理工作的过程。

（二）医院管理推进

医院评审工作的理念，已经使原来的行政审查模式逐步转变为检查与服务并举的新模式，而其核心同时也是医院评审工作的根本目的，即做到“以病人为中心”。

在没有运用质量管理工具前，往往实行被动式的管理，即便部分科室也在进行质量管理，但是每天都在补漏洞，到最后发现留下了一段段管理的碎片，并且由于科室不足，漏洞过多且反复存在，对管理方法和效果缺乏系统性、连续性、科学性的评价，管理碎片得不到有效拼接。在管理的各个阶段均可看到这些变异情况的存在，而管理工具有助于对这些变异情况进行测量、描述、分析和解释，管理工具成为一种可以帮助管理者了解医院管理过程中变异情况的手段，以对解决管理过程中存在的问题起到帮助并提高管理的有效性和效率，这些工具也有助于更好地利用可获得的数据进行决策。对数据的逻辑分析是有关医院质量管理的有效决策的基础。

新的医院评审要求医院的各项工作在一个工作平台上，围绕一个工作中心。虽有分工，但更多的是相互合作，而不是各自为政，工作起来各进各的门、各管各的事，没有共同的工作中心，导致一旦涉及多部门协作就互相扯皮，难以解决问题。只有为了共同的目标，打破行政的壁垒，多合作，多协作，共同解决一个问题，才能真正体现“以病人为中心”的团队能力及管理效力。

如评审条款 2. 3. 2. 1 要求医院加强急诊检诊、分诊，落实首诊负责制，及时救治急危重症患者。条款内容 C 级要点要求医院由专人负责急诊检诊、分诊工作，有效分流非急危重症患者；首诊负责制的落实，旨在实现对急危重症患者实行“先抢救、后付费”；急会诊制度的落实，旨在实现保障急危重症患者得到及时救治；建立急危重症患者抢救协作机制，制定急诊科与 120 急救中心、基层医疗机构转接流程，保障患者优先被收住入院，使患者得到连贯抢救治疗，保持绿色通道畅通。在 C 级要点基础上，为持续改进目前医院存在的不足，B 级要点有针对性地提出改进的要求，如急诊病历资料要完整，抢救登记内容要完善，入院、转诊、转科均有病情交接。为确保急诊患者的抢救效率和质量，A 级要点又提出继续改进的目标，要求医院具有急诊信息网络支持系统，急诊与院前急救、急诊与院内各相关科室、急诊与卫生行政部门信息对接，急诊科能在患者被送达前获取急救中心转送或基层医疗机构转诊的与其相关的信息，院内相关各科室在患者被收住入院前获取病历资料，提高工作效率。标准与实施细则的要求都是医院日常工作内容，要求医院在日常工作中不断提升服务质量。

（三）安全文化形成

患者安全不仅是医疗机构服务的核心，也是需要持续改进的主题。保障患者安全是医院一切工作的基础，安全文化是个人和集体的价值观、态度、能力和行为方式的综合产物。

患者安全是我国医院评审评价标准的重要内容，以《三级综合医院评审标准（2011 年版）》为例，第三章为“患者安全”，各细则明确列出 10 个患者安全目标，即查对制度与身份识别、特殊情况下医务人员之间有效沟通、手术安全核查、手术卫生、特殊药物管理及用药安全、临床“危急值”报告、防跌倒与坠床、防压疮、妥善处理医疗安全（不良）事件、患者参与医疗安全。第七章专门设置了住院患者医疗质量与安全的监测指标，通过调取评审前近 3 年医院病案首页数据，结合医院重点手术、重点疾病，对医院进行医疗信息统计评价，从大数据分析着手，更加客观评价医院的患者安全情况，因此评审评价坚持以患者为中心，关注医疗质量、安全和服务，确保患者安全是评审的主要目的。在日常工作中医院必须将评审标准常态化，使其内化于职工的言行中，时时处处规范，扎扎实实建改，让每个成员都形成一种习惯，实现组织安全文化与医院战略管理目标统一。

参考文献

[1] 中华医院管理学会医院评审课题研究组：《我国医院评审工作评估》，《中国医院》2000年第4期，第149~151页。

[2] 沈霖德：《上海市第一评审周期医院评审的实践》，《中国医院管理》1997年第17期，第31~33页。

[3]《于宗河我国医院分级管理与评审工作的若干经验》，《中国卫生质量管理》1998年第1期，第27~28页。

[4] 陈敏章：《总结经验巩固成果依法建立和完善具有中国特色的医疗机构评审制度一在全国医政工作会议上的讲话》，《中国医院管理》1998年第1期，第6~9页。

[5]《卫生部关于医院评审工作的通知》，卫医发〔1998〕第21号。

B.3
我国医院信息化评价的发展与成就

夏慧敏　丁春光　曹晓均*

摘　要： 本报告主要对我国医院信息化评价的历史、发展现状、信息化评价所取得的成果及未来展望进行介绍。通过信息化评价一方面提高我国医院信息化建设的标准化及规范化程度；另一方面促进我国医院信息化的发展。

关键词： 信息化评价　信息化评审标准　成果　展望

世上任何事情，若无法描述，则无法衡量；若无法衡量，则无法评价。医院信息化建设评价也是同样道理，若要对医院信息化进行评价，必须基于医疗行业信息化建设指南、行业规范乃至医院信息化评审标准来进行，以达到全面、客观、公正之评价效果。

一　国内外医院信息化主要评审标准发展历史

美国 HIMSS 于 2006 年发布的 *Electronic Medical Records vs. Electronic Health Records: Yes, There Is a Difference* 白皮书，提出了电子病历应用 8 级（0～7 级）评价模型。我国医院信息化评价体系研究相较于国外研究出现时间较晚，但近年来，各级医疗卫生主管部门、医疗机构对信息化评价的

* 夏慧敏，广州市妇女儿童医疗中心院长；丁春光，广州市妇女儿童医疗中心医务部副主任；曹晓均，广州市妇女儿童医疗中心数据中心副主任。

需求越来越大，国内也开始根据我国实际情况制定相关的医疗信息化评价标准。

2011 年，卫生部通过以信息化建设为主要抓手，指导医疗机构开展信息化建设与管理，制定了《电子病历系统功能应用水平分级评价方法及标准（试行）》。其主要对信息系统功能与应用覆盖范围两大维度进行客观、全面的评价：信息系统功能的评价“以患者为核心”，根据信息系统应实现的功能分为 9 大角色模块，分别是病房医生、病房护士、门诊医生、检查科室、检验科室、治疗科室、医疗保障、病历管理和基础，9 大角色模块又细分出 37 个系统功能业务考察模块；应用覆盖范围主要考察业务模块在医院相关使用科室中的应用情况与应用效果是否符合要求。《电子病历系统功能应用水平分级评价方法及标准（试行）》的实施，首先，可以让医疗机构比较全面、客观地掌握自身信息化建设程度。在我国医疗信息化建设过程中，信息化人才队伍建设问题始终没有得到很好的解决，医疗机构通过比对上述评审标准，可为明确信息化现状定位、未来若干年信息化规划、差距分析及建设方向提供清晰明确可执行的指引。其次，可以促进医疗机构从原来的注重考察信息化系统产品成熟度等硬实力指标转向注重对信息化系统产品符合评审标准的程度，信息化承建商对于后续跨业务、跨系统数据整合能力等软实力指标的考察上。再次，可以让全国医疗机构对各类医疗信息化承建商就系统功能全面程度与实施覆盖程度提供参考考核标准与验收依据。最后，可以推动全国各级各类医疗机构信息化建设发展、应用水平与管理水平提升。

医疗信息化建设除了实现以电子病历为核心的业务平台建设外，还应实现以医院信息集成平台为核心的数据交换平台建设。对此，卫生部于 2010 年 12 月发布了《基于电子病历的医院信息平台建设技术解决方案（征求意见稿）》，2011 年 3 月发布了《基于电子病历的医院信息平台建设技术解决方案（1.0 版）》。2014 年，国家卫计委发布了《基于电子病历的医院信息平台技术规范》；同年以该规范为核心内容，国家卫计委统计信息中心制定了《医院信息互联互通标准化成熟度测评标准》，开展以医院信息集成平台为重点的信息互联互通测评。该测评主要从数据标准规范、共享文档规范、信息平台技术规范三个层面以及应用效果、共享文档交换、数据标准化、平台基础支撑能力四个维度来进行综合评价。该测评以实现信息共享为目的、以信息技术为基础、以卫生信息标准为核心、以测评技术为手段，通过定量指标与定性指标相结合的测评思路，确保评价结果的客观与公正。通过实施《医院信息互联互通标准化成熟度测评标准》，首先，医疗机构明确了信息集成平台是我国医疗信息化建设的发展趋势，引领我国医疗信息化从原来的以 HIS 系统为核心的传统技术架构向以医院信息集成平台为核心的新一代技术架构转变。其次，该评审标准让医疗机构与信息系统承建商更加注重数据标准与数据质量。医疗机构往往只注重软件产品功能应用，忽略了数据质量，从而导致医疗机构虽然掌握了大量医疗健康方面的数据，但由于数据质量欠佳，无法很好地进行数据挖掘和数据利用，从而影响了医疗机构对大数据的应用效果。最后，该标准强调医疗机构与第三方机构，包括政府、卫生主管部门、疾控中心、血液中心、区域信息平台间的信息互联互通，以为推进全国健康医疗大数据汇聚与互联互通奠定基础。

二　国内医院信息化主要评审标准最新发展情况

世界信息技术发展日新月异，评审标准要体现其前瞻性、先进性和科学性，也要根据信息技术在医疗领域的发展情况适时进行修改与完善。

2011 年印发的《电子病历系统功能应用水平分级评价方法及标准（试行）》在国内经过多年评审，取得了很好的评价效果。在此基础上，2017 年，国家卫计委医院管理研究所召开评审标准研讨会，总结评审成果并启动了标准的完善与修订工作。本次标准完善与修订工作，主要对原标准的以下五个方面进行考虑。

（1）与原标准在框架与内容上尽可能保持一致，并对原标准中一些容易引起歧义的地方进行补充说明，从而保持标准的持续性与稳定性。

（2）评审级别从原来的 8 级增加到 9 级。原标准评价级别是 0 ~7 级共

8个级别，现拟修订最高级从7级上升到8级。增加一个高级别，一方面体现了我国医疗信息化建设的发展情况；另一方面可以把部门指标移到高1～2个等级中，适当拉开各等级的差距。

（3）增加系统应用角色。本次修订把医疗质量改善内容也纳入评审标准中，从而更加体现通过信息化提高医疗机构医疗质量与医疗安全水平的目标。

（4）对原标准中医技部分与医疗保障部分的内容进行细化。通过本次细化，让医疗机构更好地了解关于医技部分与医疗保障部分的考核重点，更加有的放矢地准备相关评审工作。

（5）强化数据质量考核。通过在新标准中增加一个考察维度，让医疗机构从原来的重应用、轻数据转向使医疗机构对应用与数据“两手抓，两手都要硬”。

新旧版电子病历系统功能分级评价指标对比见表1。

表1　新旧版电子病历系统功能分级评价指标对比

等级	旧版	新版
0级	未形成电子病历系统	未形成电子病历系统
1级	部门内初步数据采集	独立医疗信息系统建立
2级	部门内数据交换	医疗信息部门内部交换
3级	部门间数据交换，初级医疗决策支持	部门间数据交换
4级	全院信息共享，中级医疗决策支持	全院信息共享，初级医疗决策支持
5级	统一数据管理，各部门系统数据集成	统一数据管理，中级医疗决策支持
6级	全流程医疗数据闭环管理，高级医疗决策支持	全流程医疗数据闭环管理，高级医疗决策支持
7级	完整电子病历系统，区域医疗信息共享	医疗安全质量管控，区域医疗信息共享
8级	原标准无此等级	健康信息整合，医疗安全质量持续提升

随着我国医疗机构对信息集成平台的认识不断深入，很多医疗机构已从原来的观望转向积极建设，《医院信息互联互通标准化成熟度测评标准》也在近年的测评过程中不断发展与完善，国家卫计委统计信息中心于2017年在原有标准的基础上推出了《医院信息互联互通标准化成熟度测评标准（2017年版）》。新版标准在原有标准的基础上，主要做了以下

四方面修订。

（1）进一步明确与细分互联互通测评五级指标。在原版标准中，五级指标并未区分五级甲等与五级乙等指标，在医疗机构申报过程中，之前申报最高等级也仅为四级甲等，而这一标准首次对五级指标明确进行了细分，为今后更好地指引和评价我国医院信息化水平，尤其是为以医院集成平台为核心的信息化建设打下了坚实的基础。

（2）评价指标进一步细化与量化。新标准在共享文档标准化情况、技术架构情况、互联互通服务功能、基础设施建设情况、互联互通应用效果等指标方面进一步细化与量化，以便医院更客观、更科学地评价自身信息化建设情况。

（3）新增知识库与闭环管理方面的指标。对于五级指标，新标准根据国内外信息化评审标准的共性特点，在考察数据标准化、业务联通等核心方面之外，新增了关于信息系统临床辅助决策支持等知识库以及包括医嘱闭环管理在内的医疗核心过程闭环管理方面的评审指标。

（4）评价指标中增加指标备注。通过指标备注对部分指标条款进行解读，让医院正确解读评审指标，从而更好地引导医院信息化建设以及准备评审，让医院有的放矢。

三　国内医院信息化评价成果

引用国家卫计委医院管理研究所相关统计数据：截至 2016 年年底，对于电子病历系统功能应用水平分级评价来说，全国共有 5843 家各级各类医疗机构参与评价，在参与评价的医疗机构中三级医院为 1755 家，二级医院为 4088 家。三级医院平均应用水平从 1.58 级提高到 2.11 级，二级医院平均应用水平从 0.67 级提高到 0.83 级，三级医院信息化建设与应用水平提高较二级医院无论是评价级别还是上升程度都要高出不少。

对于医院信息互联互通标准化成熟度测评来说，截至 2017 年，通过高等级测评的医院数量逐年增多，2017 年通过高等级测评的医院数量为历史最多，2013 年只有4 家通过高等级测评，到2017 年已有50 家通过高等级测评（见图1），并且这个趋势预计将一直保持下去。这在一定程度上反映了国内医院信息化和互联互通水平正在逐年提升。

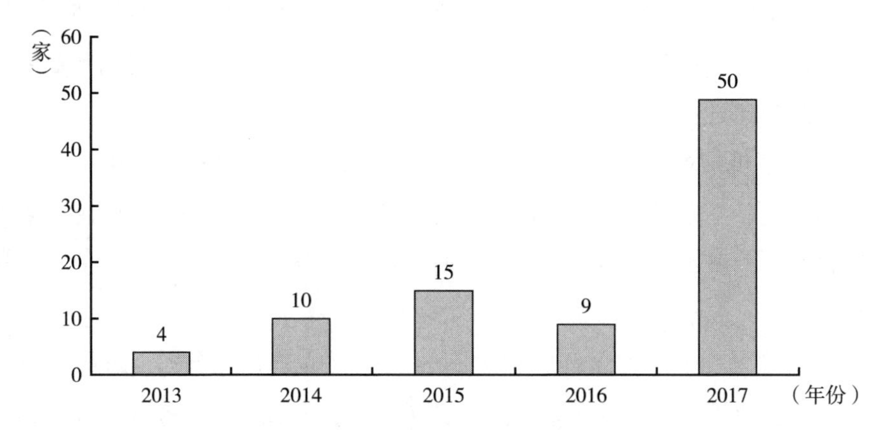

图1　医院信息互联互通标准化成熟度高等级医院数量分布

资料来源：《谁是目前国内互联互通综合实力最强医院》，健康界，https：//www.cn－healthcare.com/article/20180510/content－503169.html，2018 年5 月10 日。

四　我国医院信息化评价展望

1. 国内医院开始重视信息化标准的测评

随着国内一系列信息化建设标准与评价标准的出台，国内医院逐渐意识到医院信息化建设符合国家及医疗行业规范的重要性。国家卫健委在国内高水平区域医疗中心的申报中也把信息化评审作为重要的申报依据之一，例如国家区域儿童医学中心申报单位必须至少达到电子病历系统功能应用水平分级评价四级以上以及医院信息互联互通标准化成熟度测评四级。很多省份医疗卫生主管部门也把电子病历系统功能应用水平分级评价以及医院信息互联互通标准化成熟度测评作为对区域内医疗机构信息管理部分的考核指标，让医疗机构负责人重视信息化建设，使医疗机构以评促建、以评促改、以评促用。

2. 信息化评审标准与时俱进，符合医院信息化发展潮流

世界科学技术发展日新月异，医疗信息化评审标准也必须与时俱进，紧跟世界与国内医疗信息化发展潮流，指引国内医院信息化发展方向。电子病历系统功能应用水平分级评价标准在2018年公开发布征求意见稿，全面修订与完善2011年版的标准；2017年颁布了《医院信息互联互通标准化成熟度测评标准（2017年版）》。国内信息化评审标准的及时完善与修订，将更好、更规范地指引国内医院信息化发展，更好地起到“指挥棒”的作用。

3. 重视信息安全与数据安全

没有信息安全，就没有国家安全。习近平总书记的重要讲话进一步表明，越在信息互联互通的情况下，越要重视信息安全与数据安全。国内医疗机构近年来也逐步加大对医院信息安全防护方面的投入，国家信息安全等级保护成为每间医疗机构的“必修课”。但在目前“互联网+”及大数据利用的时代背景下，医院想实现内网和外网的绝对隔离已经是不可能的了，如何在确保数据与信息安全的前提下，充分利用“互联网+”和大数据等新技术以更好地为患者提供服务，更好地为临床科研提供服务，促进科研成果转化；如何做到“鱼与熊掌兼得”，将是全国医疗机构共同面对的挑战。

4. 国内评审专家团队规模无法满足评审需求

随着电子病历系统功能应用水平分级评价与医院信息互联互通标准化成熟度测评在国内的进一步推广，缺少专业评审专家与评审团队成为制约相关评审进一步推广的“瓶颈”，培养和组建我国卫生信息化评审专家及团队成为当务之急。与此同时，评审专家及团队将能更好地指导全国各级各类医院根据相关信息化标准及医院实际情况来合理规划、科学决策其未来的发展路径与目标。

5. 第三方机构参与信息化评价体系

“百花齐放”“百家争鸣”是我国医院信息化发展的新趋势，现在除了国家信息化评审外，国外及国内第三方机构的信息化评审也发展得如火如

荼，例如就美国 HIMSS EMRAM 评审而言，2017 年有 6 家医院（包含 1 家复评医院）通过 HIMSS EMRAM 7 级评审，有 22 家医院通过 HIMSS EMRAM 6 级评审。香港艾力彼医院管理研究中心推出的 HIC 评价，从“人财物 + 医护技”全方位多角度来评价医疗机构医疗、管理、运营等“效果（效果 + 效率)”。第三方机构参与我国医疗信息化评价，将与国家医疗机构信息化相关评价“互为补充”，进一步丰富我国医疗信息化评价维度与思路，开阔视野，有助于我国各级各类医疗机构更好地选择适合自身发展模式的评价标准。

6. 医院管理类评审也逐渐重视并加入信息化评价要素

我国等级医院评审标准也在逐渐重视信息化，对医院医疗质量、医疗安全、患者服务、运行效率、统计分析、管理能力等方面的发展起到积极推动作用，因此，对越来越多的信息化内容，包括信息系统建设、便民惠民服务、信息安全防护、信息治理体系搭建、医疗信息人才培养、信息系统运维、信息化资金投入等方面都做了明确的要求，从而推动我国医院更加重视医疗信息化建设并对各个方面的管理起到一定作用。

参考文献

[1] 沈崇德、刘海一：《医院信息与评价》，电子工业出版社，2017。

[2] 李小华、李华才：《电子病历技术与应用》，人民卫生出报社，2017。

[3] 刘云：《医院信息互联互通标准化成熟度测评解读与案例分析》，东南大学出版社，2017。

[4] 王羽：《电子病历系统功能规范与分级评价标准解读》，人民军医出版社，2012。

[5] 《谁是目前国内互联互通综合实力最强医院》，健康界，https：//www. cn - healthcare. com/article/20180510/content - 503169. html，2018 年 5 月 10 日。

技术报告

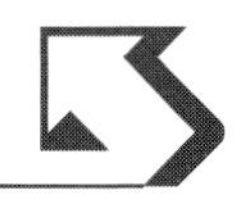

Technical Reports

B.4

国内外医院评价指标体系与方法论

王兴琳　唐洪磊*

摘　要： 本报告主要介绍了世界知名的医疗卫生机构评价体系的指标、方法和发展趋势，第一部分为国内外评审认证体系标准综述，涉及美国的JCI，德国的KTQ，澳大利亚的ACHS，我国的等级医院评审、艾力彼星级医院评价；针对医疗机构信息化建设情况的评审体系有美国的HIMSS、医院信息互联互通标准化成熟度测评以及艾力彼HIC评价；通过对比分析概述了不同评价指标体系的核心标准、评价方法流程、评价的结果和效果等。第二部分介绍了国内外主要的医院序化评价指标体系，包括美国新闻与世界报道美国最佳医院排名、汤森路透美国百佳医院排行榜、艾力彼中国医院竞争力排行榜、复旦

* 王兴琳，艾力彼医院管理研究中心执行总裁，广东省卫生经济学会绩效管理与评估分会会长；唐洪磊，中国科学院、纽约大学理学双硕士，艾力彼医院管理研究中心数据咨询部总经理。

大学医院管理研究所中国医院排行榜、中国医学科学院医院信息研究所中国医院科技影响力排行榜，及其评价指标和方法。第三部分介绍了医院标准化管理的方法，对于提高医疗质量、保障患者安全具有重要意义。

关键词： 医院评审 评价体系 JCI 星级医院评价 等级医院评审

一 医院评审认证体系标准的概况

医院评审（Healthcare Organization Accreditation）是推动医院标准化管理的强有力措施，通常指由医疗机构之外的机构进行评估以评定该机构的医疗质量与管理体系是否符合一定标准。医院评审能通过对医疗管理、医疗服务等指标的实现程度的评价来不断地改善医疗质量，增加公众对医疗服务质量的信任。

美国1918年提出的医院标准化管理方案逐步演变成医院评审方案，随后在欧洲、澳大利亚和亚洲逐步发展。医院评审认证体系主要有：美国医疗机构评审联合委员会国际部，德国医疗透明管理制度与标准委员会，澳大利亚医疗服务标准委员会，我国等级医院评审、艾力彼星级医院评价等。医院信息化评审体系代表有：HIMSS 信息化评级、医院信息互联互通标准化成熟度测评、艾力彼 HIC 评价。

（一）典型医疗质量评审体系介绍

1. 美国医疗机构评审联合委员会国际部（Joint Commission International，JCI）

JCI 评审是典型的第三方评审，依据的标准是美国医疗机构评审联合委员会国际部的《JCI 医院评审操作标准》（*Joint Commission International Accreditation Standards for Hospitals*）及《JCI 医院评审操作指南》（*Joint*

Commission International Accreditation Survey Process Guide for Hospitals）。JCI 评审标准的特点是：①以国际公认的标准作为评审的基础；②标准的基本理念基于质量管理与持续质量改进的原则；③把每一接受评审的医疗机构必须达到的标准列为核心，标准有 197 个条款，因为其涉及病人的权利，支持对病人采取安全的治疗手段与措施，减少医疗过程中的风险，所以要求接受评审与认证的医院必须达到令人满意的水平；④评审过程的设计要适应各国的法律、宗教和文化等；⑤评审强调真实、可靠和客观。目前美国超过 85% 的医院由美国医疗机构联合评审委员会评审认证。美国医疗机构联合评审委员会和 DNV GL 医疗是获得美国医疗保险和医疗补助服务中心（CMS）授权的医院评审认证机构，美国联邦及 48 个州政府认可其评审结论。

《JCI 医院评审操作指南》分为两部分，第一部分介绍了从申请评审到调查过程中主要活动和考核的目的、意义、地点、需要的参与人员、与评审相关的标准、考察事项、评审准备工作以及所需准备的文件、材料等；第二部分将评审的全部流程进行整合，总结出所有需要监控的指标、所需制订的计划、准备的制度和文件，以及与法律法规相关的标准，以方便项目领导部门和协调部门对整个项目进行检查和控制。JCI 医院评审包括咨询指导与实地评审考核。完整的咨询指导包括初期评估、初期评估后的咨询、技术指导、模拟评审。申请评审的医疗机构向 JCI 提交评审申请书。其包括医疗机构的基本信息，如所有权、员工人数、服务种类及规模等。依据申请机构的大小、类型等，JCI 专家将与申请机构共同制定实地评审考核的日程安排。JCI 医院评审考核小组由医疗、护理、行政管理领域的专家组成。JCI 医院评审考核小组的考察时间一般为 3 ~ 5 天（依据医疗机构规模确定），考察程序包括四个主要部分：①医疗机构介绍及自我评估结果汇报；②医疗机构提供的制度、程序和其他相关文件；③考察人员现场考察医疗服务过程；④约见领导层，对医疗机构职工和病人进行访谈，以及收集其他口头信息。考核小组将参观住院部和门诊部，重点参观高危患者获得医疗护理的场所及医疗机构提供高风险医疗服务的场所，如实施麻醉的区域。另外，实地评审考核期间，评审考核小组还会走访其他

一些医疗科室，如急诊、影像检查、康复等科室，以检查其如何评估患者医疗需求以及如何提高医疗服务水平。

2. 澳大利亚 ACHS 认证

澳大利亚卫生部门认可 ACHS、QIC、AGPAL 等多项认证制度，其中澳大利亚医疗服务标准委员会（Australia Council on Healthcare Standards, ACHS）的认证最具代表性，该委员会成立于 1974 年，是一个独立的、非营利性机构。ACHS 的主要任务是制定卫生服务标准和评价医疗服务质量。在质量评价方面，ACHS 主要聚焦机构服务质量和临床技术质量两个方面：机构服务质量评价通过评估和质量改进项目（Evaluation and Quality Improvement Program, EQuIP）实施，覆盖澳大利亚 2/3 以上的卫生服务机构；临床技术质量评价通过"临床指标项目"（Clinical Indicators, CI）实施。其医疗机构认证分为三年期认证（符合认证标准）、一年期认证（基本符合认证标准）。

3. 德国 KTQ 独立评审

德国从 2002 年开始推行医院认证管理制度，主要由德国医疗透明管理制度与标准委员会（简称 KTQ）承担。KTQ 是由德国医院协会、德国医师协会、德国护理协会、德国医学协会、德国联邦健康保险公司共同组建的公益性公共管理机构，主要承担医院管理制度和标准的制定、检查和质量认证工作。KTQ 认证标准涵盖"以患者为中心""以员工为导向""安全""沟通与信息管理""医院领导""质量管理"六大方面内容，共有 25 个子目录，63 条次级标准（包括 31 条核心标准和 32 条非核心标准），满分为 1413 分。KTQ 采取自愿评审的方式，其评审主要包括自我评估和现场评审两个阶段。KTQ 认证证书有效期为三年，KTQ 每年都会对医疗机构进行监测，以帮助其持续改进质量。KTQ 评审以公开透明、精细划分、循环管理为主要特征，凡通过 KTQ 认证的医院，保险公司可免除其相关医疗费用支付的审核。目前，KTQ 评审已拓展至国外，并已被引入我国。

4. 我国等级医院评审

中国医院评审是典型的由政府卫生行政部门主导的医院评审机构制定评

审标准并组织人员落实的评审，在不同时期，其依据的标准与实施的办法有所不同。《三级综合医院评审标准（2011 年版）》在设计思路上紧紧围绕落实我国医疗卫生体制改革的方针政策。

《三级综合医院评审标准（2011 年版）》一共分为七章。第一章要求各类医院坚持医院的公益性，要求医院贯彻国家基本用药制度，要求三级医院对口支援二级医院特别是县级医院。第二章的主导设计思想是如何使老百姓获得方便的医疗服务，特别是大型综合医院要简化手续，优化就诊流程，为群众提供便捷的服务。第三章针对患者安全，列出十大目标，要求医院逐条落实。第四章要求临床科室开展临床路径和单病种管理。其目的是把最有效、最科学的诊治方法应用于临床，使更多的老百姓受益。第五章是有关护理管理与质量持续改进的相关规定。其核心目的是改革陈旧的护理模式及落后的护士管理方式，体现护士的职业价值，确保护理质量。第六章从 11 个方面对医院管理提出评审要求，比如依法执业、落实管理职责与建立决策执行机制、实行管理问责制等。第七章描述数据分析情况，为医院提供客观的医疗质量改进依据。

5. 艾力彼星级医院评价

随着新医改的深化、分级诊疗的推进以及社会化办医环境的逐渐改善，我国医疗卫生行业得到极大发展，目前拥有约 3.2 万家医院，但是行业整体的表现参差不齐，不同地区之间、上下级医院之间的医疗技术水平与服务能力差异很大，尤其是内地的基层医院，需要尽快提高技术能力，提高管理水平。

艾力彼医院管理研究中心认为，医院认证是提升医院管理水平、促进医疗服务同质化的有效工具之一。艾力彼医院管理研究中心适时推出了中国医院竞争力星级医院评价体系。中心结合多年来对医院分层评价的经验与数据库，同时在参考美国 JCI、德国 KTQ、台湾医策会评鉴标准、《三级综合医院评审标准（2011 年版）》、英国保柏（Bupa）质量认证以及标准普尔的证券评级方法之后，开发了以 MQSF（即专业化管理“M”，医疗质量与安全“Q”，患者服务与就医体验“S”，财务管理与费用控制“F”）为核心模块的星级医院评价标准，在为中国分级诊疗体系的完善提供行业标杆外，为改善医院的品牌形象、患者的就医选择提供指南。艾力彼《星级医院评价标准

(2018版)》除了比对行业标杆外，还拥有法源依据和循证依据，即星级医院评价标准条款与现行的相关法律法规相呼应；星级医院评价标准条款必须与医疗服务的质量、安全水平和运营效率密切相关，且在实践中确实行之有效。

将艾力彼《星级医院评价标准（2018版)》与《星级医院评价标准（2015版)》相比发现，《星级医院评价标准（2018版)》维持基本框架不变，仍为MQSF四个模块，保留“一票否决四要素”，即无一级甲等医疗事故、无虚假广告、无骗保行为、无诈骗病人（虚假检查、无病收治、乱收费等)。大量增加了可以实际操作的具体内容，对《星级医院评价标准（2015版)》的内容做了大量的补充。

国际主流医院质量认证体系的组织结构及核心理念见表1。

表1　国际主流医院质量认证体系的组织结构及核心理念

国家	评价组织	组织性质	启动时间	核心理念
美国	美国医疗机构评审联合委员会国际部(JCI)	独立的第三方评选机构	1951年成立，2009年更名	强调组织水平在关键功能性区域的表现；要求质量控制达到安全、实用、及时、高效、平等的目标；以患者为中心
德国	德国医疗透明管理制度与标准委员会(KTQ)	行业协会联合的第三方评选机构	2001年成立	推崇公开透明、精细划分、循环管理的理念；促进员工实施和不断改善以患者为中心的内部质量管理系统
澳大利亚	澳大利亚医疗服务标准委员会(ACHS)	独立的第三方评选机构	1974年成立，1988年更名	同医疗服务工作者合作，促进医院医疗服务质量的提高
英国	英国健康质量服务机构(HQS)	独立的第三方评选机构	1991年成立	核心是人员、过程、环境和结果的质量改进
中国	国家卫生健康委员会	卫生行政部门	1989年开始，2011年正式启动新一轮医院评审工作	实现中国医改的总体目标，即为群众提供安全、有效、方便、价廉的医疗卫生服务
中国	艾力彼星级医院评价评定委员会	独立的第三方评选机构	2016年	以评促改，促进医院MQSF四个模块整体管理水平全面提升与持续改进

资料来源：参考文献见［8］~［11］。

由表1可以看出，国外医院评审工作开展较早，这得益于国外医疗行业的长期迅猛发展、医院服务意识以及患者权利的有效保障。独立的第三方评价机构的产生是整体趋势，这一点历经国际先进经验的考验被证实具有良好的执行效率和社会影响力，我国的艾力彼星级医院评价正是在这样的发展态势下紧抓了机遇，迅猛发展。各类国际医院评审体系各有侧重与亮点，JCI侧重“以患者为中心”，奠定了整体医院评审的核心基调；KTQ在此基础上又着重体现了信息公开透明的思想，强化PDCA的流程管理理念；ACHS则突出医疗团队合作的优势力量，其可以显著提高医疗服务质量。艾力彼结合上述医院评审的优秀经验与我国医疗行业实际情况打造的星级医院评价发展势头良好，提出三个“凡事”：①凡事要有规章制度、标准化流程；②凡事要有责任人、责任部门；③凡事要有时效性。其还提出了“督查总馈进”闭环管理机制，包括：督导、检查、总结、反馈、改进。截至2018年8月，与星级医院评价合作的医院已有63家，说明艾力彼星级医院评价是符合我国实际情况的。

国际主流评审体系的框架、流程如表2所示。

表2　国际主流评审体系的框架、流程

评审体系	评价原则	评价内容	核心标准	评价方法	评价程序	评价周期
美国JCI	“注重实际行动”和“让每一名员工都参与”	由以患者为中心的标准、医疗机构管理标准两大部分组成，共包括14个章节	病人及其家属的基本权利、为患者提供安全的医疗设施，并减少患者医疗过程中的风险	自愿评审，追踪方法学	提出评审申请、初期评估、评估后继续咨询辅导、实地考核、提出评审初步结论、结论修订与申诉、再申请	一次现场认证需要3~5天；证书有效期为三年
德国KTQ	围绕PDCA设计认证条款，注重医疗服务的流程、结构和结果	包括以患者为中心、以员工为导向、安全、沟通与信息管理、医院领导、质量管理共6个板块，25个子目录，31条核心标准和32条非核心标准	将“以患者为导向”放在最重要的位置	自愿评审，追踪方法学	内部自审和外部评估。内部自审由自己申请，医疗机构根据内部自审结果决定是否邀请专业认证机构进行外部审查评估	一次现场认证需要7~10天，证书有效期为三年

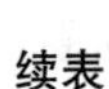

续表

评审体系	评价原则	评价内容	核心标准	评价方法	评价程序	评价周期
澳大利亚ACHS	为病人提供不间断服务	包括服务连续性、绩效改善、领导与管理、人力资源管理、工作与环境的安全性和对信息管理等的评价	防火安全、感染控制、质量改善项目（包括绩效测量评估）和适宜的合格职员	自愿评审，依据“质量评价和改进项目”的要求进行	评审前的准备、申请评审、评审前调查、现场评审、提交评审报告、授予评审级别	一次现场评审需要5～7天，证书有效期为四年
我国等级医院评审	实现中国医改的总体目标	包括医院公益性、医疗服务、患者安全、临床路径、单病种管理、护理管理、质量持续改进与医院管理数据分析，共7章	为群众提供安全、有效、方便、价廉的医疗卫生服务	自愿评审	提供《医院检查流程指南》并进行现场评审检查，包括追踪检查和集中检查	一次现场评审需要5天，证书有效期为四年
艾力彼星级医院评价	独立客观，用数据说话	包括四部分，分别为专业化管理、医疗质量与安全、患者服务与就医体验、财务管理与费用控制，共30章	关注医院的全面管理、医疗质量与患者安全、服务流程与就医体验/患者满意度、财务控费以及医保管理和商保拓展	自愿评审，追踪方法学，以操作实效为检查核心	申请认证、认证前培训、医院自评、模拟认证、现场核查整改、正式认证、公布认证结果	共有两次现场评审，需要8～10天，认证全周期需6～12月，证书有效期为三年

资料来源：参考文献见［8］～［12］。

我国需要一个国际标准本土化的认证体系，因此，艾力彼星级医院评价应运而生。艾力彼星级医院评价在流程上吸收了国内外成熟体系的经验，并对其进行优化精简；在内容标准的制定上去粗取精，立足于我国医院发展的现状，因地制宜，做到既体现评审的科学全面又兼顾现状。

国际主流医院评审体系的评审成效见表3。

表 3　国际主流医院评审体系的评审成效

评审体系	评价等级	评价结果	评价客观性	评价公平性
美国 JCI	完全符合、部分符合、不符合，以决定是否授予 JCI 认证证书	评价结果与进展将及时上传 JCI 官方网站，信息将在网站上保留一年	JCI 医院评审考核小组由医生、护士和管理专家组成，他们富有国际工作经验，评审考核小组成员采取轮换制	JCI 承诺向公众提供所检查医疗机构的相关的准确信息，其中包括正式的检查结果报告，但是某些重要的信息需保密
德国 KTQ	分为通过与未通过，每个部分超过分值的 55%，全部超过总分的 55%（即 777.15 分），即可通过 KTQ 认证	评价结果和具体情况均上传 KTQ 官方网站，接受意见反馈	评审组有健康保险、医学、医院、护理、医师五方的代表。设立仲裁委员会负责解决认证程序中的争端和异议	所有人员均可从 KTQ 官方网站上查询医院的评审情况、各项检查的得分情况及全部的质量报告和现场调查报告
澳大利亚 ACHS	评审级别有 5 年信任期、3 年信任期、1 年信任期等几类	评审结束 3～4 个月后公布评审结果。被评审机构有权对评审结果提出异议，并进行讨论	评审组通常由 3 组组成，包括医生组、护理组和医院管理组，其组成人员均在培训过的经验丰富的医疗卫生专家中挑选	测评工具和可比性资料使评审占据重要地位，在保证高质量卫生服务的同时也建立患者服务程序和产出信息趋势的资料库
我国等级医院评审	评审分级别，评审结果包括五档：A. 优秀；B. 良好；C. 合格；D. 不合格；E. 不使用	评审通过由卫生监管部门授予等级牌匾	7 组专家进行追踪和集中检查，包括医疗一组、医疗二组、管理一组、管理二组、护理组、院感组、后勤组	通过安全检查，访谈患者、服务提供者等观察医院的行政管理和临床服务行为情况以评估硬件设备，通过回顾文档以追踪情况。政府部门授牌，具备权威性和公信力
艾力彼星级医院评价	评审级别从一星到五星五个等级，根据医院实际情况进行评级	评审结果与排名向社会公布，可以构建质量指标数据库	评价组由 3 组组成，包括医疗质量与安全小组、医技护理院感小组、管理与后勤小组	以精细化的评价指标为基础，用数据说话，保证了评价的公平合理性

（二）信息化评审体系

1. HIMSS 信息化评级

HIMSS 信息化评级是由美国医疗信息与管理系统学会（Healthcare Information and Management Systems Society，HIMSS）发布的标准，旨在评价医疗机构的信息化建设水平。HIMSS 信息化评级是一个标准化的评价模型，目前全球范围内超过 8000 家医院接受了 HIMSS 信息化评级。

HIMSS 信息化评级电子病例分级模式于 2005 年开始建立，通过把与临床流程相关的所有信息，比如病人注册、入院、检验、影像、手术等纳入等级划分，将其设定为 0 ~7 级，共 8 个等级。其中 0 ~6 级可直接申请，先通过在线数据问卷填写再通过标准打分的方式进行评定，7 级以上则要增加现场勘查环节。各国、各地的信息化建设固然有一定的特色，但是中间的基本规律是相通的。中国目前使用的是 2018 年 1 月 1 日正式生效的《HIMSS EMRAM（住院急诊）标准》与《HIMSS O-EMRAM（门诊）标准》。新版标准中，内核的医院信息化建设架构和策略未做显著调整，仍沿袭 0 ~7 级 8 个级别划分，但是根据近年来医疗信息技术领域的发展趋势，新增了个别功能和应用要求。此外，鉴于日趋严重的信息安全威胁，新版标准特别增加了多项专门针对医院信息安全和患者隐私保护要求的条款。

2. 医院信息互联互通标准化成熟度测评

医院信息互联互通标准化成熟度测评是国家卫健委统计信息中心在现有居民电子健康档案与区域卫生信息平台、电子病历与医院信息平台等卫生行业标准基础上，从数据资源标准化建设、互联互通标准化建设、基础设施建设和互联互通应用效果四个方面对区域卫生信息平台和医院信息平台进行综合测试和评估，以测促用、以测促改、以测促建，促进跨机构跨地域互联互通和信息共享。目前，全国已有多家医院通过参与医院信息互联互通标准化成熟度测评，夯实自身信息化基础，并有效实现了测评的既定目标。

医院信息互联互通标准化成熟度测评通过人工评价和自动化测试，定性和定量评价相结合的方式把医院信息化程度分为七个等级（即一级、二级、

三级、四级乙等、四级甲等、五级乙等、五级甲等）。其中定量测评工作通过标准符合性测试系统完成。这部分测评结果由系统自动生成，无须人工干预，确保了数据的公平性和公正性。而定性测评工作则通过专家评审完成。

医院信息化评审体系的组织结构及核心理念见表4。

表4　医院信息化评审体系的组织结构及核心理念

评审体系	评价组织	组织性质	启动时间	核心理念
HIMSS信息化评级	美国医疗信息与管理系统学会（HIMSS）	非营利性组织	1961年成立，2005年建立电子病历分级模式，2014年成立大中华区	通过信息技术的使用以驱动医疗的变革，从而促进医疗流程的优化，最终提高医疗安全水平和医疗质量，改善患者体验
医院信息互联互通标准化成熟度测评	国家卫健委统计信息中心	卫生行政部门	2009年建立电子病历基本架构，2011年建立信息平台	以卫生信息标准为核心，以信息技术为基础，以测评技术为手段，以测促用、以测促改、以测促建，促进跨机构跨地域互联互通和信息共享
艾力彼HIC评价	香港艾力彼医院管理研究中心	营利性组织	2015年首次发布了“医院信息互联互通HIC排名”，2018年建立HIC分级模型	重点评价医院信息对医院运营及管理效果的提升情况，不仅要求实现医疗质量与安全的闭环管理，还要求实现医院财务与运营的闭环管理；不只强调数据标准化的实现，更强调持续的智能支持，以实现管理效果的可持续提升

医院信息化评审体系的框架、流程，见表5。

表5　医院信息化评审体系的框架、流程

评审体系	评价原则	评价内容	核心标准	评价方法	评价程序	评价周期
HIMSS信息化评级	商业调查与评价相结合，6级及以下填写调查问卷，7级以上增加现场检查	与临床流程相关的所有信息内容，比如病人注册、入院、检验、影像、手术等	评价医疗机构信息化建设水平	自愿评审	提出评审申请、在线填报数据、初期评级、评级后继续咨询、培训、建设、再次评级、申请授级、验证评审、授级（7级以上增加现场检查）	6级受理周期为3~6个月，7级受理周期为6~12个月，评审证书有效期为3年

续表

评审体系	评价原则	评价内容	核心标准	评价方法	评价程序	评价周期
医院信息互联互通标准化成熟度测评	通过人工评价和自动化测试，定性与定量评价相结合	包括数据资源标准化建设、互联互通标准化建设、基础设施建设和互联互通应用效果四个方面	促进跨机构跨地域互联互通和信息共享	自愿评审	申请资料装备、提出申请、资格审核、实验室测试及项目应用评价、项目文件审查、现场查验、测评结果分析及总结、结果确认、出具总检查报告、审核测评结果、评定等级、颁发等级证书	评审证书有效期为3年
艾力彼HIC评价	商业调查与评价相结合，4级以上增加现场检查	包括专业化管理、医疗质量与安全、患者服务与就医体验、财务管理与费用控制四个方面	从管理效果的角度出发，评价医院信息系统在“医护技+人财物”方面的有效应用及智能支持	自愿认证	提出认证申请、在线填报数据、模拟认证、正式认证、培训、颁发等级牌匾	受理周期为6~12个月，评审证书有效期为3年

医院信息化评审体系的评审成效见表6。

表6　医院信息化评审体系的评审成效

评审体系	评价等级	评价结果	评价客观性	评价公平性
HIMSS信息化评级	0~7级共8个等级	授级、授牌仪式	医院在线填写后，专家可进行现场勘查	通过进行在线数据填报直接计算分数
医院信息互联互通标准化成熟度测评	七个等级（一级、二级、三级、四级乙等、四级甲等、五级乙等、五级甲等）	颁发等级证书	定性与定量相结合，由专家通过进行文件审查、答疑等方式进行评审，同时可进行定量指标的现场查验、测试	定量测评工作通过标准符合性测试系统完成。这部分测评结果由系统自动生成，无须人工干预，确保了数据的公平性和公正性
艾力彼HIC评价	0~8级供9个等级	授级、颁发等级牌匾	医院在线填写后，专家可进行现场勘查及模拟认证反馈	通过进行在线数据填报直接计算分数

二　医院序化评价指标简介

国外医院序化评价（排名）发展较成熟的有美国最佳医院排名、美国百佳医院排行榜。而国内，对医院进行排名的机构较少，其中以艾力彼中国医院竞争力排行榜和复旦大学医院管理研究所中国医院排行榜影响较大。

艾力彼中国医院竞争力排行榜已连续发布十年，由全国首创的“县级医院”榜单发展至今，其多层次多维度的21个榜单侧重于定量分析，用数据说话，指标涵盖医疗技术、资源配置、医院运行、学术影响力和品牌诚信。复旦大学医院管理研究所中国医院排行榜则侧重于专家评议和学术影响力。艾力彼21个榜单及首发年份如表7所示。由表8可以看出，美国最佳医院排名指标涵盖了结构、过程、结果、患者安全和临床质量，指标较为全面，其中过程主要由专科声誉指标来体现。美国百佳医院排行榜的评价指标分为三类，即效率与财务状况、患者保健感知、专科声誉。

表7　艾力彼21个榜单及首发年份

榜单	首发年份
顶级医院100强	2014
省会市属/计划单列市医院100强	2013
地级城市医院500强	2011
县级医院500强	2010
非公立医院500强	2012
中医医院500强	2013
省域医院30强	2014
县级专科30强	2016
地级专科30强	2017
肿瘤医院50强	2019
医院信息互联HIC100强	2015
上市医服企业排行榜	2015

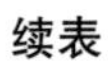
续表

榜单	首发年份
上市医服企业 CSR 排行榜	2017
非公医院集团 80 强	2016
医养结合机构 80 强	2016
康复医院 80 强	2016
非公立医院发展指数	2016
华人地区最佳医院 100 强	2016
中国最缺医院省份	2017
粤港澳大湾区最佳医院 50 强	2017
BHI 最具投资价值医院评级 1000 家	2017

第三方医院序化指标简介见表 8。

表 8　第三方医院序化评价指标简介

医院序化评价	一级指标	二级指标
美国最佳医院排名	结构	先进技术、患者数量、护士人员配备、创伤中心、患者服务、在职重症监护室医师数量(加分项:癌症中心、癫痫中心、阿尔兹海默病治疗中心、骨髓移植及组织移植所遵循的细胞治疗质量标准体系)
	过程	通过专科声誉指标来体现(量化评价:认为"合格"医生推荐的"最佳医院"就是过程管理比较优秀的医院)
	结果	医院死亡率(考虑患者的年龄、并发症、病情严重程度等影响因素)
	患者安全	压迫溃疡、患有严重可治疗性并发症外科住院患者的死亡情况、医源性气胸发生率、择期手术患者手术后髋关节骨折发生率、手术后出血/血肿、术后呼吸衰竭、术后伤口裂开、意外刺伤或意外割破
	临床质量	风险调整死亡率指数,风险调整并发症指数,风险调整患者安全指数,核心措施平均值百分率,急性心肌梗死、心力衰竭和肺炎 30 天风险调整死亡率,急性心肌梗死、心力衰竭和肺炎 30 天风险调整再入院率等
美国百佳医院排行榜	效率与财务状况	病情严重调整平均住院时间、调整的住院患者次均医疗费用、调整运营利润率等
	患者保健感知	HCAHPS 得分(医院总体绩效和患者评级部分)
	专科声誉	由每个专科医生提名其所在专科较专业的十家医院,并按照提名顺序为医院计算分数

续表

医院序化评价	一级指标	二级指标
艾力彼中国医院竞争力排行	医疗技术	正高医师人数/医师人数、医师人数/全院职工人数、病理科医师人数/医师(肿瘤)人数、护士人数/全院职工人数、康复治疗师(康复适用)人数、护工(医养结合)人数、年住院放疗病人数/年出院量(肿瘤)、年住院手术量/年出院量、省级临床重点专科/总专科数(不含顶级医院)、国家卫健委临床重点专科/总专科数、全国优秀中医临床人才(国家中医药局)/医师人数(中医医院)、中药饮片药占比(中医医院)、ICU 床占比、康复床占比(康复医院)
	资源配置	医师人数/床位数、临床护士人数/床位数、护工人数/养老床位数(医养结合)、全院职工人数/年门诊量、全院职工人数/年急诊量、全院职工人数/年出院量、医疗设备资产值/总资产值、放疗设备资产值/医疗设备资产值(肿瘤)
	医院运行	平均住院天数、床位使用率、门诊均次费用/当地人均 GDP、住院均次费用/当地人均 GDP、外省住院病人占比(顶级、肿瘤)
	学术影响力(顶级、肿瘤)	院士、学术领袖、博士后流动站、博士点、硕士点数量以及博导、硕导人数,规培人数,国家疑难病症诊治中心、教育部重点学科及重点实验室/总专科数,本年度获国家自然科学基金项目数量和总金额,SCI 文章数和影响因子
	品牌诚信(非公)	一票否决四要素、品牌影响度、病人满意度
复旦大学医院管理研究所中国医院排行榜	专科声誉	由每个专科医生提名其所在专科较专业的十家医院,并按照提名顺序为医院计算分数
	科研学术	发布声誉排名前 150 家医院名单,委托有资质的医学情报检索机构查询各单位上一年 SCI 文章发表和国家级自然科学、科技进步或发明类奖情况 ①特定医院 SCI 论文得分 = 特定医院前一年发表 SCI 论文影响因子得分之和 ②获得国家级自然科学、科技进步或发明类一等奖,每项计 100 分 ③获得国家级自然科学、科技进步或发明类二等奖,每项计 50 分 医院科研学术分 = ① + ② + ③
中国医学科学院医院信息研究所中国医院科技影响力排行榜	科技投入	包括人、财、物等的投入
	科技产出	包括期刊论文、专利和标准等内容
	学术影响	包括杰出人才和团队、学术任职以及科技奖项等
	医疗技术	正高医师人数/医师人数、医师人数/全院职工人数、护士人数/全院职工人数、康复治疗师(康复适用)人数、护工(医养结合)人数、年住院手术量/年出院量、省级临床重点专科/总专科数(不含顶级医院)、国家卫健委临床重点专科/总专科数、全国优秀中医临床人才(国家中医药局)/医师人数(中医医院)、中药饮片药占比(中医医院)、ICU 床占比、康复床占比(康复医院)

资料来源：参考文献见［15］。

三　医院标准化管理方法综述

医院标准化工作对于提高医疗质量、保障患者安全具有重要意义。由表9标准可以看出，ISO 标准、JCI 标准以及 KTQ 标准无一例外地把“以患者为中心”放在了核心位置，体现了医疗卫生服务救死扶伤的本质。同时这几项标准均高度重视医疗的系统性，运用流程管理思想和 PDCA 循环，着眼于鼓励医疗质量的持续改进，来提高医疗质量和患者安全水平，相反对于医院硬件设施和技术水平等硬性条件倒不是特别强调。

表9　医院标准化管理方法

医院管理标准化	宗旨	评价模块	标准内容	评价方法及特点
ISO 标准	在全世界范围内促进标准化工作的开展，以利于国际物资交流和互助，并扩大知识、科学、技术和经济方面的合作	与医疗服务相关的标准有254个，包括医用材料和设备标准（例如 ISO 10993、ISO 25424、ISO 14708 等）、卫生信息标准（例如 ISO 11633、ISO 11073、ISO 5218 等）和医学实验室标准（ISO15189）等。此外，还有 ISO 9001 质量管理通用标准也可应用于医院管理	ISO 9001 质量管理通用标准，即基础与术语、要求、业绩改进指南、质量和环境管理体系审核指南 ISO 15189 医学实验室标准：通过对硬件条件、业务流程和管理体系的严格要求，建立全面质量管理体系来持续改进实验室的检验质量 卫生信息标准：共计114个，覆盖医疗服务提供、疾病防控和健康促进、公共卫生和监控、医学临床研究等领域，主要内容包括健康档案和模型、信息与交流、健康概念陈述、安全、健康卡、电子药剂学和药物经济学等 医用材料和设备标准：包括外科植入物、外科器械、医用设备等在内的一系列标准，对医用材料和医用设备生产和检测环境、生物学评价、安全和风险、效果等进行规范	倡导以顾客为关注焦点，以 PDCA 循环管理模式进行持续的质量改进；在管理中，强调领导者的关键作用和全员参与，注重运用循证数据和统计方法改进业务流程；从机构、程序、过程和改进四个方面，使组织的质量管理标准化

续表

医院管理标准化	宗旨	评价模块	标准内容	评价方法及特点
JCI 标准	通过提供教育、咨询服务以及国际评审，不断提高世界范围内的医疗护理服务质量和安全水平	由“国际患者安全目标”、“以病人为中心的标准”和“医疗机构管理标准”三部分组成，包含368个标准和1033个衡量要素	国际患者安全目标：包含6个部分，即正确识别患者，改进有效的沟通，改善高警示用药的安全性，确保手术部位正确、操作正确、患者正确，减少医疗相关感染风险，减少患者跌倒所致伤害的风险 以病人为中心的标准：包含7个部分，即医疗可及性和连续性、患者与家属的权利、患者评估、患者治疗、麻醉和外科治疗、药品管理和使用、患者及家属的教育 医疗机构管理标准：分6个部分，即质量改进与患者安全，感染预防与控制，治理、领导和管理，设施管理与安全，人员资质与教育，沟通与信息的管理	以病人为中心，以质量和安全为目标，建立相应的政策、制度和流程，鼓励持续不断地改进质量，为病人提供周到、优质的服务
KTQ 标准	为开展医院质量认证而研究建立的医疗评价标准，旨在推动医院制定最为科学合理的透明制度	包括6方面的内容：以患者为中心、以员工为导向、安全、沟通与信息管理、医院领导、质量管理		以病人为中心，以质量持续改进的 PDCA 循环为基本模式，所有的质量工作的目标均聚焦于优化患者护理。其特点表现在以下三个方面。一是强调患者定位和员工定位，前者是指所有质量管理工作的目标均聚焦于优化患者服务；后者是指员工是医院成功实施质量管理的最重要资源。二是相对于结构质量，认证更侧重于过程质量，并尽可能考虑结果质量。三是认证强调促使所有工作透明化，包括对患者透明、对私人执业医师透明、对医院本身透明

资料来源：参考文献见［16］～［20］。

品管圈是常用的医院管理方法之一，是一种持续性地改善管理质量的组织形式，已经被越来越多的医院应用到管理中，成为医院管理的重要组成部分。品管圈活动一般都根据 PDCA 循环，即计划、执行、检查与处置的程序来进行。PDCA 循环管理可提升医院解决问题的能力，使管理活动由点至面，使医院上下一体，创造团结和谐的人文环境，在医疗机构管理中具有广泛的应用前景。国内外研究表明，品管圈在医院护理、药学等中的应用，能有效提高工作人员参与管理的意识和工作能力，从而提高工作质量。品管圈管理方法见表 10。

表 10　品管圈管理方法

宗旨	评价方法	步骤	应用价值
以科学技术、规章制度和实践经验为依据,以安全、质量和效益为目标	PDCA 循环	组圈 活动主题选定、活动计划制订 目标设定 现状调查数据收集 数据收集整理 原因分析 对策制定及审批 对策实施及检讨 效果确认 标准化 成果资料整理(成果比较) 活动总结及下一步打算	工作标准化:将现行工作的每一操作程序和每一动作进行分解,改善工作流程 有效成果:形成标准化规范、管理制度、SOP 文本和 SOP 影音文件 将工作程序标准化,减少工作误差,提高业务处理能力

资料来源：参考文献见［21］。

参考文献

［1］庄一强、曾益新主编《中国医院竞争力报告（2016）》，社会科学文献出版社，2016。

［2］庄一强、曾益新主编《中国医院竞争力报告（2017）》，社会科学文献出版社，2017。

[3] 庄一强主编《中国医院竞争力报告（2017~2018)》，社会科学文献出版社，2018。

[4] 刘庭芳：《中外医院评价模式分析与启示》，《中国护理管理》2012 年第 1 期，第 10~13 页。

[5] 郑洁、王华、江博、胡春平、曾铁英：《JCI 医院评审与中国医院评审（评价）办法的比较》，《中国医院》2006 年第 4 期，第 5~7 页。

[6] 马丽平：《德国医疗认证标准特点及启示》，《中国卫生质量管理》2013 年第 5 期，第 66~68 页。

[7] 陈虎、刘勇、王吉善、陈晓红、梁铭会、张振伟：《2011 版三级综合医院评审标准设计思路与特点》，《中国卫生质量管理》2014 年第 1 期，第 6~8 页。

[8]《医院评审暂行办法》，卫医管发〔2011〕75 号。

[9] Joint Commission International, *Accreditation Standards for Hospitals*, 5 th edition, Joint Commission Resources, 2013.

[10] KTQGmbH, *KTQ Manualand KTQ Catalogue* 2009 *HOSPITAL* (Berlin: Fachverlag Mattias Grimm, 2009).

[11] 滕苗、陈晓红、王圣友等：《国外医院评价体系与我国现行评价体系的比较和启示》，《中国卫生质量管理》2015 年第 1 期，第 22~25 页。

[12] 邬静艳、杨泉森：《医院评价的国际经验及完善我国医院评价体系的设想》，《中国医院管理》2012 年第 10 期，第 30~32 页。

[13] 张贵民、刘继兰：《解码 HIMSS》，《中国医院院长》2014 年第 11 期，第 39~40 页。

[14] 郭剑峰、陈潇君、石磊：《信息集成平台在医院评审体系中的地位和作用》，《中国数字医学》2018 年第 4 期，第 5~7 页。

[15] 孙国根：《排行榜的启示：临床能力是根本》，《健康报》2011 年 3 月 28 日第 008 版。

[16] 鲍玉荣、李林、何宇、刘丽华：《医院管理标准化的国际经验借鉴》，《中国医院》2013 年第 8 期，第 13~15 页。

[17] 卢苇、姚健、刘静：《融合等级医院评审标准与 ISO9001 标准重建质量管理体系的实践与体会》，《中国卫生质量管理》2015 年第 5 期，第 23~27 页。

[18] 陈育德、王羽、陈同鉴主译《联合委员会国际部医院评审（评价）标准（第 2 版)》，中国协和医科大学出版社，2003。

[19] JACHO, Champions of Quality in Health Chicago, Greenwich Publishing Group, Inc., 2001.

[20] 阎惠中：《走近 JCI：美化医院与净化医院的不懈追求》，《中国医院》2013 年第 6 期，第 19~21 页。

[21] 王临润、汪洋、张相宜、饶跃峰、卢晓阳、张幸国：《品管圈管理在医疗机构中的应用价值》，《医药导报》2012 年第 6 期，第 823~826 页。

B.5

管理介入——医院现场评价的输入与输出

刘先德　单　涛　石吉彬*

摘　要： 艾力彼星级医院评价标准的核心在于提升医院整体医疗质量，保障患者安全。本报告从认证过程中现场评价创新性的角度，采用独特的系统追踪方法，以案例展示的方式，呈现认证中发现的医院的共性问题，展现艾力彼星级医院评价为医院整体质量提升所提供的解决方案、管理工具的应用，及对医疗质量持续改进的促进作用。

关键词： 星级医院评价　管理介入　持续改进

持续有效地提高医疗服务质量与患者安全保障水平是医院管理者追求的现实目标，也是患者及社会各界的期许。医院评审评价无疑是实现这一目标的有力推手，其效果已经得到了广泛的认可。对医院这样一个复杂系统的评价，需要从多个维度来展开，而通过医疗质量“结构—过程—结果”三维内涵理论来衡量，则现场评价是检验过程质量的必要方法，其有不可替代的独特价值。国内外的医院评审实践，如美国的JCI认证，德国的KTQ评审，澳大利亚的ACHS评审，国内的等级医院评审、艾力彼星级医院评价，对此表现出高度一致性。

艾力彼星级医院评价的认证官们研究如何在有限的时间内，通过评审组

---

* 刘先德，艾力彼医院管理研究中心星级医院评价部总经理；单涛，艾力彼医院管理研究中心星级医院评价部认证官；石吉彬，艾力彼医院管理研究中心星级医院评价部。

的现场评价，对照评审标准，完成对一家医院的360度扫描，归纳出医院管理的综合性诊断意见，开出“强身健体”的良方，这对评审方和认证官来说，都是具有挑战性的任务。香港艾力彼医院管理研究中心作为第三方医院评审的新生力量，在2016年推出艾力彼星级医院评价，其中认证标准包括四大模块——专业化管理（M）、医疗质量与患者安全（Q）、患者服务与就医体验（S）、财务管理与费用控制（F），从多个角度对医院运营情况进行评价，因此，对于每一家参与星级医院评价的医院而言，其获得感是全方位的：从6S管理、组织架构图的规范、科室服务范围的公开到医院质量管理体系、指标体系的建立及运行，患者满意度的提升等。艾力彼星级医院评价是如何做到的呢？其认证过程概括来说可以分为四个阶段：模拟认证（输入）、督促推进、正式认证（输出验收）、全周期追踪。

我们把现场评价作为“介入”医院管理的天赐良机，本着创新性介入的目标，从以第一次模拟认证为标志的输入，到以正式认证为标志的输出验收，始终将其作为输入新理念、推广新方法、追求新高度的持续改进过程，实现医院服务质量全面的提升和持久的改进。当然，各个医院基本条件各异，努力程度不同，最后的效果也有一些差异。下面谈谈我们的认识与做法，以供同人参考。

一　创新性介入

1. 医院的体系性特点

本报告用系统论的观点审视医院的管理运营状态。医院作为一个系统，具有高度的复杂性、相关性、稳定性，尤其是公立医院，作为社会的一个子系统，除了有较强的稳定性外，还有很强的惯性和惰性，要输入星级医院评价的新理念、新标准、新要求，绝非易事，采取创新性介入是一个不错的、必要的选择。

2. 新标准

我们编制星级医院评价标准之初，就是结合艾力彼长期从事医院管理咨询积累的经验和数据，再将国际上的医院评审标准进行消化吸收，按照质量与成本平衡原则、先进性与实用性平衡原则，通过差距分析和补短板，找准医院管理的痛点，从而推行全面质量管理，尤其注重将患者安全与医疗质量落实到医疗服务的每一个环节，例如急诊病人的分类管理、6S 管理、医师护士技师的授权管理、院内快速反应小组（RRT）、危险化学品管理、消防安全巡查等。

3. 新方法

现场评价一般分 A、B、C 三个小组，我们要求认证官以接受检查的科室为单位，按照人、机、料、法、环、测，进行全方位的评估，既广泛应用追踪法，也随时进行文件回顾、人员访谈，评估科室各方面的工作，包括医疗、护理、院感、消防、应急管理、患者服务等，在评价过程中，我们的重点在于考核、验证哪些条款落实了，落实的效果如何，患者的体验如何，还有什么问题需要改进，只在必要时才查阅文件和记录。星级医院评价的目的是让接受评审的人员认识到认证的核心是衡量认证标准执行的效果，而不是做表面文章，因此，这就要求认证官全面掌握标准，同时有所侧重，也需要三个认证小组每天汇总情况，互相补充、互相印证，如有异议，次日补充检查，对于核心条款需要充足的依据。

4. 新型关系

我们把认证官与受检医院和员工的关系进行了重新定位：既不是高高在上的官民关系，也不是刻板严格的师生关系，而是平等、互助的合作伙伴，以提高医疗质量和患者安全水平为目标。发现问题时，认证官是警察；阐述解决之道时，是老师；推进目标管理时，是合作伙伴；验收改进效果时，是考官。但更多的时间，双方保持密切的互动，持续推进各个问题的解决。例如，现场评价时，都安排认证官与医院领导班子的访谈，既让院方了解现场评价中存在的问题，也让双方对于存在的问题交换意见，让认证官了解院方的整顿决心及存在的难题，通过携手合作，共同努力实现认证目标，促进医院质的飞跃。

5. 新的视角

作为独立的第三方认证评审机构，艾力彼有其独特的视角和中立的立场，我们在认证中或授牌期限内都会关注：医院的资源是否发挥了最佳健康产出的作用，患者安全是否得到最有效保障，患者的就医体验是否持续改善。因此，我们比较看重医院整体效益、医院运营数据，重视医院在风险评估、风险控制方面的制度、措施及效果。认证标准中对于“风险”评估有较多的关注及要求，例如：有的医院为了修建新院区，大量举债，资产负债率为85%以上，为了有效控制类似风险的出现，我们会要求医院提供目前财务报告，以进行财务风险评估，希望借助标准让医院对每一项经济决策都有清晰的把握。

二 新的输入

1. 新理念

在认证过程中的每一个环节，我们的认证官都会遵循人、机、料、法、环、测的原则，从源头到结尾为医院梳理过程，指出其可能存在的风险和问题。护理方面，我们关注病人交接、评估；医院感染方面，我们关注交接分区、病人转接、手术室环境、器械安全卫生、布草类及医疗垃圾管理等；药品方面，我们关注药品储存条件、毒麻药品管理、危化品管理等；医疗方面，我们关注医生授权、质量控制、病人麻醉与复苏、标本管理；消防方面，我们关注手术室消防条件、工作人员消防知识及意识。认证标准要求认证官们必须事无巨细，只要是关系到医疗质量、病人安全的环节，都需要面面俱到，以评估医院在各个环节存在的问题，并指出改进的方向。

2. 新要求

（1）全员参与：在医院建立起一种安全的文化，是星级医院评价所强调和希望的，因此星级医院评价的过程不仅是某一职能部门或者某一小部分人的工作，而应该是全员参与的工作。全员参与的目的就是希望在医院建立起这种人人参与的安全文化，比如在星级医院评价中，有两个是要求医院人人掌握的技能，一个是消防设施的使用，另一个是初级心肺复苏的技能。为什么要求人人掌握？因为这两个是医院安全管理的基础，通过人人培训考核，一方面调动起员工星级医院评价工作的参与性和积极性；另一方面搭建起医院安全管理的网络基础。

（2）持续改进：星级医院评价分为八个阶段，其中，模拟认证及正式认证是认证官们现场参与的两个环节。在模拟认证前，我们要求医院对自身现阶段的状态有清晰的认识，可在模拟认证前对照标准有相应的质量或流程改进；在模拟认证到正式认证的阶段，我们希望医院能够对照认证报告逐项整改，并实时将整改过程中的难题与认证官们充分沟通，认证官们也会全力协助医院完善质量改进措施、评价，服务流程梳理，整个认证过程最长持续时间为一年；在医院通过星级医院评价前提下，由于我们的有效期是三年，这期间需要医院持续关注医院医疗质控情况，并向认证方提交质量改进成果报告。

3. 新方法

系统追踪：相对于点对点的检查，星级医院评价的现场检查更强调的是系统追踪，也就是不是从一个点去查看医院相关工作做得是否到位，而是从系统的角度去梳理相关工作可能存在的疏漏或不足。比如在对医院医疗废物暂存点的检查过程中，认证官不仅考察医疗废物的存储方式是否符合国家《医疗废物管理条例》的要求，还要从源头进行梳理，比如会在病区及产生医疗废物的区域查看医疗废物的存储是否合理，是否有固定的存储容器和存储空间，科室的医疗废物在交接的时候是否称重，是否有回收人员及科室相关人员的双签字，回收人员回收的路线是不是固定，回收时间是不是避开人流高峰期，回收工具是否合理，是否封闭回收，回收人员着装是否符合要求及是否可以起到职业保护的目的等，通过系统追踪的方式，能够有效识别医院各相关工作流程中的短板，解决由于某个点的错误而造成相关工作系统性疏漏的问题。

再者，以不良事件管理为例，不良事件管理是医疗质量控制的重要环节，从事件的上报、分类分级、处理，每个环节都要有明确的流程、责任人，对于造成严重后果的不良事件我们要求进行原因分析，从源头了解事件发生的原因及拿出具体的处理方式。

以某医院妇产科患者的医疗纠纷为例，我们通过原因分析方法了解事件的前因后果。首先，了解“为什么会发生？哪些流程或行为导致的？”其次，我们要了解“导致事件发生的直接原因或特殊原因”“引起这次事件的共性原因，是人力资源方面问题，还是制度、信息管理、医院文化、沟通、环境问题，抑或是其他不可控问题”，对于每一个部分都要弄清楚，我们找出的原因是不是根本原因，为什么会存在这样的情况以及怎么改善这个问题，防止以后再出现同样的问题，从根源上进行质量控制，医院整体质量才会得到提升。某医院不良事件处理流程见图 1。

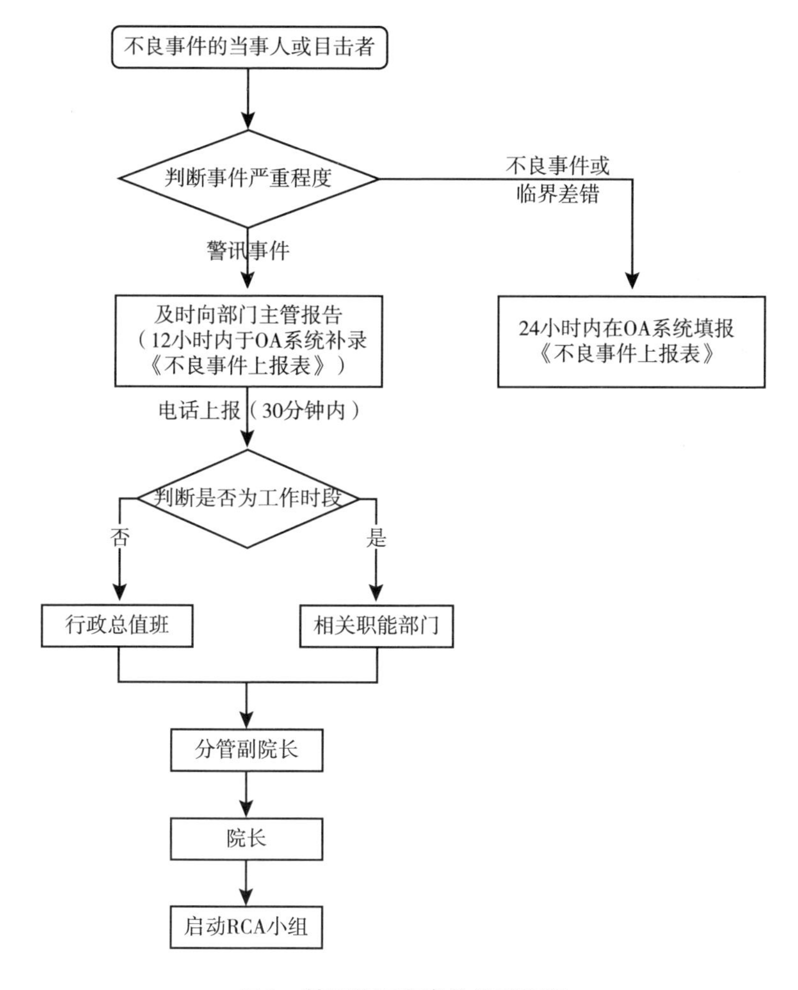

图 1　某医院不良事件处理流程

三　新的输出

前文提到，在星级医院评价过程中，艾力彼星级医院现场认证官分为A、B、C三个小组，分别评价医疗质量与安全、医技护理院感、管理与后勤，在每一个环节中，我们都采用案例追踪的方法帮助医院优化流程，提高医疗质量。

1. A组输出案例

快速反应小组是能将重症病人照顾技术带到有需要的病人床旁的跨学科团队，简单地说，快速反应小组的目的是将ICU抢救技术用到没住ICU的、有需要的病人床旁。

在临床上，病人照顾的质量与病人安全有很大的差异，表现出医院死亡率的差异，有三个主要因素导致这种差异：诊疗计划的失败（包括病人诊断、治疗未按预定计划完成，或治疗目标没有达到）、沟通失败（病人与员工、员工与员工、护士与医生等）、没有识别病情的突然变化。这些因素导致病人的抢救失败。建立快速反应机制，就是通过识别病人的不稳定情况，预防不必要的病人死亡。

以漯河市中心医院快速反应小组为例，如果病人情况评估确定达到RRT启动标准，则针对不同性质病人联系不同的快速反应小组，如儿童患者，科室值班人员联系NICU/PICU护士站；成人患者，科室值班人员联系ICU护士站，结合医院应急代码的使用情况，报告所在楼号具体楼层病区发生了绿色应急事件，RRT值班成员应10分钟内到达现场，对病人进行初步评估，如果发生病情迅速恶化的情况则采取必要的干预措施，与专科医生一起讨论决定病人下一步诊疗计划及去向，及时与家属沟通，向其讲解病情。

2. B组输出案例

星级医院评价标准是一套实操性强、架构全面的标准，既借鉴行业各认证标准的先进理念，又注重与我国医疗实践的现状相结合，追求质量与成本的平衡，鼓励医院在充分理解标准设置的本意的前提下，以自身所拥有的资源为基础，以创造性的手段推进改进活动，使医院能够以相对经济的方式达到高要求的标准，在缩短与国际医院管理水平之间的差距的同时，又不会给医院形成难以承受的负担。我国近年来经济得到了长足的发展，但总体来讲，仍然是底子薄、基础差，卫生事业经费与先进发达国家之间还有较大差距，加上我国是一个人口大国，人均卫生事业经费更相形见绌。如何利用好医院每一分一毫的投入，以期产生更大医疗收益，是每一个医院管理者孜孜以求的。正因如此，星级医院评价在医院管理实践中坚持的质量成本平衡原则得到了医院管理者们的一致认可。

在参加正式认证的医院里，认证官们往往会发现一些创造性的亮点，比如，医院的抢救车的创造性改造。抢救车是星级医院评价标准重点关注的一个点，反映了医院对于急危重症患者的应急救助能力，但是在很多模拟认证的现场，会发现各医院的抢救车存在诸多问题，比如抢救车过于老旧不能安装除颤仪，不能挂装小氧气瓶，不能使用便于快速开启的一次性密码锁，内部空间设计不合理不利于物品分类摆放、快速取用。如果选择购置最新设计的抢救车固然可以满足标准的要求，达到抢救车标准配置规范管理的目的，但是对于医院来说是一笔不小的开支。某医院参加星级医院评价时就遇到了这个问题，但是它们既没有质疑标准要求过高而停步不前，也没有直接申请经费大批置换，而是通过医院的临床部门与后勤部门进行现场沟通，反复论证，最后由后勤部门在充分理解临床需求的情况下手工改造抢救车，使之完全符合抢救车管理的最新理念，经济实惠，坚固耐用，既保障了临床需求，达到了星级医院评价的要求，又为医院节省了一大笔开支，还为医院的后勤管理打开了新思路。

再比如血液透析所用的透析器的回收问题就难倒了不少医护人员，为了防止透析器回收后进入非法途径再利用，标准建议：“医护人员在透析器回收之前要做毁形处理。”但是，多数医护人员反映这个建议难以执行，认为破坏透析器会带来院感风险，且透析器本身较为坚韧，难以在不使用暴力破坏的前提下达到明显形变的效果。对于这一问题，某参加星级医院评价的医院在反复尝试多种方法后应用了塑料热熔器来进行毁形处理，操作简便快捷，透析器整体保持完好，避免了医院感染风险，处理过程不占用单独空间，该方法一经推广，便得到了各医院同行的认可。

类似的创新性改进还有很多，星级医院评价的认证官总是力求在认证辅导阶段充分解读标准，让医院各级管理者准确理解标准设置意图、需要达到的目的以及给医患双方带来的收益，鼓励医院充分利用自身资源，人尽其才，物尽其用，在不做过多投入的情况下，达到现有条件下可以给予患者的最优照护，而最终进入正式认证的医院也往往能够给现场认证官带来惊喜，在完成自身的持续改进的同时，也为行业管理带来“创新”，促进行业共同进步。

3. C组输出案例

（1）结果导向：相对于国内三甲评审的“精细化”标准，星级医院评价的标准是“粗线条的”，星级医院评价的标准更多给出了所要达到的效果或者要求，而并不给出具体的实现路径，医院可以根据自身现有的资源配置及实际情况灵活给出解决方案，比如在星级医院评价标准管理模块——“M. 6. 2 人身财产安全：‘医院有防止婴幼儿被盗被拐的管理措施’”，至于相关措施是怎样的，是实行门禁管理，还是采用婴儿防盗软件，星级医院评价标准并不强制要求。在现场认证过程中，认证官会衡量医院现有的解决方案是否可以达到防止婴幼儿被盗的效果，而并不在意其具体形式。之所以如此，主要是因为考虑到不同医院的现实情况千差万别，如果采用标准化的建议，并不符合医院实际，同时这种结果导向的考核方式也有利于医院发挥自主创新的主动性，有利于医院改进和完善管理机制，提升管理效果。

（2）服务导向：相对于国内三级医院评审和JCI认证，星级医院评价是服务导向的，也就是说，星级医院评价的过程既是对医院的检查和考核的过程，同时也是对医院辅导的过程，现场的认证官并不仅拘泥于医院相关工作做得对与不对，或者好与不好，而更多的是在发现问题的基础上，与医院一起去探讨如何保障相关工作的有效开展。

（3）患者导向：星级医院评价现场的检查和认证并不在意医院的建筑是

否新旧、设备设施是否先进，而更在意医院的相关流程和操作是否有利于保障患者就医的安全及便利，患者导向是星级医院评价工作的出发点和落脚点。比如在对门诊流程的追踪过程中，认证官不仅以检查员的身份进行相关工作的认证，还以患者的身份体验从进入医院大门停车到挂号，再到候诊、就诊、检查全流程的服务，在过程中进行检查，在模拟体验中进行评价。

四　综合考评

相对于国内熟知的三级医院评审标准——按门类进行检查，即按照医务、护理、院感等检查，星级医院评价的认证评审方式是综合性的，即认证官在检查一个点的时候并非只查看相关功能区域的工作是否落实到位，还会查看功能区域内其他部门的工作是否到位。以点带面，把每一个功能区域看成一个小生态系统，对其进行综合考评是星级医院评价的特点，也是我们对认证官的要求，星级医院评价开展之初就希望通过认证帮助医院实现“以评促建”的目的，助力保障患者安全，提升医疗服务质量。

参考文献

[1] 庄一强、曾益新主编《中国医院竞争力报告（2016）》，社会科学文献出版社，2016。
[2] 庄一强、曾益新主编《中国医院竞争力报告（2017）》，社会科学文献出版社，2017。
[3] 庄一强主编《中国医院竞争力报告（2017～2018）》，社会科学文献出版社，2018。

认 证 篇

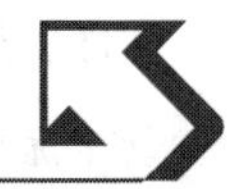

Accreditation Reports

B.6
医院评审评价的政策环境与发展

张振清　庄一强*

摘　要： 医院评审是国际通用的医院评价形式和监管手段。回顾国内外医院评审评价历史，其发展与政策环境相关。1989 年开始，由政府主导的中国医院评审经历了两个周期的实践总结，其政策导向正在向政府引导的第三方医院评审评价转变。

关键词： 医院　评审　政策

医院评审是指医院根据国家或第三方评审组织发布的评审办法和评审标准，持续改进医院工作，并通过外部专家对其是否达到既定的标准水平进行评价和认定的过程。

---

* 张振清，医院评审评价专家；庄一强，艾力彼医院管理研究中心主任。

一 国际医院评审评价的发展与政策环境

国际上，医院评审始于19世纪末，经过100多年的发展，目前已经成为国际通用的医院评价形式和监管手段。一般认为，1895年美国外科医师Codman提出的“最终结果的想法”是医院评审的起源。1917年美国外科医师协会（ACS）由21个专家组建了医院评审委员会，制定了《医院最低标准》，并根据标准进行试评审，开创了医院评审的先河。1919年公布的首次评审的692家医院中，达标的只有89家，达标率仅为12.9%，评审结果震惊医学界，《医院最低标准》作为医院标准化项目正式向社会推出，随着评审活动的开展，医院的评审达标率迅速上升，100张床位以上医院的评审达标率从1920年的29%上升到1921年的76%和1922年的83%。医院评审成效显著，得到医院和社会的认可。这阶段的医院评审没有政府的介入，仅限于美国外科医师协会的行业自律行为，同时评审结果的公布形成的社会评价也给医院增加了自律的压力。

1946年美国国会通过了Hill-Burton法案，政府为医院建设提供资金支持，同时附带的条件就是医院必须通过ACS的评审。这从政府的政策上支持了医院评审工作。1951年美国医院评审联合委员会成立，作为专业的医院评审组织，该组织积极扩大医院评审范围，鼓励内科加入评审工作，进一步推动了全行业的医疗服务质量和服务效率的提高。随着医院评审的发展，医院评审信誉度进一步提高，保险业逐步将医院评审结果作为保险支付的条件。1965年，美国社会保险法案将通过美国医院评审联合委员会的评审作为成为65岁以上老年人口以及贫困人口保险定点医院的条件，虽然通过州政府认证也可获得保险定点医院资格，但是绝大多数医院选择了美国医院评审联合委员会的评审。其评审理念和方法得到政府、社会和医疗行业的认可。1991年美国国家品质保证委员会（The National Committee for Quality Assurance，NCQA）作为一个独立的非营利性组织开始开展医院评审工作。

20世纪90年代以来，医院评审在全球蓬勃发展，各个国家和地区相继

开展医院评审活动，在这一大趋势下，1997 年美国医院评审联合委员会成立了美国医疗机构评审联合委员会国际部（Joint Commission International，JCI），直接将医院评审推向全球。我国祈福医院是最早取得 JCI 认证的民营医院。

医院评审成为国际医院管理的共识，许多国家建立了医院评审评价组织，开展医院评审评价工作。1958 年加拿大健康服务评审委员会（Canadian Council on Health Services Accreditation，CCHSA）开展医院评审工作。澳大利亚医疗服务标准委员会（Australian Council on Healthcare Standards，ACHS）是澳大利亚最具影响力的医疗机构评审组织，于 2011 年颁布《卫生服务安全和质量国家标准》并于次年实施。在英国，国王基金发展成为健康质量服务机构（Health Quality Service，HQS），医疗保健委员会发展成为“医疗质量委员会”（Care quality commission，CQC），该组织和苏格兰临床标准委员会（Clinical Standards Board，CSB）都是具有影响力的医疗机构和医疗质量评价组织。德国医疗透明管理制度与标准委员会（Kooperation für Transparenz und QualitätimGesundheitswesen，KTQ）通过授权认证公司开展医疗机构评审。法国医疗健康署（Haute Autorité de santé，HAS）、荷兰医院评审机构（Netherlands Institute for Accreditation of Hospitals，NIAZ）、波兰国家健康保健质量评定中心（National Centre for Quality Assessment in Health Care，NCQA）、挪威船级社 DNV GL 商业保险（DNV GL Business Assurance）、日本医疗机能评价机构（Japan Council for Quality Health Care，JCQHC）、泰国医院质量改进与认证研究所（Healthcare Accreditation Institute，HAI）、南非健康服务评审会（Council on Health Service Accreditation for South Africa，COHSASA）等都是各国开展医疗机构评审的组织。医院评审成为医院自律和政府、社会监管的重要抓手。

国际医疗品质协会（The International Society for Quality in Health Care，ISQua）作为世界卫生组织最为重要的合作伙伴之一，主要在外部评审机构（External Evaluation Organisations）、卫生及社会保健评审标准（Healthcare and Socialcare Standards）、评审员培训计划（Surveyor Training Programmes）

三大领域分别开展认证，从而促进国际医疗机构评审的健康发展，被认为是对医院评审的评审，其对医院评审的规范化、标准化和提高医院评审能力起到了积极的推进作用。我国台湾地区医策会以其国际视野的角度开展的医院评鉴工作获得国际认可，在亚洲第一个获得三项认证。

国际上第三方医院评审组织之所以能够持续发展，最重要的原因是自身建设不断完善，尤其在国际医疗品质协会的推动下，医院评审组织建设不断得到加强、医院评审标准不断得到改进、医院评审员培训与管理水平不断得到提高，质量安全的持续改进理念和以病人为中心的服务理念不断得到发展，评审员与培训师对标准的理解和掌握不断深化，评价标准共识的取得和评价方法的不断进步为同质化评审评价打下了良好基础。评审质量的不断提高，获得医院、行业、社会和政府的认可，医院评审结果利用范围不断扩大，政府部门和保险机构采信医疗机构评审结果，反过来进一步提高了医院评审的影响力，支持了医院评审工作，从而形成了良性循环，使医院评审工作获得较好的生存环境和政策环境，保持了较好的发展趋势。

二　我国医院评审的政策环境与未来发展

（一）第一周期医院评审

1989 年 11 月 29 日，卫生部发布《医院分级管理办法（试行草案）》，明确提出，建立医院评审制度，根据医院的功能、任务、设施条件、技术建设、医疗服务质量和科学管理的综合水平，对医院实行分级管理，同时《综合医院分级管理标准（试行草案）》发布，自此我国从国家层面正式开始医院评审。

《医院分级管理办法（试行草案）》对医院评审做了明确规定。一是按医院功能和任务的不同把医院分为三级十等，其中，一级医院是“直接向一定人口的社区提供预防、医疗、保健、康复服务的基层医院、卫生院”。

二级医院是“向多个社区提供综合医疗卫生服务和承担一定教学、科研任务的地区性医院”。三级医院是“向几个地区提供高水平专科性医疗卫生服务和执行高等教学、科研任务的区域性以上的医院”。各级医院经过评审分为甲、乙、丙三等，三级医院加设特等。二是明确提出了医院评审由政府主导，分级建立“医院评审委员会”，独立从事医院评审工作。三是实施分级评审，卫生部评审委员会负责三级特等医院评审，省级相关部门负责二、三级医院评审，地（市）级相关部门负责一级医院评审的三级评审组织架构。四是医院评审程序为“自查申报、资格评审、考核检查、评审结论、审批”和复审申请。五是医院评审周期为三年。六是根据评审结果对医院实行分级收费，同时要求对存在较多问题的医院应提出限期改正的意见或对其重新评审，对连续三年不申报评审或不符合基本标准的医院，一律列为等外医院，由同级卫生行政部门加强管理并根据情况，予以整顿乃至停业。

1994 年 2 月 26 日国务院颁布《医疗机构管理条例》（以下简称《条例》）。《条例》第四十一条规定，国家实行医疗机构评审制度，由专家组成的评审委员会按照医疗机构评审办法和评审标准，对医疗机构的执业活动、医疗服务质量等进行综合评价。随后于 1994 年 8 月 29 日卫生部颁布《医疗机构管理条例实施细则》（以下简称《实施细则》）。《实施细则》进一步明确，国家实行医疗机构评审制度，对医疗机构的基本标准、服务质量、技术水平、管理水平等进行综合评价。这是在总结了自《医院分级管理办法（试行草案）》实施后，以法规的形式确立了医疗机构评审制度的法律地位。

1991 年卫生部医院评审委员会成立。1994 年卫生部公布《医疗机构评审委员会章程》。1994 年卫生部发布《医疗机构基本标准（试行）》。1995 年卫生部发布《医疗机构评审办法》。自此，医院评审进入快车道，我国第一周期医院评审全面展开。

第一周期医院评审实行国家主导制度。《医疗机构管理条例》明确指出，医疗机构评审办法和评审标准由国务院卫生行政部门制定，县级以上地方人民政府卫生行政部门负责组织本行政区域医疗机构评审委员会。医疗机构评审委员会由医院管理、医学教育、医疗、医技、护理和财务等有关专家组成。评审委员会成员由县级以上地方人民政府卫生行政部门聘任。县级以上地方人民政府卫生行政部门根据评审委员会的评审意见，对达到评审标准的医疗机构，发给评审合格证书；对未达到评审标准的医疗机构，提出处理意见。

由于第一周期医院评审由政府主导和行政强制，因此未通过评审将面临“整顿乃至停业”的后果，同时评审结果与医院等次和收费挂钩，医院的积极性得到充分调动，全国各级各类医院全力投入医院评审工作中。至 1998 年 8 月，全国 1/4 以上医院完成了评审工作，共评出 558 所三级医院，3100 所二级医院，14050 所一级医院。

第一周期医院评审取得阶段性成效。医院评审促进了医院基本建设和质量管理水平提高，加强了行风建设，推动了医院管理标准化、规范化、科学化，增强了医院凝聚力。

但是，由于第一周期医院评审时我国医院处于“文革”后的复苏阶段，加上医院评审政策导向与医院生存发展挂钩，医院产生急功近利的思想，最终形成了运动式的评审，发生了浮夸、弄虚作假、形式主义、争等上级等现象，出现了评审时轰轰烈烈、评审后明显滑坡的现象。《我国医院评审工作研究报告》问卷调查结果显示，出现浮夸、弄虚作假现象占 62%，形式主义、劳民伤财现象占 59. 1%，盲目争购高档设备现象占 54. 4%，评审后滑坡现象占 42. 7%。

1998 年 8 月，卫生部《关于医院评审工作的通知》下发，要求各地实事求是认真总结经验，肯定成绩，切实纠正错误，我国第一周期医院评审结束。

（二）第二周期医院评审

第一周期医院评审暂停后，我国相继出台了《医院管理评价指南》（2005 年）、《医院管理评价指南》（2008 年），开展了医院管理年和质量万里行等活动，部分省份也启动了医院评审和复评工作，但是从国家层面尚未全面重启医院评审工作。

在医药卫生体制改革不断深化中，2009 年 3 月，中共中央、国务院发布的《关于深化医药卫生体制改革的意见》指出，要强化医疗卫生服务行为和质量监管，完善医疗卫生服务标准和质量评价体系。2011 年 4 月，卫生部印发《三级综合医院评审标准（2011 年版)》，2011 年 9 月卫生部发布《医院评审暂行办法》，2011 年 11 月，卫生部印发《三级综合医院评审标准实施细则（2011 年版)》，开启了我国第二周期的医院评审工作。

第二周期医院评审指导原则是：坚持公益，突出内涵，加强质量，保障安全；以评促建，以评促改，评建结合，重在内涵；政府主导，分级负责，社会参与，动态管理。

第二周期医院评审工作的政策导向和特点是：第一，由医疗机构评审调整为医院评审；第二，强调评审标准在由卫生部统一制定的基础上，允许省级卫生行政部门调整，但是要求“内容只增不减，标准只升不降”；第三，全面借鉴国际医院评审经验，质量安全、以病人为中心和持续改进的理念成为主题，体现“软件硬，硬件软”的设计要求；第四，引进了 PDCA 理念、循迹追踪方法等科学评价理念，明确了书面评价、信息评价、现场评价和社会评价的多元化、多角度、多维度的评价模式；第五，调整医院评审周期为 4 年；第六，评审结论分为甲等、乙等、不合格，取消了第一周期的丙等和特等。

医院评审从第一周期到第二周期经历了比较漫长的时间，其间全国的医院发生了巨大变化，许多县域医院服务人口迅速增加甚至有数百万人，医院开放床位迅速扩张甚至在 1000 张床以上，医疗管理政策和医院发展又往往与医院级别紧密相关，如医疗技术准入、装备准入、科研资源和人才平台等。医院积压了多年的争级上等的活力全面释放，加上部分地区政府因政绩需要的行政介入，以及卫生行政部门准备不足，部分地区医院评审出现了“一哄而上”的苗头，医院建设出现了盲目扩张的状况。为此卫生部医管司组织了三级医院评审工作的复核抽查，卫生部办公厅于 2012 年 6 月下发《关于规范医院评审工作的通知》，要求各地认真总结经验，防止出现争级上等现象，严格评审质量控制，开展自查自纠，维护评审工作严肃性。对当前的医院评审工作要求“地方各级卫生行政部门要对 2011 年 1 月 1 日前通过评审的二级以上（含二级）医院，必须以卫生部医院评审标准及其实施细则进行复核评审。三级甲等医院的复核评审结果必须报我部核准。在复核评审工作完成前，各地不得开展规划新增三级医院的评审工作。开展 2011 年以来新增三级医院的评审‘回头看’。对 2010 年 12 月 31 日后评审新增的三级医院，省级卫生行政部门不得发给三级医院等级证书和等级标识，已发给的要立即收回”。至第二周期医院评审开展后，面对医院评审出现的不同看法，加上部分医院对第二周期医院评审理念和标准理解不够，原计划开展的部属优质医院的评审工作暂时搁置，全国的医院评审转入由各省、自治区、直辖市卫生行政部门根据该省份的具体情况统筹安排。

（三）改革行进中的医院评审

2016 年，国务院开始实施“简政放权、放管结合、优化服务”改革。2017 年 9 月，随着国务院印发《关于取消一批行政许可事项的决定》（以下简称《决定》），其中第 20 项即决定取消国家卫计委三级医院评审结果的复核与评价，要求取消审批后，国家卫计委通过以下措施加强事中事后监管。①制定医疗机构评审办法和评审标准。②评审委员会要逐步去行政化，政府官员不得在评审委员会中兼职任职，政府部门不得干涉评审委员会工作。③对评审委员会的评审实施监督，严肃查处违法违规行为。

国务院“放管服”改革的推进，实质上逐步明确了医院评审的政策走向，在医院评审上，政府主要负责医疗机构评审办法和评审标准的制定和对评审工作的监督，评审工作则应由评审委员会独立行使。政府的角色从评审主体转变为规则制定者和监管者，将“裁判员”的角色让渡给第三方，为第三方评价机构开展医院评审提供了政策支持。

第三方评价机构开展医院评审是国际上通用的做法。国家通过“放管服”改革正逐步推进制定第三方医院评审评价政策。卫生部制定的《医院评审暂行办法》已经明确指出，评审组织可以由卫生行政部门组建或是受

卫生行政部门委托的适宜第三方机构。国务院办公厅《关于建立现代医院管理制度的指导意见》要求加强社会监督和行业自律。改革完善医疗质量、技术、安全和服务评估认证制度。探索建立第三方评价机制。国务院办公厅《关于城市公立医院综合改革试点的指导意见》要求探索对公立医院进行第三方专业机构评价，强化社会监督。中共中央、国务院于2016年10月印发的《“健康中国2030”规划纲要》提出，支持发展第三方医疗服务评价、健康管理服务评价，以及健康市场调查和咨询服务。国务院《关于加强质量认证体系建设促进全面质量管理的意见》要求转变政府质量治理方式，引入第三方质量治理机制。我国开展第三方医院评审评价的政策环境正逐步优化，第三方医院评审评价活动正逐步展开，评价水平正逐步提高，评价结果正逐步具备公信力。随着政府管理模式的转变，政府在医院评审评价的作用可能由主导向主导与引导并重转变，重点转向事中事后监管，形成一个多方参与的综合监管体系。

目前我国第三方医院评审评价组织主要有卫生行政部门主导或者委托的医院评价机构、医院管理研究机构、行业组织的医院评价机构、境外的医院评价机构等。

国家卫健委直属的医疗管理服务指导中心的主要职责有“对各地医疗机构评价和巡查工作提供技术指导和咨询服务”“组织对医疗机构实施情况进行监测评估”。

行业协会开展医院评审评价工作是政府加强行业自律和监督管理的重要平台。中国医院协会开展的“百姓放心医院”评价、中国医院协会民营医院分会开展的“诚信医院”评价、中国非公医疗机构协会开展的“诚信与能力”的双评认证都取得良好的成效，具有一定的影响力。

各省、自治区、直辖市的卫生行政部门开展的医院评审评价活动则各有不同，有的通过把质量控制中心作为主体开展评价，有的则成立医管中心或第三方评价组织，第三方评价组织多依托当地的医院协会筹建，如上海市医院综合评价（评审）中心由原上海市卫生局委托上海市医院协会于2009年组建。海南省医疗管理服务指导中心为原海南省卫计委直属单位，主导开展相关评审评价工作。云南省则委托云南省医院协会与云南医疗评价信息咨询有限公司开展相关评价工作。

部分高校和省级的医院管理研究所也开展了医院管理相关评价，如中国医学科学院医院信息研究所开展的“中国医院科技影响力排行榜”、复旦大学医院管理研究所开展的“中国医院排行榜”评价都是第三方医院评价活动。

香港艾力彼医院管理研究中心致力于医院管理研究和评价，其发布的中国医院竞争力排行榜具有一定的影响力，并接受部分地区卫生行政部门（深圳、珠海、厦门卫计委）等的委托，对当地的医院管理情况进行排名和综合评价，得到社会、卫生行政部门和医院的认可。艾力彼还参照 JCI 认证和 HIMSS 认证，结合国内的实际情况，推出艾力彼星级医院评价（2018 年 8 月底已有 63 家医院）、艾力彼 HIC 评价（预计 2018 年底约有 20 家医院）。

国际上医院评价组织也先后进入我国开展相关的医院管理和质量安全评价工作。国际标准化组织开展的 ISO 9001 质量管理认证是最早进入我国医疗行业的认证活动之一，ISO 15189 医学实验室认证已经成为我国医学检验行业认可的评价活动。美国医疗机构评审联合委员会国际部（JCI）已经开展了近百家医院的认证活动。德国 KTQ、挪威 DNV 等国际认证组织也开始涉足我国的医院评审评价工作。值得注意的是，《中华人民共和国认证认可条例》规定，设立认证机构，应当经国务院认证认可监督管理部门批准，并依法取得法人资格后，方可从事批准范围内的认证活动。设立外商投资认证机构的申请、批准和登记，按照有关外商投资法律、行政法规和国家有关规定办理。境外认证机构在中华人民共和国境内设立代表机构，须经批准，并向工商行政管理部门依法办理登记手续后，方可从事与所从属机构的业务范围相关的推广活动，但不得从事认证活动。

国际上，各国医院评审工作绝大多数由非政府非营利性的社会第三方评价机构独立开展，其运行资金主要是评审服务收费和开展培训、咨询等工作的收入以及社会捐款。少数国家由独立的第三方评价机构接受政府委托开展独立医院评审，其运行资金部分来自政府的补助，如英国的医疗质量委员会。各评审评价组织收取费用悬殊。我国第一周期医院评审执行的《医疗机构评审办法》明确规定，申请评审的医疗机构应向评审委员会缴纳评审费。评审费只用于开展医疗机构评审活动的正常支出。评审委员会对医疗机构的不定期重点检查不另行收费。第二周期医院评审执行的《医院评审暂行办法》取消了缴纳评审费的规定。目前由卫生行政部门主导的直属事业单位开展的评审评价工作没有收费项目，不能收取评审费用。第三方社会机构开展的评审评价活动收费与否和收费标准则依据评审组织的具体情况自行决定。

参考文献

［1］马丽平主编《中外医院评审——研究与实践》，人民军医出版社，2014。
［2］卫生部医改司编《中国医疗管理法律法规实用全书（1978—2008）》，研究出版社，2009。
［3］董炳琨：《我国医院评审工作的过去和未来》，《中国护理管理》2004 年第 4 期，第 6 ~9 页。

B.7
艾力彼星级医院评价：国际标准的本土化实践

庄一强　刘先德　刘　莎*

摘　要： 艾力彼医院管理研究中心作为独立的第三方机构，于2015年初编制了《星级医院评价标准（2015版）》，2018年经修订推出了《星级医院评价标准（2018版）》。该标准主要包括四个模块——专业化管理（M）、医疗质量与安全（Q）、患者服务与就医体验（S）、财务管理与费用控制（F），医疗质量安全作为标准的核心内容，致力于促进医院从管理、医疗等层面提升医疗质量，改善就医体验，保障患者安全。截至2018年8月，共有63家医院进入星级医院评价执行程序。

关键词： 星级医院评价　医疗质量　患者安全　第三方评价

一　星级医院评价诞生之路

星级医院评价第一版标准编写于2015年，当时星级医院评价才刚开始。艾力彼坚信，国际标准本土化的星级医院评价会得到医院认可和接受，因为艾力彼是中国大陆为数不多的本土的第三方认证机构，艾力彼的信心来源于

---

* 庄一强，艾力彼医院管理研究中心主任；刘先德，艾力彼医院管理研究中心星级医院评价部总经理；刘莎，艾力彼医院管理研究中心认证资源部副经理。

约10年的医院排名和评价。认证标准设立的条款核心在于专业化管理、医疗质量与安全、患者服务与就医体验、财务管理与费用控制，其在提高管理效益，促进达成患者安全目标等上，与医院发展方向和需求一致。

2009年，《中共中央　国务院关于深化医药卫生体制改革的意见》中提出，发挥市场机制作用，动员社会力量参与，促进有序竞争机制的形成，提高医疗卫生运行效率、服务水平和质量，满足人民群众多层次、多样化的医疗卫生需求。2016年，《国务院深化医药卫生体制改革领导小组关于进一步推广深化医药卫生体制改革经验的若干意见》中提出，医改转向提升质量，由形成框架转向制度建设，顶层设计不断完善，而《星级医院评价标准（2015版）》也主要关注了医院的顶层设计、医疗质量提升及制度建设，恰好符合国家政策。

国内医院想要通过第三方认证方式从外部获得医院管理、医疗质量、患者服务等全方位的提升选择较少，且主要来自外国的机构，因此，建立国际标准本土化的认证体系是一个趋势。艾力彼多年来从事医院排名、评价等服务积累了大量的资源，在业内也有一定影响，为星级医院评价的顺利开展提供了有利条件。事实证明，这一决定是正确的，星级医院评价推出后市场反应热烈，加上艾力彼一贯坚持的原则——第三只眼、有一说一、数字说话，让大家对艾力彼产生信任，愿意接受艾力彼从第三方的角度对医院进行认证。

二　星级医院评价评审体系介绍

（一）国内外认证评审体系对比

无论是JCI认证还是星级医院评价与国内等级医院评审的最大区别就是，前二者的评审方皆为独立的第三方评价机构，等级医院评审由各省卫生行政部门主导。国际第三方评审标准对比见表1，国内医院评审标准特征对比见表2。

表 1　国际第三方评审标准对比

项目	德国 KTQ 评审	美国 JCI 认证	澳大利亚 ACHS 评审
时间	2002 年开始推行	1951 年成立	1974 年成立
评审标准	1. 以患者为导向 2. 以员工为导向 3. 安全 4. 信息与交流 5. 领导 6. 质量管理	1. 以患者为中心标准 2. 医疗机构管理标准	1. 服务连续性 2. 绩效改善 3. 领导与管理 4. 人力资源管理 5. 工作与环境安全性 6. 信息管理
评审方式	1. 自我评估 2. 现场调查	1. 自我评估 2. 现场调查	1. 自我评估 2. 现场调查
评审人员	1. 通过 KTQ 培训和认证 2. 在医院的医学、管理和护理等领域中具有行政职位的专家	由富有国际经验的医生、护士和管理专家组成	由经过特殊培训的医疗、护理和管理委员组成
评审结果	1. 通过与不通过 2. 总分超过 55%（即 777.15 分）为通过认证	以“完全符合、部分符合、不符合”来决定是否授予 JCI 证书	评审结果与有效期限挂钩，分为 5 年期、3 年期、1 年期及不通过
评审结果监督	各项检查的得分情况及全部的质量报告和现场调查报告，均可在 KTQ 官网上查询	评价结果与进展可在 JCI 官方网站查询，信息将保留 1 年	评审结束后公布结果，被评审机构可提出异议
评审有效期	三年	三年	视评审结果而定

表 2　国内医院评审标准特征对比

项目	我国等级医院评审	星级医院评价
时间	1989 年启动 2011 年正式启动新一轮医院评审工作	2015 年起草标准，2016 年开始认证
评审标准	1. 坚持医院公益性 2. 医院服务 3. 患者安全 4. 医疗质量安全管理与持续改进 5. 护理管理质量持续改进 6. 医院管理 7. 日常统计学评价指标	1. Management——专业化管理 2. Quality & Safety——医疗质量与安全 3. Service——患者服务与就医体验 4. Finance——财务管理与费用控制
评审方式	1. 自我评估 2. 现场调查	1. 自我评估 2. 模拟认证 3. 正式认证

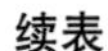
续表

项目	我国等级医院评审	星级医院评价
评审人员	兼职评审员,由官方组织从专家委员库抽选组成	专职认证官,由有医疗、护理、院感、管理等丰富从业经验的全职人员组成
评审结果	三甲、三乙、二甲、二乙、一级	五星、四星、三星、不通过
评审结果监督	1. 社会监督 2. 卫生部门评审期内不定期抽查	评审结果发布到艾力彼官方微信及官方网站,同时,设有专门的星级医院评价监督二维码,以供社会监督
评审有效期	四年	三年

（二）星级医院评价的国际标准本土化实践

面对国内外不同的评审认证体系，管理者也许纠结：我应不应该认证？应该选择什么认证体系？如果选择星级医院评价，那么能给医院带来哪些改变？在认证过程中医院需要投入多少资金，会对医院经营管理带来多大挑战？

1. 积极倡导并实践安全文化

星级医院评价标准注重以提升医疗质量为核心，保护患者安全，强调为患者提供完整、统一、优质的医疗服务，强调医院安全文化的建设与实践。“无规矩不成方圆”，医院管理者应遵循办院宗旨和发展理念，努力推行全面质量管理，始终将患者的安全与利益放在首位。积极倡导三个凡事：凡事有标准（制度及流程）、凡事有责任人（部门）、凡事有时效性。在现场认证过程中要求医院建立完整的、协调的、高效的管理体系，用标准规范医院管理程序，用标准规范医护人员的临床诊疗活动，从而保障诊疗活动规范化、流程化。通过不断的培训、演练、评估、考核、再培训，将质量与安全标准具体地导入日常工作，让质量与安全意识成为全体员工的习惯，促进医院各方面工作的持续改进。

病人安全不仅是国际标准关注的重点，也是星级医院评价标准的重要组成部分，在“Q1：病人安全”标准中明确要求“……医院病人交接/病情讨论时按照沟通标准程序 I - SBAR 原则进行”，SBAR，即 Situation——现状，

Background——背景，Assessment——评估，Recommendation——建议，该模式是标准化的交接班工具，可以规范交接班内容、流程，缩短交接班时间，同时有利于接收人员或科室医务人员全面掌握病人的病情，减少不良事件发生。

2. 建立合理的医疗服务流程，提升病人就医体验

在之前的认证中，我们的认证官发现几乎每家医院都建立了自己的服务流程，但是忽略了流程间的衔接，星级医院评价标准建立较为全面的服务流程梳理机制，促进医院各部门间的沟通协调，增强各部门协作意识，提高工作积极性和工作效率，并将其用于日常的医院管理活动中，以提升医疗服务质量，改善病人就医体检。

3. 打造医院品牌文化

通过星级医院评价标准建立的管理系统，构建安全有效的工作环境，提升员工工作幸福感及满意度；确保过硬的医疗质量和建立患者安全体系，持续改进临床诊疗流程；建立医院文化，激发员工工作积极性，转变员工意识（由被动服务转变为主动提供照看），这样能有效促进形成医院品牌效应，从根本上缓解医患关系。

星级医院评价标准中医疗风险管理工具之一是设置“应急代码”，标准要求是“代码与国际通用的标准、本地和医院的实际情况相结合，目的是促进病人安全，提高应急处理效率”。

平邑县人民医院自建立“蓝色代码——心肺复苏”，经过医院反复培训、演习、评价后，职工 CPR 理论技术能力和团队协作抢救水平得到了显著提高，2017 年 11 月至 2018 年 1 月，医院启动蓝色代码 18 次，成功抢救呼吸心跳患者 14 人。应急代码的设置，不仅规范了医院应急抢救流程，而且对于树立医院自身品牌形象都是事半功倍的，医疗风险管理、抢救应急措施有效实施都会提升人们对医院的信任度，从而促进医院打造品牌文化。

三 星级医院评价发展现状

星级医院评价标准关注医院的顶层设计、医疗质量、安全文化、服务流

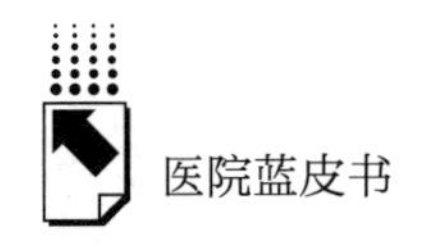

程、病人就医体验等，从2015年标准制定到现在，为了适应医疗政策的变化，最大限度覆盖医院所面临的问题，我们每三年对标准进行一次回顾与修订，从而使我们紧跟国家医疗卫生政策，将最新的医院管理要求融入标准中，同时，把认证过程中发现的薄弱环节写入，借助认证机会督促医院重新审视医院实力，完成自我提升。

星级医院评价包括四个模块——专业化管理（M）、医疗质量与安全（Q）、患者服务与就医体验（S）、财务管理与费用控制（F），共214条认证标准，1385个检查要点，采用现场追踪法和案例分析法为医院提供解决方案，认证共分为两次现场认证，一次为模拟认证，主要是参照标准为医院找出运营管理、医疗质量、医疗服务、财务管理等方面存在的问题，给予医院充分的整改时间；另一次为正式认证，由医院根据模拟认证报告整改完毕后向艾力彼提出申请，认证官依据现场检查及模拟认证整改情况对医院进行全方位评价，最终结果采取“星级”评价，并颁发相应星级的牌匾，有效期为三年。

（一）星级医院评价医院总体概况

截至2018年8月，已进入星级医院评价执行程序的医院共63家，其中，已完成认证并颁发“五星”的医院共27家，其具体情况如图1所示。63家认证服务医院性质构成如图2所示。63家认证服务医院省域分布如表3所示。

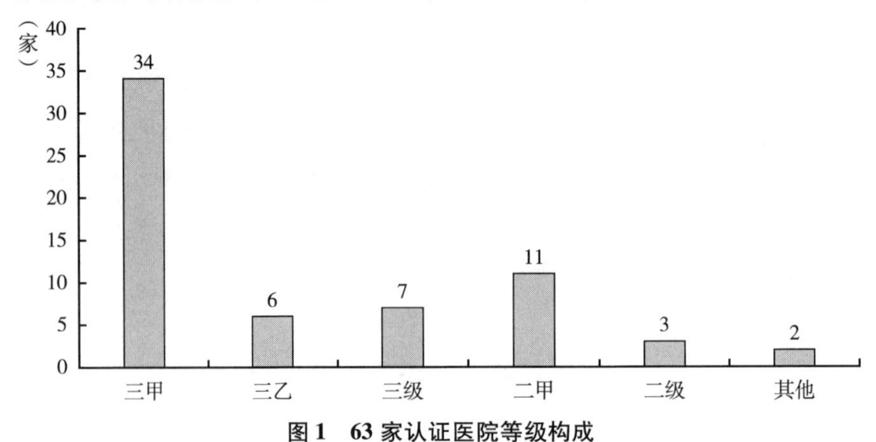

图1　63家认证医院等级构成

资料来源：艾力彼医院管理研究中心星级医院评价信息库。

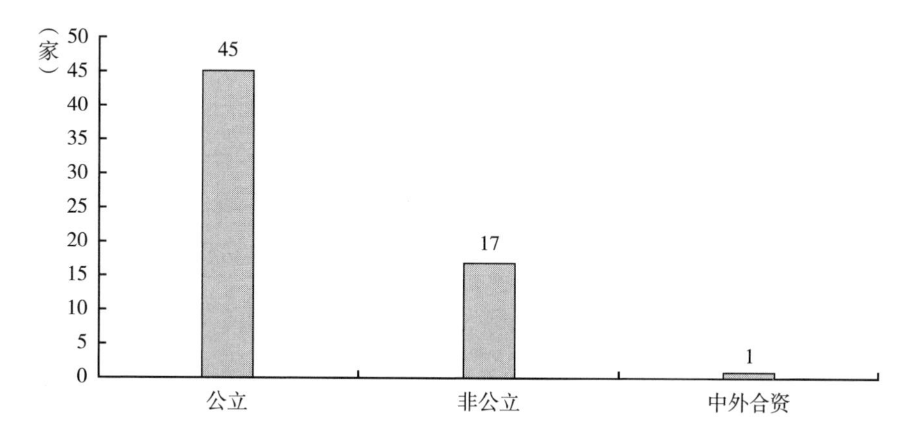

图 2　63 家认证服务医院性质构成

资料来源：艾力彼医院管理研究中心星级医院评价信息库。

表 3　63 家认证服务医院省域分布

单位：家

省域	认证医院数	省域	认证医院数
广东	14	湖南	2
福建	8	湖北	2
山东	7	安徽	1
四川	7	北京	1
浙江	5	贵州	1
陕西	4	河南	1
江苏	3	辽宁	1
广西	2	山西	1
河北	2	新疆	1

资料来源：艾力彼医院管理研究中心星级医院评价信息库。

63 家已进入星级医院评价执行程序的医院中，从医院等级看，三级及以上医院占比达到 74.60%；从医院性质来看，公立医院占比为 71.43%；从省域分布来看，广东、福建、山东、四川、浙江均有超过 5 家（包括 5 家）医院进入认证程序，从以上数据我们可以得出，目前星级医院评价医院主要集中在三级及以上医院，公立医院居多，且在经济相对发达省份，接受度更高。

（二）已通过五星认证医院情况

目前，已通过星级医院评价并授牌五星级的医院共 27 家，其主要情况如表 4 所示。

表 4　已通过五星认证医院名单

医院名称	医院等级	医院性质	艾力彼榜单（2017 届）	名次
瑞安市人民医院	三乙	公立	县级医院 100 强	1
佛山市禅城中心医院	三甲	非公立	非公立医院 100 强	1
西安长安医院	三级	中外合资	非公立医院 100 强	7
厦门莲花医院	三级	非公立	非公立医院 100 强	36
平邑县人民医院	三级	公立	县级医院 100 强	26
西安大兴医院	三级	非公立	非公立医院 101 ~200 强	150
高州市人民医院	三甲	公立	县级医院 100 强	2
新疆佳音医院	三甲（专科）	非公立	非公立医院 100 强	31
武汉市普仁医院	三级	非公立	非公立医院 100 强	9
靖江市人民医院	三乙	公立	县级医院 100 强	35
武安市第一人民医院	三级	公立	县级医院 100 强	83
德阳市人民医院	三甲	公立	地级医院 100 强	74
温州医科大学附属康宁医院	三甲	非公立	非公立医院 100 强	24
临清市人民医院	二甲	公立	县级医院 101 ~200 强	172
淮南东方医院集团总医院	三级	非公立	非公立医院 100 强	54
深圳市龙城医院	三甲（专科）	非公立	非公立医院 100 强	100
			2016 康复医院 50 强	10
诸暨市人民医院	三乙	公立	县级医院 100 强	4
珠海市人民医院	三甲	公立	地级医院 101 ~200 强	158
普宁市人民医院	三甲	公立	县级医院 100 强	14
淄博市中心医院	三甲	公立	地级医院 100 强	92
莒南县人民医院	三乙	公立	县级医院 100 强	100
南皮县人民医院	二甲	公立	县级医院 201 ~300 强	251
广州中医药大学深圳医院	三甲	公立	中医医院 101 ~500 强	—
丽水市人民医院	三甲	公立	地级医院 100 强	97
湖南省常德市第一人民医院	三甲	公立	地级医院 100 强	66
洪湖市第一人民医院	二甲	公立	县级医院 201 ~300 强	292
北大医疗鲁中医院	三甲	非公立	非公立医院 100 强	78

注：根据授牌时间先后排序。

资料来源：艾力彼医院管理研究中心星级医院评价信息库。

在27家五星医院中，从医院等级区分，三级及以上医院为24家（其中：三甲为13家，三乙为4家，三级为7家），占比为81.48%，其中，深圳市龙城医院为康复专科三甲，新疆佳音医院为妇产（生殖）专科三甲；二甲为5家。从医院性质区分，公立医院为17家，占比为62.96%，非公立医院为9家，占比为33.33%，中外合资医院为1家，占比为3.70%；从“中国医院竞争力排行榜”来看，此27家医院中“地城医院100强”为5家，“县级医院100强”为8家，“非公100强医院”为9家，“非公101～200强医院”为2家，“县级医院201～300强”为2家，“中医医院101～500强”为1家。

中国医院竞争力星级医院评价申请医院涵盖了各个层级，不论医院规模、位次，皆可参与认证。认证本身关注的核心在于医院的医疗质量、患者安全、病人就医体验等，我们希望将这一套立足中国本土现状、紧跟国际先进管理理念设置的认证体系，能够全面提升医疗管理水平，以评促建，以评促管，不断提升医院的综合竞争力，为患者提供更加优质的医疗服务。

（三）星级医院评价中发现的共性问题

1. 员工工作负荷重，思想观念转变困难

对于星级医院评价之初，认证团队听到较多的声音是“我们做了等级医院评审，为什么还要做星级医院评价”“我们工作本身就那么忙，每天看不完的病人，为什么还要占用我们的时间，逼迫我们加班做一些没有必要的事情”，诸如此类的观念对于星级医院评价的推行带来一定的阻碍，但是，在经过院方动员，加上艾力彼不断地在对医院提出问题—分析问题—解决问题过程中树立的专业形象，解开了医务人员的心结，让大家认识到星级医院评价在更大意义上是为了医院能够走上品质化道路，提升医疗质量，保障患者安全，改善就医环境，在为患者提供服务的同时也给员工创造放心、舒适的执业环境。

2. 医院负债运营，财务压力大

在我们提供星级医院评价服务的医院中，不少医院存在负债率较高的情况，以地/县300强医院为例，在艾力彼2016年统计数据中可以发现资产负债率超过50%、负债率在20%～40%的情况（见图3），因此，在我们的认证标准中专门设有“财务管理与费用控制”模块，希望能够借助认证的时间呼吁医院重视财务管理，做好预算、成本分析，合理运营，降低财务风险。

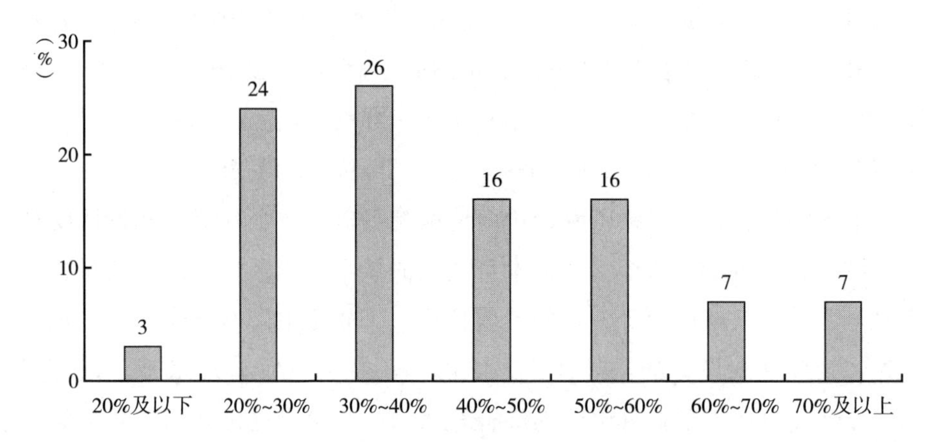

图3　2016年地/县300强医院负债情况分布

资料来源：艾力彼医院管理研究中心数据库。

3. 规模医院的“并发症”：管理乏力

公立医院规模扩张，从政策层面来说，一是财政投入不足、补偿机制不到位；二是支付与定价问题。从需求来说，人口总量增多，人口老龄化加剧都会导致需求量增大。从社会评价来说，对于非医疗行业的“外行人”来说，医院体量往往被作为就医的考量因素之一，因此，随着医改的深入，医院为了增强影响力，不断扩大规模，但是，规模过大带来的不仅是医疗质量和安全问题，也对医院管理提出了莫大挑战。

在认证过程中，我们发现医院管理者常出现有心无力的情况，即管理者或科主任知道哪个环节可能出现问题，但是迫于诊疗量大、任务重或者不知从何下手，只能得过且过，对于现代医院管理意识不足、不善于运用管理工具对问题进行分析是目前管理中存在的普遍问题，因此，在星级医院评价标准中，我们希望借助认证条款帮助医院从制度上规范医疗服务行为，从流程上简化就医环节，从工具上做好问题分析，通过认证，帮助医院实现质的飞跃。

四　总结

星级医院评价作为国际标准本土化的独立第三方医院认证体系，不仅有艾力彼多年的排名数据作为支撑，同时，标准本身也覆盖了管理、医疗、护理、院感、后勤等方面，能够帮助医院重新审视自己，与国际标准对标，找出短板，对症下药。“以患者为中心”是现代医学的发展模式，也是艾力彼星级医院评价的目标，提升医疗质量、降低医疗风险、保障患者安全是星级医院评价的初衷和努力的方向。

参考文献

[1] 俞国培等：《对构建中国第三方医院评审机构的思考和建议》，《中国医院管理》2014 年第 1 期，第 28 ~ 31 页。

[2] 冉利梅等：《德国医院透明管理制度与标准解读》，《中国医院管理》2013 年第 4 期，第 14 ~ 16 页。

[3] 易永红等：《德国医院评审与我国新一轮等级医院评审比较》，《护理管理杂志》2014 年第 2 期，第 109 ~ 111 页。

[4]《应急代码的应用》，平邑县人民医院。

[5] 庄一强、王兴琳等主编《分级诊疗标杆：地级、县级医院运营分析》，载《中国医院竞争力报告（2017 ~ 2018）》，社会科学文献出版社，2018，第 135 ~ 164 页。

[6] 庄一强、曾益新主编《中国医院竞争力报告（2017）》，社会科学文献出版社，2017。

[7] 庄一强、曾益新主编《中国医院竞争力报告（2016）》，社会科学文献出版社，2016。

B.8
星级医院实践：应急代码的应用与效果

杨志国*

摘　要： 随着社会环境的快速变化及医疗卫生事业的快速发展，医院各类应急突发事件也出现了快速增长的趋势。当应急事件发生时，如何迅速有效地处理和控制事件，防止事件蔓延或引起连锁事故，尽量降低对人员、财产及环境的影响，越来越成为考验医院管理者管理水平的突出问题。本报告对各类潜在的应急事件进行了全面的梳理分析，总结了山东省平邑县人民医院实践应急代码的效果，即实现结果改进和效率提升。

关键词： 应急代码　星级医院评价　医院管理　快速反应小组

医院于2017年8月启动了星级医院评价评审工作。经过认证专家的悉心指导及对认证标准的深入解读，我们终于找到了医院应急处置能力不足的症结所在，那就是当面对突发应急事件时，人员反应迟缓、部门间配合缺乏、设施设备配备不足、应急处置知识严重不足。针对以上问题，医院对各类潜在的应急事件进行了全面的梳理分析，并针对给医院及患者造成严重不良后果的前五位应急事件制定了应急代码，规范优化了事件处置的各个环节，从而使处置能力得到了极大的提升。本报告总结了山东省平邑县人民医院实践应急代码的效果，即实现结果改进和效率提升。

---

* 杨志国，山东省平邑县人民医院院长。

蓝色代码——心肺复苏

心脏骤停（CA）是指由各种原因引起的心脏突然停止跳动，有效泵血功能消失，引起全身严重缺氧、缺血。临床表现为扪不到大动脉搏动和心音消失；继之意识丧失，呼吸停止，瞳孔散大，若不及时抢救可引起死亡。心肺复苏（CPR）是针对呼吸、心跳停止的患者所采取的急救措施，即用心脏按压或其他方法形成暂时的人工循环，恢复心脏自主搏动和血液循环，用人工呼吸代替自主呼吸，达到恢复苏醒和抢救生命的目的。心肺复苏是抢救CA的基础，高质量CPR可显著改善患者的结局。院内现场心肺复苏成功率直接体现了医院急诊急救水平，同时还反映了医院管理、团队合作和应急处置能力。为提高心脏骤停抢救成功率，我院建立了心肺复苏蓝色代码。

一、蓝色代码的概念

由医、护、麻醉、重症医学、药剂及后勤保障等训练有素的多科人员组成的急救团队，在医院内部发生心脏骤停事件时，及时共同响应、积极协调配合的一种应急机制，旨在充分发挥医院内部有效的抢救力量，及时获取抢救设备及药品，缩短抢救时间，提高心肺复苏的成功率。与目前国内状况不同的是：首先，增加了预先设定的临近科室的医护人员，在启动代码后，他们同时携带除颤仪等急救设备到场，参与抢救；其次，增加了应急广播，应到抢救人员在3～5分钟同时抢救，并按照预先设定的角色，协调配合，提高了效率。

二、建立蓝色代码，打造高效的CPR团队

1. 团队人员的构成：可能发生心脏骤停事件的区域值班医护人员、到达距离最近的临床及医技科室（可以是对面科室，也可以是临近科室）人员、麻醉医生、重症监护室人员、应急广播人员等。

2. 团队人员的角色和作用：①事件所在区域值班医护人员识别呼吸心跳骤停，即刻给予初级心肺复苏，呼叫应急广播中心；②按照预先规定对最近科室的值班人员、麻醉值班人员、重症监护室值班人员等所在区域

进行呼叫，这些救援力量到达后，与分管医生，共同沟通病情；③临近科室的值班医护人员协助胸外按压、胸外电除颤、人工呼吸、建立静脉通道、吸氧等；④麻醉及重症监护医师进行气管插管、利用呼吸机进行辅助呼吸等。

三、加强抢救车内药品、器械及除颤仪的统一配备，合理分布，实现及时获取

1. 梳理抢救车内物品，全部调整为心肺复苏抢救用药，并配备全麻包、气管导管等抢救物品。儿童用抢救车上统一张贴有年龄、体重和抢救药品用量、气管插管深度的对照表。

2. 抢救车放置统一型号的除颤仪，24 小时充电备用。

3. 优化除颤仪布局，确保无除颤仪的科室能在 3 分钟内获取。

四、加强培训，提高医务人员的 CPR 操作能力

1. 通过培训使全院全员掌握初级心肺复苏技术；急诊、重症医学科、麻醉科、新生儿科等重点科室医护人员应熟练掌握气管插管等高级心肺复苏技术。

2. 医护人员应熟练掌握应急代码的启动程序。

3. 应急广播人员应熟练掌握代码的用法及广播的范围。

五、制定演练脚本，广泛开展模拟演练，提高各部门协作配合能力

1. 通过演练，发现脚本不足，及时改进脚本。

2. 反复检验抢救设备、药品获取的及时性，做到正确使用。

3. 通过演练，检验抢救楼层分区的合理性。

蓝色代码建立前后心肺复苏实施情况比较见表 1。

表 1　蓝色代码建立前后心肺复苏实施情况比较

项目	具体内容	星级医院评价前	星级医院评价后
人员配备	参加抢救人员数量	2～4 名	6～8 名
	人员分工	不明确	明确
	相关科室人员参与	无	有
	插管人员参与	不及时	及时

续表

项目	具体内容	星级医院评价前	星级医院评价后
设备管理	抢救车配置	不规范	规范
	监护仪型号	不统一	统一
	除颤仪分布	混乱	明确
制度、流程		不完善	完善
非临床区域抢救配合		不协调	协调
应急代码体系		未建立	建立
CPR 学习培训		不完善	完善
CPR 演练		不到位	到位

综上所述，蓝色代码的启动并不是一项单一工作，需要多个环节的保障。经过以上努力，我院职工 CPR 理论技术能力显著提高，团队协作抢救水平明显提升，2017 年 11 月至 2018 年 11 月，医院启动蓝色代码 18 次，成功抢救呼吸心跳患者 14 人。现举 2 个具体事例。① 2018 年 5 月 8 日 8：10，患者高某某，男，55 岁，因阵发性咽痛 1 周来我院耳鼻喉科就诊。接诊医师经详细询问病史后高度怀疑其患心脏疾病，遂建议患者到心血管内科进一步诊治，正在这时患者突发意识丧失，经检查判定患者呼吸心跳骤停，科室医护人员迅速反应，在建立静脉通道并进行胸外心脏按压的同时，立即拨打院内应急电话并启动蓝色代码。在不到 5 分钟的时间内，相邻各科室、心血管内科及麻醉科、重症医学科医护人员迅速到位，分工协作，经 10 余分钟的紧张施救，患者病情恢复平稳。为进一步治疗，将患者运送到导管室，行急症心脏造影术，并放置心脏支架，后其入住心血管内科病房做进一步康复治疗。②2018 年 5 月 12 日 7：55，患者马某某，男，65 岁，乘车来我院就诊，当患者走到医院门诊楼前时，突然倒地，意识丧失。就在此时，检验科一名职工恰巧路过，在紧急检查后，判断患者呼吸心跳骤停，为争取抢救时机，该职工当即跪地为其进行胸外心脏按压、人工呼吸，同时让总服务台启动蓝色代码。1 分钟后，急诊科医护人员赶到，将患者迅速转移到急诊监护室，心电监护显示急性心梗并室颤，在给予持续心脏按压、2 次除颤及应用抗心律失常药物等急救措施后，患者症状稍有缓解。经心血管内科专家会诊后决定

直接将患者送入导管室行急诊冠脉造影及 PCI 术。在成功植入了冠脉支架后，患者病情趋于稳定，后入住心血管内科病房进一步康复治疗。

绿色代码——病情早期变化预警快速反应小组

国内外研究证实，发生呼吸、心跳骤停的住院患者中，约 85% 的患者在病情恶化、呼吸心跳骤停前 8 小时，可观察到一些不良的细微征兆。如果医护人员能够及早发现、处理这些有早期预警意义的不良征兆，就将延缓和阻止病情的恶化，为患者的救治提供契机。

为此，医院建立病情早期变化预警系统（Rapid Respond System，RRS），成立快速反应小组（Rapid Respond Team，RRT），将快速反应小组的启动确立为绿色代码，通过提高护理人员对病情早期变化的识别能力，及时启动绿色代码，运用 I-SBAR 标准化沟通准确传递信息，形成以患者为中心的危重患者抢救团队，从而降低普通病房住院患者呼吸心跳骤停发生率、转入 ICU 率。

一、快速反应小组概念

快速反应小组是一个将重症患者照顾技术带到有需要的患者床旁的跨学科团队，简单地说，快速反应小组的目的是将 ICU 抢救技术用到没住 ICU 病房的、有需要的患者床旁，是病情早期变化预警系统重要组成部分。

二、成立快速反应小组

分为成人快速反应小组和儿童快速反应小组。成人快速反应小组由 ICU 医护人员组成，儿童快速反应小组由 NICU 医护人员组成。遴选 ICU/NICU 医护骨干参与，确保 24 小时均有小组成员在岗。

三、病情早期变化预警系统建立

1. 病情早期变化预警系统组成：监测组、执行组

（1）监测组：全院各病区医护人员，即病情早期变化的发现者，也是绿色代码启动者。

（2）执行组：快速反应小组。

2. 病情早期变化预警标准

（1）原有症状体征明显加重或出现新症状体征。

（2）出现生命体征不稳定。

①呼吸频率

a. 成人：呼吸频率 >28 次/分或 <8 次/分。

b. 儿童：呼吸频率 >60 次/分或 <10 次/分。

②心率

a. 成人：心率 <40 次/分或 >130 次/分。

b. 儿童：心率 <60 次/分或 >200 次/分。

③血压

a. 成人：收缩压 <90mmHg 或收缩压 >140mmHg。

b. 儿童：收缩压 <70mmHg 或收缩压 >140mmHg。

c. 经皮血氧饱和度：血氧饱和度 <90%（吸氧状态下）。

d. 体温：不升 <35℃或发热 >38.5℃。

（3）出现检查或检验危急值。

3. 病情早期变化的应对策略

（1）单项异常情况，责任护士或值班护士应向主管医师或值班医师汇报，进行分析处置。将相应的分析、处置录入病历中。非该专业病情变化，经过处置后，效果不明显者，请专科医师会诊，协助处理。

（2）异常情况超过两项者，成人患者（含孕产妇）启用改良早期预警评分表（Modified Early Warning Score，MEWS）进行评估；儿童患者启用儿童早期预警评分表（Pediatric Early Warning Score，PEWS）。

①评分≤3 分：报值班医师，查找病因，对症处理，每小时评估一次。

②评分≥4 分：报告值班医师并启动绿色代码。

四、绿色代码启动程序

1. 病房：医护人员拨打消防控制室电话（内线 66110，外线 4689110），电话内容为“楼号 + 楼层 + 病区或部门 + 成人/儿童 + ××事件”。

2. 广播：消防控制室人员接到电话并记录，开启应急广播，1 分钟内在责任区域播放应急广播，播放内容为“楼号+楼层+病区或部门+成人/儿童+绿色代码”，播放3次。成人/儿童快速反应小组成员5分钟内到达相应区域。

3. 病房：病房医护人员运用I-SBAR沟通模式与快速反应小组人员进行病情沟通，共同确定治疗、护理方案。

4. 解除：发生病区确认解除应急代码时，电话通知消防控制室，消防控制室人员记录并在责任区域播放绿色代码解除广播，播放内容为“楼号+楼层+病区或部门+绿色代码解除”，播放3次。

五、病情早期变化预警系统管理

1. 当应急程序启动时，快速反应小组成员必须5分钟到达指定区域。

2. 快速反应小组成员应对患者出现的症状体征采取积极有效的应对措施，当患者病情趋于稳定，出现转科、转院、出院等情况时，快速反应小组人员及时撤离。

3. 医院每年对早期预警系统进行测试，回顾团队的作用，修订相关工作制度和流程，形成闭环管理。

六、我院绿色代码启动事件总结

我院自2017年11月建立RRS和RRT以来，截至2018年4月共启动绿色代码22次，比较RRT运行后4个月（2018年1月至4月）与2017年同期（2017年1月至4月）情况发现，普通病房住院患者呼吸心跳骤停发生率由0.89‰降至0.42‰，因患者病情变化转入ICU率由3.7%降至2.6%。改良早期预警评分见表2。儿童早期预警系统见表3。

表2　改良早期预警评分（Modified Early Warning Score，MEWS）

项目	3分	2分	1分	0分	1分	2分	3分
体温(℃)	—	≤35	35.1~36	36.1~38	38.1~38.5	≥38.6	—
呼吸(次/分)	—	≤8	—	9~14	15~20	21~29	≥30
心率(次/分)	—	≤40	41~50	51~100	101~110	111~129	≥130
收缩压(mmHg)	≤70	71~80	81~100	101~199	—	≥200	—
神志	—	—	—	清醒	对说话有反应	对痛有反应	无反应
尿量(ml/2h)	<10	<30	<45	—	—	—	

表3　儿童早期预警系统（Pediatric Early Warning Score，PEWS）

项目	0分	1分	2分	3分
意识	正常	嗜睡	易激惹	昏睡 对疼痛反应降低
心血管系统	肤色粉红或CRT 1~2s	肤色苍白或CRT 3s	肤色发灰或CRT 4s；HR较正常升高20次/分	肤色灰，皮肤湿冷或CRT≥5s；HR较正常升高30次/分或心动过缓
呼吸系统	频率正常；无吸气性凹陷	频率较正常升高10次/分，FiO_2 30%或氧流量3L/分	频率较正常升高20次/分，有吸气性凹陷，FiO_2 40%或氧流量6L/分	频率较正常减少5次/分，胸骨吸气性凹陷，呻吟，FiO_2 50%或氧流量8L/分

黑色代码——内部暴力事件

近年来，医患关系持续恶化，暴力伤医事件频频发生。医生本是受人尊重的职业，如今却成为暴力事件的受害者。医院成为“战场”，医生被认为是一种危险职业。为保护医务人员人身安全，扼制暴力事件的进一步升级，我院建立了内部暴力事件黑色代码。

一、黑色代码的概念

黑色代码为院内暴力事件应急代码，当病人或其家属、陪护者有暴力倾向有可能对医护人员造成伤害时，医护人员立即通过电话、固定式一键报警或移动式一键报警（在重点科室设置）及时报告，消防控制室用对讲机呼叫安保人员，同时利用广播在事发地附近区域播报，安保人员及邻近科室工作人员及时到场，保护医护人员人身安全，防止事态进一步恶化。

二、建立黑色代码，打造高效的救援团队

1. 团队人员的构成

包括事发科室医护人员、邻近科室工作人员、安保人员、应急广播人员、电梯工作人员等。

2. 团队人员的角色和作用

（1）事件所在区域值班医护人员通过电话（66110）、一键报警等方式通知消防控制室。

（2）应急广播人员接到电话或听到一键报警铃声后，立即通过对讲机及广播进行系统播报，1 分钟内在责任区域播放应急广播，播放内容为“×楼×层×病区或×区域，黑色代码”，播放 3 次。

（3）邻近科室工作人员听到广播后，5 分钟内迅速前往播报地点。

（4）安保人员接到通知后，5 分钟内赶到事发地点维持秩序并制止暴力事件。

（5）电梯工作人员在接到通知后，立即到指定楼层等候。

三、装备设施升级，提高救援能力

1. 全院所有科室设置固定式一键报警装置，对重点区域，例如急诊科、手术室等人员流动频繁科室设置了随身携带移动式一键报警装置，以保证事件发生时能立即通知消防控制室。

2. 进一步更新安保人员的装备，例如更新防暴工具、对讲机，对全院监控手段进行升级，更换监控高清摄像头等。

四、加强培训，提高黑色代码的熟练应用程度

1. 定期邀请专业人员对安保人员进行培训，包括设备操作、体能训练等。

2. 对全院其他人员进行相关培训，保证全员熟悉黑色代码的使用流程及各自的职责。

五、制定演练脚本，广泛开展模拟演练，提高各部门协作配合能力

通过不断演练，使事发科室、消防控制室、保卫科及电梯员工能够密切配合，保证事件发生时，各科室人员能按照应急代码流程最快到达事发现场，保护医务人员并控制事态的发展。

自黑色代码建立以来，我院门诊成功处置 1 例院内暴力事件，保护了医生的安全，防止了暴力事件的进一步升级。黑色代码的有效运作使安保人员及附近工作人员及时介入，医护人员的人身安全得到了有效的保障。但是个

别医护人员、安保人员对该应急流程还不熟练，还需加大培训力度，有些硬件设施比如安保器械还需进一步完善。

红色代码——火灾

医院是社会服务性的公共场所，具有人流密集、人群集中、人员流动的特点。门诊病人多，住院病人大都行动困难。医院在诊断、治疗过程中，使用多种易爆化学危险物品和各种电气设备以及其他明火，万一出现火灾，很容易造成伤亡。为提高对突发消防事故的快速反应及处置能力，我院建立消防红色代码。

一、红色代码的概念

红色代码为火灾事件应急代码。当事发科室发生火灾时，则立即呼叫同事，营救病人，同时拨打消防控制室电话启动红色代码，并启动灭火和应急疏散预案，相关人员迅速赶往事发地点，按照各自的职责，参与灭火行动。

二、建立红色代码，打造高效的救援团队

1. 团队人员的构成

其由事发科室工作人员、应急广播人员及消防应急小组（由安全防护救护组、通讯联络组、灭火行动组及疏散引导组）等组成。

2. 团队人员的角色和作用

（1）事发科室工作人员首先进行评估，在确定需要启动全院应急广播系统时，应立即拨打消防控制室电话，电话内容为“楼号＋楼层＋病区或部门、公共区域＋火灾事件”。

（2）应急广播人员接到电话并记录，开启应急广播，1分钟内在责任区域播放应急广播，播放内容为“×楼×层×病区或×区域，红色代码”，播放3次，并立即启动灭火和应急疏散预案。

（3）消防应急小组接到通知后，5分钟内立即赶往现场灭火，进行救援。

三、硬件设施改造，灭火装备升级，标识统一明确

1. 改造医院管道井内开关系统（氧气阀等），实现在火灾发生时，便于操

作管道井内开关。改造建筑防火布局，对部分楼层天花板进行消防隔离改造。

2. 购置配备充足的消防设备并对消火栓及灭火器箱统一编号，明确管理责任人，统一定位、定线，实现操作步骤等统一，每月定期检查维护，从而做到全院设备样式统一，使用无障碍。

四、加强培训，提高全院员工的消防能力

1. 每年定期请专业消防人员对全院医护、后勤、职能、保卫、保洁等人员进行消防知识培训，保证每位员工熟练掌握相关消防知识。

2. 每位员工知道各自工作岗位附近的消火栓、灭火器箱的位置，并能够熟练使用。

五、完善消防应急预案，制定演练脚本，广泛开展模拟演练，提高各部门协作配合能力

1. 星级医院评价期间，组织全院及科室进行红色代码应急演练近100次。

2. 科室内制定符合自己的应急预案，保证流程适合实际操作，人员知晓自己的职责。

3. 及时总结，定期更新消防应急预案，消防尽管天天提，但是对消防知识能够掌握、能够熟练使用消防器材的医护人员并不多，红色代码的设定起到了一次大规模普及消防知识的作用，大家在发生火灾时知道如何有效处理、如何启动应急程序，但是个别医护人员、安保人员对该应急流程还不熟练，还需进行培训。

粉色代码——婴儿被盗事件

新生婴儿在医院内被盗事件时有发生。在美国，1983～2018年新生婴儿在医院内被盗的报案超过200例，在中国也有一些医院婴儿被盗案。为了防止婴儿被盗事件发生，我院建立了婴儿被盗事件粉色代码。

一、粉色代码的概念

粉色代码为婴儿被盗事件应急代码，当发现有婴儿被盗时，相关人员立即拨打消防控制室电话，报告某楼某科发生婴儿被盗事件，应急广播人员立即向全楼播

报并用对讲机呼叫安保人员，邻近科室工作人员、安保人员赶往现场听从分工，消防控制室工作人员立即通过监控查找，全院全员联动，尽快找到婴儿。

二、建立粉色代码，打造高效的救援团队

1. 团队人员的构成

其包括事发科室医护人员、邻近科室工作人员、安保人员、应急广播人员、电梯人员等。

2. 团队人员的角色和作用

（1）事发科室工作人员立即拨打消防控制室电话，电话内容为“楼号+楼层+病区或部门、公共区域+婴儿被盗事件”。

（2）应急广播人员接到电话并记录，开启应急广播，1分钟内在责任区域播放应急广播，播放内容为“×楼×层×病区或×区域，粉色代码”，播放3次。

（3）邻近科室工作人员听到广播后，5分钟内迅速前往播报地点等候分工。

（4）安保人员接到通知后，5分钟内立即赶往现场，封锁大门，维持秩序。

三、装备设施升级，提高防范能力

1. 设立门禁系统。为产科、儿科等重点科室设置门禁系统。正常工作时间进门处设置核查工作人员，中午及夜晚工作时间由护士站通过视频核查，如核查进出人员的身份，对可疑人员加强防范，通过主动搭讪等方式引起不法人员的警觉，使他们及早打消不良念头。

2. 更新监控设备，全院覆盖。医院改造监控室，更换升级监控设备，保证全院监控画面清晰，覆盖无死角。

3. 针对高危人群，医护人员及时对其进行预防婴儿被盗方面的知识宣传，以提高其对该类事件的防范意识。

四、加强培训，定期演练

1. 组织产科及儿科进行粉色代码应急演练，使员工能熟练掌握流程，提高防范意识。

2. 全院配合，全员联动。相关人员熟悉自己的职责，保证一旦发生婴儿被盗事件时能够及时将其找回。

尽管我院从未发生过婴儿被盗事件，但通过粉色代码的制定，提高了我院领导及医护人员尤其是产科人员对该类事件的重视程度，我院从设定产房门禁等硬件设施及进行预防知识培训等方面加强防范。

参考文献

[1]《解密珠海唯一的星级医院应急代码！跟你的安全也息息相关!》，珠海市人民医院，http：//static. nfapp. southcn. com/content/201805/25/c1198152. html，2018 年 5 月 25 日。

[2]《我院应急代码体系应用首获实效》，常德市第一人民医院，http：//yy. changde. gov. cn/art/2018/5/28/art_ 23823_ 1259561. html，2018 年 5 月 28 日。

B.9

JCI评审对提高医院管理质量的积极意义

郦 忠*

摘 要： 医院质量评审作为医院质量管理和改进的有效手段，已赢得了世界各国的重视。JCI评审标准建立在持续质量改进这一根本理念基础上，以医疗质量与患者安全为核心，强调尊重患者及其家属的权利并为他们提供周到、优质的服务，规范医院管理，JCI评审是一种被世界所公认的最为科学的医疗机构质量评审体系。JCI评审标准对医院系统化质量和患者安全管理建设的指导，具体表现在建设医院安全文化、建立医院质量改进评估体系、提高医务人员对医院质量改进和患者安全的参与度、提供安全的就医环境方面。

关键词： JCI 医院评价 持续改进 质量安全

一 JCI评审国内外情况介绍

（一）美国医院评审的发展

1900年，美国成立了第一个官方护理协会，要求所有护理人员必须通

* 郦忠，华润JCI医院管理研究院执行院长。

过执照考试。1912 年，美国成立了外科医师学会（American College of Surgeons，ACS），Emest Amory Codman 被任命为医院标准委员会（TJC 前身）主席，率先提出用医疗结果改进医疗服务质量的想法。1917 年美国外科医师学会富兰克林·马丁（Franklin Martin）与约翰·鲍曼（John Bowman）合作完成《医院评审最低标准》（The Minimum Standard）。虽然此标准只有一页纸，却具有划时代的意义，它开启了医疗机构评审的先河。1926 年《医院运营标准化手册》首次印刷，共 18 页。随着评审工作的不断开展，有越来越多的机构表示愿意加入这一工作中。于是在 1951 年，美国医师学会（American College of Physicians，ACP）、美国医院协会（American Hospital Association，AHA）、美国医学会（American Medical Association，AMA）、加拿大医学会（Canadian Medical Association，CMA）与 ACS 联合组建了美国医院评审联合委员会（Joint Commission on Accreditation of Hospitals，JCAH）。JCAH 是一个独立的、非政府、非营利性的组织，主要用于为各种类型的医疗卫生和保健机构提供进行自愿申请的评审。1953 年 1 月 JCAH 出版了相对完善的医院评审标准，并开始开展医院评审。1965 年美国国会通过了社会保障修正法案（Social Security Amendments），其中明确规定只有通过 JCAH 评审的医院才有资格从联邦政府得到老年人、残疾人的医疗照顾计划（Medicare）和穷人医疗援助计划（Medicaid）两大保险计划的偿付。这一举措极大地提高了医院参加评审的积极性，促进了医院评审工作的快速发展。从此，接受 JCAH 评审的医疗机构数量越来越多。1970 年，JCAH 重新改写了标准，将最低医院标准改为医院最佳标准，JCAH 从医院的准入评估转向最佳绩效评估。随着医院评审扩展到医疗机构评审，1987 年 JCAH 更名为美国医疗机构联合评审委员会（The Joint Commission on Accreditation of Health Care Organization，JCAHO）。全美约 85% 医疗机构接受 JCAHO 评审。JCAHO 强调组织结构标准化的重要性，认为所有标准化的结合都会产生高质量的医疗结果。

（二）JCI 国际医院评审的发展

1999 年 *To Error Is Human* 一书中，首次向公众公布美国每年有 4.4 万 ~9.8 万人死于医疗错误，引起了全球政府和医疗机构对医疗质量和患者安全的重视。为了顺应国际医疗机构需求，提高各国医疗机构的医疗服务质量，保障患者安全，1998 年 JACHO 的下属机构美国联合委员会资源部（Joint Commission Resource，JCR）成立一个部门，即美国医疗机构评审联合委员会国际部（Joint Commission International，JCI），为美国之外的医疗机构提供医疗质量的相关教育、医院评审的相关咨询服务和负责美国以外医疗机构的评审工作。JCI 的宗旨是持续质量改进和患者安全，通过评审，协助更多国家的医疗机构提升医疗品质，以医疗质量与患者安全为核心，强调尊重患者及其家属的权利并为他们提供周到、优质的服务，规范医院管理，是一种被世界所公认的科学的医疗机构质量评审体系。JCI 评审在国际上普获肯定，包括世界卫生组织（WHO）也认可。迄今为止，国际上已有五大洲 69 个国家 970 多家公立和私立医疗机构通过了 JCI 评审，涉及 1130 个医疗场所和 92 个临床医疗项目，并和超过 80 个国家的医疗机构、卫生部门以及全球性组织进行合作。

2002 年，美国医疗机构评审联合委员会与中华医院管理学会签署协议，授权中华医院管理学会翻译由美国医疗机构评审联合委员会国际部编纂的《医院评审标准》第二版。JCI 标准的中文版发行后，国内各医院对 JCI 有着浓厚的兴趣，希望借鉴 JCI 标准试图推动医疗服务质量和管理水平的提高，但 JCI 标准是否适合我国国情和文化，能否在传统的医院管理体制下创新和转变观念？中国大陆从 2003 年开始参与 JCI 评审，许多医院处于观望状态，直到 2006 年浙江大学医学院附属邵逸夫医院成为中国首家通过 JCI 评审的公立医院，越来越多的医院才申请 JCI 评审。截至 2018 年 8 月，已有 100 家医疗机构通过了 JCI 医院评审。

二　JCI 评审的类型和标准设置

JCI 为配合应对全球医疗领域不断增长的以标准为基础的评价需求，改善医疗服务质量与安全，为国际社会提供标科学的、标准化的、客观的评价医疗机构的流程。鼓励医疗机构应用国际公认的标准和相关可衡量要素来展现其不断的、可持续发展的改进情况。JCI 主要为美国以外的医疗机构评审、临床项目认证和咨询指导服务。它开展的医疗机构评审项目涉及医院、非住院医疗机构、临床实验室、持续性医疗服务机构、家庭治疗和长期治疗机构、医疗转运机构和初级医疗服务机构。临床项目认证主要涵盖心力衰竭、急性心肌梗死、原发性脑卒中、慢性肾病（Ⅰ期到Ⅳ期）、疾病缓解期护理（所有类型）（Palliative Care）、HIV/AIDS 管理、疼痛管理、关节置换（所有类型）、慢性阻塞性肺病、糖尿病（Ⅰ型和Ⅱ型）、终末期肾病、创伤性脑损伤、癌症（所有类型）、哮喘和移植 15 个领域。

JCI 评审标准的制定过程是由 JCI 与来自全球 16 个国家评审通过的医疗机构领导者、质量和安全方面的专家通力合作完成的。每三年的 JCI 标准修订都基于当前实践的文献和行业权威指南。标准是围绕医疗机构共有的重要职能编写的，标准分为三个主要领域，提供与患者医疗服务相关的标准，提供安全、有效和与高水平管理相关的标准以及针对学术型医学中心的标准。

JCI 评审和咨询服务面对的是美国以外的医疗机构、卫生部门、评审机构及其他机构，为其提供国家或地区医院评审体系发展设计方案，评审和认证准备，管理、临床和设施设备规划的发展和改进方案，绩效评价，持续的质量改进项目以及环境安全设计、感染控制、药物和患者安全等方面的改进方案，以帮助其开发临床服务、提高医疗质量、提高患者安全水平、减少并管理风险，并最终让其达到国际标准。

1. 医院申请 JCI 评审的背景和目的

随着经济全球化进程的加快，面对日趋复杂的竞争环境，多层次、多元化的医疗服务质量需求及医院质量管理技术的快速发展，医院建设在理念、结构、职能及管理运行模式上都发生了深刻的变化，全世界范围内的医疗组织都在努力创造一个重视质量、安全及持续发展的环境，建立合理、科学、系统、规范的医院质量管理体系，为患者提供高质量和安全的医疗服务。

医院质量评审作为医院质量管理和改进的有效手段，已赢得了世界各国的重视。JCI 医院评审标准建立在持续质量改进这一根本理念基础上，以医疗质量与患者安全为核心，强调尊重患者及其家属的权利并为他们提供周到、优质的服务。规范医院管理，是一种被世界所公认的最为科学的医疗机构质量评审手段，也在全球化趋势日益明显的今天，成为世界各国医疗机构走向国际市场、参与国际竞争的“通行证”。JCI 标准体系是促进医院发展和增强医院社会竞争力的有效手段，所体现的不仅是医疗质量、患者安全和服务品质的持续改进及医疗风险的降低，还体现为不断进步、开放交流和崇尚学习的医院文化以及尊重患者、关爱患者、方便患者和服务患者的人文精神，从根本上提高医院管理绩效。引进 JCI 医院评审标准，结合中国国情，创造性地吸收、引进和借鉴国外先进的医院质量和患者安全管理理念和方法，为医院所用，从而推动医院质量和患者安全管理走向科学化、国际化。

2. JCI 评审标准对医院系统化质量和患者安全管理建设的指导

通过申请评审，医疗机构将接受独立的、由上到下的对以患者为中心的医疗活动以及组织系统的评估。JCI 标准在建立医院质量和患者安全管理的新体系过程中既包括制度性的推进过程，也包括员工自觉行为和以此为基础的习惯的积淀过程。编制基于 JCI 标准的质量管理体系文件是评审工作的起点，但执行制度/流程是重点和难点，需全员参与并持续执行。在实际运行中，还必须有一个不断发现问题、解决问题并不断改善和改进的机制，持续有效地开展模拟检查和自我评估是医院通过 JCI 评审的关键，真正体现理论与实际的统一、规范与操作的一致。JCI 评审标准对医院系统化质量和患者安全管理建设的指导的具体表现如下。

（1）建设医院安全文化

医院安全文化建设是申请 JCI 评审战略规划的重要组成内容，经过18～24 个月的 JCI 评审准备，医院将在安全文化建设层面上产生深刻的影响。医院高层领导达成更高的质量和安全共识，责任更明确。持续质量改进和患者安全的理念和文化将深入员工内心，按照制度/流程执行将变成员工的习惯；在做正确的事的基础上持续提升医疗质量和患者安全的意识，并将其深深地扎根在员工的脑海中；建立不良事件报告系统和学习型组织，从错误中学习以防止同类不良事件重复发生，分享持续质量改进项目的成果和对不良事件进行分析的结果将成为医院制度化的举措；掌握了前瞻性的风险评估工具，找出医疗服务流程总的薄弱点和潜在风险，将医疗服务中的风险和对患者的伤害程度降至最低。开放、公正的质量安全文化，以关注流程及系统改进为目的的意外事件报告制度、满意度调查、质量保证检查、流程监控，全院不同层面的持续质量改进项目等使管理层对医疗服务质量和医院运行情况有一个全面、真实的了解，为医院质量管理提供了新颖的工作方法。

（2）建立医疗质量改进评估体系

如何评估医疗质量，并确保患者为医疗服务付出的费用“物有所值”？医疗质量的定义是什么？质量是由谁决定的？美国医学研究所提出，医疗质量是“按照最新的医学专业知识和最佳实践，为个人和居民提供的医疗服务增加达到预期结果可能性的程度”。厄内斯特·艾默利·科德曼提出“每家医院都应长期追踪每一位接受治疗的患者，以确定对其治疗是否成功，然后询问‘如果没有成功，为什么没有’，以防止将来出现类似的失败情况”，因此，医疗质量首先由医疗服务提供者决定，其次由患者和支付者（费用成本）决定。质量改进是所有医疗机构必须持续关注的重点，医院通过建立质量监测指标库，持续收集当前医疗质量数据，评估医院实际表现水平与期望目标或国内外对标之间的差距，实施改进的干预措施。持续不懈的医院质量管理需要的是勇气，需要的是对现行系统挑战的精神，更需要系统的文化、组织结构和管理工具。建立医院质量改进的持续评估体系，表明了医院向所有员工和公众展现其致力于提供最好医疗服务的承诺，从医院运营和临床服务两个方面为持续质量改进提供行为上的切实支持。

（3）提高医务人员对医疗质量改进和患者安全的参与度

JCI 评审的基础是评估医院遵循 JCI 标准的情况，对制度、程序、临床实践指南、病历、员工档案、政府和监管机构合规性报告、质量和患者安全改进数据进行评估，通过个案追踪理解医院的医疗服务流程以评估患者对就医过程是否满意，通过系统追踪对医院层面的流程（包括药物管理、感染控制、设施环境安全和高风险流程）进行评估，因此，JCI 评审准备过程需要医院员工的深入、广泛参与，医院提供清晰的流程，以确保有关人员的能力与临床责任相匹配，并且其能够得到保持或提升，以提高相关人员对工作条件、领导力和责任制的满意度，使其更能主动地参与到医院质量改进和患者安全的活动中。医院建立了将“科学”与质量改进结合起来的框架，重视员工的意见，让员工参与质量管理，提高了员工的安全和保障意识，为员工提供了健康计划，明确划分权力和责任，促进了团队合作，为员工教育提供支持，在质量改进理念方面从关注人向关注过程转变。

保持医院良性运行，提高患者安全医疗服务水平需多科室通力合作、共同参与，其中包括所有需要进行临床医疗协作的医疗护理人员。医疗服务提供的主体是医生，医生群体在医疗服务提供过程中发挥重要的作用。让医生和行政管理者融入医疗运行安全管理过程中，建立有利于医疗安全运行的委员会组织架构，包括医疗资格审查、医疗事件、质量改进、感染控制、药事、门诊、急诊、急救等委员会。建立医生领导下的医疗运行安全委员会组织框架，以一种积极的方式影响医生的行为，是一种医生—管理者的合作模式，这种模式需要所有医生与管理者在提供医疗服务和其他服务方面紧密合作，是一种有利于“以患者为中心”的医疗服务和支持医院运行的适度平衡的模式。对于医生领导下的医疗运行安全委员会来说，这种医生参与式的管理体系，对促进医学发展、医护人员管理思维完善、医院内同事之间的合作等具有重要价值。

（4）提供安全的就医环境

医疗环境安全是提供安全医疗服务的重要保障，涉及空间环境、临床服务和医院应对各类突发事件的能力。医院每年都回顾和修订 6 个安全管理计划，涉及设施安全、保卫、有害物质、流行病和灾难紧急情况、消防安全、医疗设备、公用设施，这些计划指导医院深入了解各种设施并有效进行管理，通过主动收集资料以降低风险和改善患者的就医环境。医院建立了持续的安全巡查组织，如设施巡查小组每月一次对医院的建筑物、有害物质进行全面评估，及时消除就医环境中的危险因素；员工自觉履行为患者提供安全就医环境的职责，为患者、家属、员工及来访者提供安全的环境，降低医疗过程中的风险，满足患者的基本需求及特殊需求，提高患者满意度。

参考文献

［1］黄培、易利华：《JCI 思维：医院管理新视野——基于 JCI 的医疗质量持续改进实践与思考》，《中国卫生质量管理》2016 年第 4 期，第 1 ~ 3 页。

［2］王风：《左伟：JCI 提升医疗质量》，《中国医院院长》2014 年第 11 期，第 45 页。

B.10 中国医院竞争力 HIC 评价发展报告

陈 忠 罗永杰 陈培钿*

摘 要： 世界各国医疗服务体系均期待通过信息化提高医疗质量，因此诞生了各种信息化评价标准。HIC 评价是艾力彼医院管理研究中心的研究成果，通过“内际三众”“MQSF”“有联用好”等帮助各医院在信息化建设过程中，针对各系统的有效应用及智能支持情况进行综合评价，加速推进中国智慧医院建设规范的发展，助力推动健康中国建设。

关键词： HIC 评价 信息化评价 管理效果

一 医院信息化评价概况

当今世界各国医疗服务体系不尽相同，医改政策和方向大相径庭，然而在提升医疗服务效率、降低费用、保障医疗安全方面，同样离不开医疗信息化的发展。首先，信息互联互通促进医疗质量与安全的改进和提升。患者诊疗的连续性都依赖于信息系统的实时存储患者信息、诊疗信息、设备信息；海量的数据分析和决策支持更能够支持医疗质量的持续改进。其次，信息系统大大提高了医院的管理效率。如果移动终端的数据收集、无

* 陈忠，艾力彼医院管理研究中心 HIC 评价部总经理；罗永杰，艾力彼医院管理研究中心 HIC 评价官；陈培钿，艾力彼医院管理研究中心 HIC 专家。

纸化的患者交接、医护共享的系统整合等离开了信息互联互通，那么提升效率就犹如纸上谈兵。

1. 国外医院信息化评价情况

美国等部分发达国家电子病历发展相对起步早，20 世纪 60 年代美国开始探索电子病历，陆续建立了许多编码标准体系，在电子病历发展方面做了很多工作。美国医疗信息与管理系统学会（Healthcare Information and Management System Society，HIMSS）应运而生，HIMSS 是一家非营利性质组织，以推动电子病历等信息系统在医疗领域的发展应用为宗旨，大大地促进了医疗卫生事业的发展。

2006 年，HIMSS 在 *Electronic Medical Records vs. Electronic Health Records：Yes, There Is a Difference* 白皮书上提出了电子病例应用模型（Electronic Medical Record Adoption Model，EMRAM），以此为依据评价医疗机构的信息化建设水平，并将其逐步推广到全球范围。HIMSS 在全球范围内拥有 250 多家非营利性合作组织以及 52000 多名个人会员，是目前全球规模最大的医院信息化等级评价组织。

2. 国内医院信息化评价情况

由国家卫健委医院管理研究所牵头制定的《电子病历系统功能应用水平分级评价标准（2018 年版）》将评价级别划分为 9 级，即 0～8 级，0～3 级属于初级水平，4～5 级属于中级水平，6～8 级属于高级水平。《电子病历系统功能应用水平分级评价标准（2018 年版）》重点考察以下方面：①电子病历系统所具备的功能；②系统有效应用的范围；③电子病历应用的技术基础环境；④电子病历系统的数据质量。

2017 年共有 3957 家医院上网自评，全国平均分在 1 级左右。2017 年 EMR 5 级以上的三甲医院复审通过率在 40% 左右。截至 2017 年 12 月，已经累计对全国 5000 多家医院进行了评级，其中 5 级及以上的医院为 33 家。电子病历系统整体应用水平分级评价基本要求（2018 年）见表 1。

表 1 电子病历系统整体应用水平分级评价基本要求（2018 年）

级别	分级要求
8	健康信息整合,医疗安全质量持续提升
7	医疗安全质量管控,区域医疗信息共享
6	全流程医疗数据闭环管理,高级医疗决策支持
5	统一数据管理,中级医疗决策支持
4	全院信息共享,初级医疗决策支持
3	部门间数据交换
2	医疗信息部门内部交换
1	独立医疗信息系统建立
0	未形成电子病历系统

医院信息互联互通标准化成熟度分级方案（2017 年）见表 2。

表 2 医院信息互联互通标准化成熟度分级方案（2017 年）

等级	分级要求
一级	部署医院信息管理系统,住院部分电子病历数据符合国家标准
二级	部署医院信息管理系统,门(急)诊部分电子病历数据符合国家标准
三级	初步建成医院信息集成系统平台,实现电子病历数据整合;建成独立的电子病历共享文档库,住院部分电子病历共享文档符合国家标准;实现符合标准要求的电子病历档案服务;集成系统或平台上的应用功能(公众服务应用、医疗服务应用、卫生管理应用)数量不少于 6 个;联通的业务系统(临床服务系统、医疗管理系统、运营管理系统)数量不少于 6 个;联通的外部机构数量不少于 2 个
四级乙等	初步建成基于电子病历的医院信息平台;建设基于平台的电子病历共享文档库,门(急)诊部分电子病历共享文档符合国家标准;平台实现符合标准要求的注册服务以及与上级平台的基础交互服务;平台上的应用功能(公众服务应用、医疗服务应用、卫生管理应用)数量不少于 13 个;联通的业务系统(临床服务系统、医疗管理系统、运营管理系统)数量不少于 15 个;联通的外部机构数量不少于 3 个
四级甲等	建成较完善的基于电子病历的医院信息平台;建设基于平台的独立临床信息数量库;平台实现符合标准要求的电子病历整合服务、就诊信息查询及接收服务,基本支持医疗机构内部标准化的要求;联通的业务系统(临床服务系统、医疗管理系统、运营管理系统)数量不少于 24 个;联通的外部机构数量不少于 4 个

续表

等级	分级要求
五级乙等	法定医学报告及健康体检部分共享文档符合国家标准；平台实现符合标准要求的术语和字典注册、与上级平台交互的共享文档检索及获取服务；平台实现院内术语和字典的统一，实现与上级平台共享文档形式的交互；平台上的应用功能（公众服务应用、医疗服务应用、卫生管理应用）数量不少于15个；平台初步实现与上级信息平台的互联互通；联通的外部机构数量不少于5个
五级甲等	平台实现符合标准要求的与上级交互的术语和字典调用及映射服务、预约安排及预约服务；通过医院信息平台能够与上级平台进行丰富的交互，实现医院与上级术语和字典的统一；平台实现丰富的跨机构的业务协同和互联互通应用；联通的外部机构数量不少于6个

目前医院信息互联互通标准化成熟度的评价标准分为七个等级，依次为一级、二级、三级、四级乙等、四级甲等、五级乙等、五级甲等，通过等级分数判定医疗机构所在的测评等级。医院信息互联互通标准化成熟度测评工作包括实验室测试和项目应用评价两个环节以及申请、准备、实施、评级四个阶段。测评建立了一系列具有科学性、前瞻性、导向性、可量化的定量和定性相结合的标准指标体系，分别从以下四个方面对医院信息平台进行综合测试和评估：数据资源标准化建设、互联互通标准化建设、基础设施建设和互联互通应用效果。截至2018年7月，其中四甲及以上的医院有71家。

3. 艾力彼HIC评价——智慧医院的开端

艾力彼HIC评价是以国际医院认证为基础的中国本土第三方认证标准，其特征是非官方，主要针对中国大陆医院；融入了艾力彼医院管理研究中心近十年的各种国际医院认证标准和国内等级医院评审研究成果；结合国际医院认证标准全面提升医院的服务水平。于2018年初完成HIC评价标准第一版，2018年第一季度启动，分为0~8级九个级别，目前已开展HIC评价的医院包括深圳市人民医院、珠海市人民医院、普宁市人民医院、深圳市龙城医院、武汉普仁医院等。

（1）HIC评价的意义

艾力彼星级医院评价，提供了以患者为中心、以安全为底线、以持续质量改善为导向的医院建设、管理和运营的基础框架，以及广泛深入执行的措施要求，是医院管理质量持续改进的评价体系。艾力彼认为没有坚实的信息技术支撑，靠人力和行政愿望建立起来的流程再造是不可持续的，因此推出 HIC 评价。HIC 评价把医院认证的“督导、检查、总结、反馈、改进”变成制度并将其固化，协助医院把制度落地（Do Things Right）。HIC 评价从管理效果角度出发，看信息系统在“医护技 + 人财物”的有效应用与智能支持。“智能支持”内容涵盖医院信息系统的互联互通、大数据、BI 商务智能和 AI 人工智能。

通过 HIC 评价，医院可了解到信息化现状与目标的距离，快速升级，少走弯路。HIC 评价虽然是评价医院信息互联互通标准化成熟度水平与管理效果的体系，但给医院带来的不仅是信息互联互通标准化成熟度水平本身的提升，还有管理思维的突破。

（2）HIC 评价对医院管理的价值

①信息时代有利于提高医院的未来形象。②HIC 评价有利于提高医院信息互联互通的有效应用和管理效果。③评价信息系统对 MQSF（专业化管理、医疗质量与安全、患者服务与就医体验、财务管理与费用控制）管理提升的作用。④HIC 评价可作为主管部门信息化评审的有效补充。⑤HIC 评价关注四个互联：院内互联、院际互联、第三方互联、大众互联。“院际互联”助力分级诊疗——人不下沉，技术下沉；“第三方互联”助力 DRGs 应用、第三方支付、第三方检查检验、商业保险、移动医疗与共享医疗；“大众互联”有利于改善病人及家属的就医体验，提高满意度。

（3）HIC 标准来源

①星级认证标准对信息互联的要求。②三级医院评审对信息互联的要求。③医院信息互联互通标准化成熟度测评指标体系。④电子病历系统功能应用水平分级评价方法及标准。⑤全国医院信息化建设标准与规范。⑥HIMSS EMRAM 标准。⑦信息系统安全等级保护基本要求。HIC 评价分级标准（2018 年）见表 3。

表 3　HIC 评价分级标准（2018 年）

级别	HIC 分级标准
8	大数据与健康信息整合；医疗安全质量及运营持续提升；AI 有效应用；AI 助力全面提升医院质量、安全及效益
7	大数据管理分析应用；全院病历无纸化、高级互联；完整电子病历、HRP、物联网；核心业务系统实现异地容灾备份；大数据驱动精细化管理，降低医疗成本、提升经济效益及保障医疗质量和医疗安全
6	全流程医疗数据闭环管理；高级医疗决策支持、中级互联；建立 HIP、CDSS、预算管理、供应链；大部分系统有独立的灾难恢复体系；全流程医疗数据闭环，明显提升医疗质量、医疗安全水平、员工满意度及社会效益
5	全院信息系统互操作；全院统一数据管理；中级决策支持、基础互联；建立 CP、CDR、成本核算；重点业务系统有独立的灾难恢复体系；全院数据共享服务，提升医疗质量、医疗安全和患者满意度
4	院级主要信息系统互操作；初级决策支持；建立 EMR、财务系统；有较完善系统应急预案；系统流程规范化，提升医疗安全和工作效率
3	局部科室间信息系统互操作；智能提示；建立 CPOE；有系统应急预案
2	部门内信息系统互操作
1	信息系统有互操作基础
0	未形成信息系统的互操作基础

（4）各信息化评价方法比较

信息化评价方法比较见表 4。

表 4　信息化评价方法比较

指标	HIC 评价	电子病历系统功能应用水平分级评价	医院信息互联互通标准化成熟度测评	HIMSS EMRAM 评级
评价对象	国内医疗机构	国内医疗机构	国内单个 + 区域医疗机构	全球医疗机构
主管机构	艾力彼医院管理研究中心，国际标准本土化	国家卫健委医院管理研究所	国家卫健委统计信息中心	美国医疗信息与管理系统学会(HIMSS)
评价重点	“医护技 + 人财物”有效应用、数据标准化和系统、数据持续的智能支持	电子病历局部功能状态与整体应用水平	数据集标准与共享文档，信息平台技术规范	电子病历应用模型、信息化建设综合水平

续表

指标	HIC 评价	电子病历系统功能应用水平分级评价	医院信息互联互通标准化成熟度测评	HIMSS EMRAM 评级
评价方法	定量评分 整体分级	定量评分 整体分级	标准测试 定量评分整体分级	定量评分 整体分级
评价结果	八级	八级	五级七档	八级
实现难度	中	中	难	难
实现手段	辅导 + 认证	评审	评审	辅导 + 认证

二　HIC 评价未来展望

1. “医护技 + 人财物”信息系统的发展与评价

近几年国内电子病历系统功能应用水平分级评价、医院信息互联互通标准化成熟度测评、HIMSS EMRAM 评级等专项评价，在国内得到比较广泛的认可和应用。而对于比较信息系统的管理效果、有效应用、智能支持等进行全方位的综合评价，目前国内仍较为缺乏，艾力彼 HIC 评价填补了这一方面的空白。HIC 评价是从管理效果的角度出发，评价医院信息系统在“医护技 + 人财物”方面的有效应用及智能支持情况。HIC 评价重点在于评价医院信息对医院运营及管理效果的提升，不仅要求实现医疗质量与安全的闭环管理，还要求实现医院财务与运营的闭环管理；不只强调数据标准化的实现，更强调持续的智能支持，HIC 评价将在大数据及人工智能等方面进一步探索，帮助医院加强数据能力建设，助力医院将经验、知识、数据转化为生产力，以数据驱动医院发展，引领中国医院信息化建设智能化发展。

目前存在的阻碍医院信息互联互通的因素有以下几个。上中下级医院的信息化水平不一致、系统标准不统一；医院之间缺乏信息的互联互通平台；即使有院际互联互通平台，但是信息共享不足、透明度不高。国内外也相对一致地使用信息化评价方法来解决信息互联互通的问题，国外常见的信息化评价方法有 HIMSS EMRAM 等，国内常见的信息化评价方法有电子病历系统功能应用水平分级评价、医院信息互联互通标准化成熟度测评和艾力彼 HIC 评价等。

2. 医院大数据应用的发展与评价

大数据（Big Data）是指无法在一定时间范围内用常规软件工具进行捕捉、管理和处理的数据集合，是需要新处理模式才能具有更强的决策力、洞察发现力和流程优化能力的海量、高增长率和多样化的信息资产。

在目前数据爆炸的时代，面对医疗大数据的指数级增长、分析方法层出不穷、人工智能等技术的不断革新，我们相信能够准确利用医疗大数据来进行分析和预测的场景会越来越多，未来大数据也将成为医疗决策的一种重要辅助依据，从原来的“经验即决策”到现在的“数据辅助决策”，至将来的“数据即决策”，HIC 评价除了能够为医院的信息化和标准化管理、医疗质量和运营管理（“医护技 + 人财物”）等方面建设提供有效的帮助外，还将助力发展医院从大数据计算的基础环境和功能，以统一的数据标准对多源、异构数据进行挖掘和分析，在形成统一、标准的大数据视图等方面强化数据治理能力，持续改进管理效果，为医疗服务、科研管理、医院治理等的辅助决策支撑提供应用工具，推进医院加快发展为信息闭环的大数据医院，并最终成为领跑行业的智能化医院。

3. 智慧医院的发展与评价

智慧医院的建设思路是基于现代信息技术手段，在大数据和云计算的基础上，结合移动互联网、物联网、人工智能等新兴技术，通过多类型移动终端应用，实现健康医疗服务的数据化、标准化和智能化，打造方便、快捷的便民、惠民就医体验，全面推进智慧医院建设。

未来 10 年，医疗领域的人工智能被寄予厚望，有着广泛的应用场景，智能健康管理与疾病风险预测、临床辅助诊疗与医学影像辅助诊断、工作虚拟助理与医院智能管理、医疗机器人等方面有望先行落地。但需要强调的是，我国智慧医疗在发展过程中仍面临诸多问题。数据标准与质量缺失、自然语言自动化分析处理困难、信息安全方面限制政策多、缺乏跨学科与跨专业方面的人才、系统使用部门与技术部门缺乏充分沟通等，都不同程度地制约着智慧医院的到来。差距表明，我国的智慧医疗还有很长一段路要走，而对于智慧医院建设也需要一套完整的综合评价体系。HIC 评价也将致力于从管理效果角度，通过“内际三众”“MQSF”“有联用好”等帮助各医院在信息化建设过程中，针对各系统的有效应用及智能支持进行综合评价，加速推进中国智慧医院建设的规范发展，提升医疗的品质、效率与效益，合理优化健康医疗资源配置，增强民众获得感，助力推动健康中国建设。

参考文献

[1] 庄一强主编《中国医院竞争力报告（2017～2018)》，社会科学文献出版社，2018。

[2] 庄一强、曾益新主编《中国医院竞争力报告（2017)》，社会科学文献出版社，2017。

[3] 庄一强、曾益新主编《中国医院竞争力报告（2016)》，社会科学文献出版社，2016。

[4] 董军：《HIMSS 从零到一》，光明出版社，2016。

[5] Chae Y. M. , Yoo K. B. , Kim E. S. , *The Adoption of Electronic Medical Records and Decision Support Systems in Korea*, Healthc Inform Res. , 2011.

[6] Liu H. I. , Ma L. , *A Method to Evaluate Hospital Information System Application Level*, China Digital Medicine, 2010.

[7] Electronic Medical, *Records vs. Electronic Health Records*: *Yes*, *There Is a Difference*, A HIMSS Analytics TM White Paper, 2006.

[8] 沈崇德、刘海一：《医院信息与评价》，电子工业出版社，2017。

[9] 刘云：《医院信息互联互通标准化成熟度测评解读与案例分析》，东南大学出版社，2017。

B.11
HIMSS评级对中国医院信息化的借鉴意义

刘继兰*

摘 要： 作为全球医疗信息化领域影响最大的专业非营利性机构，HIMSS及其旗下的HIMSS Analytics为推动全球医疗信息化发展发挥了重要作用。HIMSS大中华区自创立以来，以EMRAM、O-EMRAM评级为中心，为努力推动辖区内医疗机构信息化建设，在医疗行业和HIT业界产生了卓有成效的影响。其中HIMSS评级相关的EMRAM、O-EMRAM等成熟度模型以及“以评促建、以评促改”和“评审+咨询”的工作模式，对中国医疗信息化建设具有很好的参考价值。本报告全面介绍了HIMSS的组织机构和历史沿革以及与HIMSS大中华区评级工作有关的成熟度模型、工作模式，展示和介绍了其对中国医疗信息化建设的作用和价值，以帮助大家更加全面地理解HIMSS与HIMSS评级，供有志于推动医疗信息化事业的同人参考借鉴。

关键词： HIMSS　HIMSS Analytics　EMRAM　O-EMRAM

HIMSS全称Healthcare Information and Management Systems Society（美

---

* 刘继兰，HIMSS副总裁兼大中华区执行总裁，国际知名医院管理专家，曾任JCI首席顾问兼大中华区咨询主任。

国医疗信息与管理系统学会)，是一家全球性的、以信念驱动的非营利性组织，旨在通过信息技术提升医疗和健康水平。作为全球成立时间最早的医疗信息技术（Healthcare Information Technology，HIT）专业团体，HIMSS在其半个多世纪的发展沿革过程中，不仅见证了信息产业革命为医疗行业带来的巨大变革，同时自身也在不断适应技术环境和应用模式的演进，不断革新组织机制和服务模式，逐步成为当今世界HIT领域规模和影响力最大的专业团体，在全球范围内开展HIT会展、医疗机构信息化建设成熟度评价与咨询、HIT专业人员职业发展资质认证，以及机构和个人会员等业务，致力于“以信息与技术变革医疗”（Transforming Health through Iinformation and Technology）。利用信息技术赋能医疗服务，最终实现最高水平的“安全、质量、效率和医患体验”（Safety，Quality，Efficiency and Experiences）。

HIMSS大中华区作为HIMSS全权负责中国大陆和港澳台地区的分支机构，先后引入了HIMSS Analytics（HIMSS全球分析评价中心）的EMRAM（电子病历应用模型）和O-EMRAM（门诊电子病历应用模型）两大成熟度评价标准体系，并开始推动建立其他模型（如数据分析和医疗连续性成熟度模型），以此为抓手，通过为国内医疗机构信息化建设提供评价和咨询服务，驱动医院信息化建设，拉动HIT产业发展，为国内医疗行业信息化建设产生了重要的助推价值。与此同时，HIMSS大中华区先后通过召开“中美信息化高峰论坛暨HIMSS大中华区年会”，举办CPHIMS个人专业认证考试和培训，出版《国际标准　中国实践》等著作，搭建起国际国内医院管理、临床业务与HIT行业交流和人才培养的特殊平台。

近几年HIMSS大中华区卓有成效的工作为推动国内医疗信息化快速高效发展发挥了难能可贵的作用，促进国内医院基于新的技术手段实现临床服务、医院管理和外拓服务的换代升级，为国家提出的“互联网+”“大数据”“人工智能”战略和医改全面落地提供了有力支持。

一　关于HIMSS、HIMSS Analytics和HIMSS大中华区

HIMSS始建于1961年，总部位于美国芝加哥。20世纪60年代，成立之初的HIMSS是由一群手握秒表，测量、优化医疗服务流程的工程师自发组织形成的“医疗管理系统学会”（Healthcare Management Systems Society，HMSS），早期HMSS的工程师们对包括患者就医等待时间等服务流程的优化进行了卓有成效的探索和实践。随着20世纪下半叶信息技术的蓬勃发展并逐步广泛应用于医疗行业，HMSS开始注意到信息技术对医疗服务质量、安全性和医疗机构工作效率产生的显著影响，并于1986年正式更名为HIMSS，将“信息技术”和“流程设计”与医院管理结合起来。HIMSS最早是美国医院协会的下属二级协会，但随着信息技术在医疗领域的快速发展，HIMSS的发展势头锐不可当，最终从美国医院协会独立出来，成为独立的一级协会。①

HIMSS早期的业务主要集中在美国国内医疗管理和信息化相关的会展、教育培训和行业方面发展，其后在规模和业务类型方面不断扩大，特别是2004年在其全资下属机构HIMSS Analytics（HIMSS全球分析评价中心）成立后。中心专门负责医疗信息化相关的市场调研、评价和咨询工作，在这一领域取得了长足的发展。截至2017年第三季度，全球共有8234家医疗机构参评HIMSS Analytics主导的EMRAM评级②，其中几乎覆盖了美国国内全部医院，以及来自全球40多个国家和地区的另外2000多家医院③。由HIMSS总部主办的“HIMSS全球年会”以其规模之大、技术之新、厂商之广，已经成为全球医疗信息界每年最具影响力的盛会，参会人数连续数年近5万

---

① HIMSS Legacy Workgroup, History of the Healthcare Information and Management Systems Society, 2013.

② 数据来源：EMR ADOPTION MODEL：2017 Q2 – 2017 Q3, REGIONAL COMPARISONS。

③ 数据来源：HIMSS Analytics © Database，2017 Q3。

人，参展厂商超过 1000 家[①]。

随着业务全球化发展，HIMSS 逐步建立了针对各地理片区的分支机构，各地区分部分别负责辖区内业务。其中，HIMSS 大中华区成立于 2014 年，由 HIMSS 总部授权，全权负责中国大陆和港澳台地区的评价、咨询、会展、培训教育、认证和会员等各项业务。实际上，中国与 HIMSS 结缘可以追溯到 2006 年，在中国医院协会信息管理专业委员会（CHIMA）第一任会长李包罗教授带领下，CHIMA 每年都会组织中国政府、医疗信息界和医院对信息化有兴趣的人士到美国参加 HIMSS 全球年会，2010 年 CHIMA 甚至还跟 HIMSS 一起在北京合办过一届 CHIMA & HIMSS 亚太年会。另外，随着 HIMSS Analytics EMRAM 标准于 2005 年开始在美国实施，2006 年逐步成熟。在大中华区成立之前，中国国内就已经有了 4 家 HIMSS EMRAM 6 级医院，分别是北京大学人民医院、中国医科大学附属盛京医院、西安长安医院，以及烟台毓璜顶医院。

HIMSS 大中华区成立后借助 HIMSS EMRAM 评级、HIMSS 大中华区年会、出版、培训和个人认证等业务，有力地推动了大中华区内医疗机构信息化建设水平和医疗信息产业的发展。截至 2018 年 9 月，HIMSS 大中华区 EMRAM 6 级医院已达到 32 家，7 级医院达到 9 家，是目前美国以外 7 级医院数量最多的地区（见表 1），并与中国医学院/北京协和医学院合作共同召开 4 届“中美医疗信息化高峰论坛暨 HIMSS 大中华区年会”，2017 年参会人数为 1500 余人，参展厂商近 30 家；由刘继兰女士主编，国内 20 家著名医疗机构院长为编委共同撰写的《国际标准　中国实践》一书，成为中国介绍 HIMSS 评级和 JCI 认证理念、发展沿革和中国实践经验的重要著作；先后组织了 4 届 CPHIMS（Certified Professional in Healthcare Information and Management Systems，医疗信息与管理系统专业人员认证）培训，参训人员近 200 人，已有 10 余人通过考试，取得 CPHIMS 认证。[②]

---

① 数据来源：HIMSS 18 by the Numbers。

② 数据来源：HIMSS 大中华区培训部，2018 年 9 月。

表1　HIMSS 大中华区 EMRAM 6、7 级医院

HIMSS EMRAM(住院急诊)7 级医院	
上海市儿童医院	
鄂东医疗集团黄石市中心医院	
宁波市鄞州区第二医院	
首都医科大学宣武医院	
中国医科大学附属盛京医院	
浙江大学医学院附属邵逸夫医院	
厦门大学附属第一医院	
广州市妇女儿童医疗中心	
中国医学科学院北京协和医学院泰达国际心血管病医院	
HIMSS O-EMRAM(门诊)7 级医院	
厦门大学附属第一医院	
广州市妇女儿童医疗中心	
中国医科大学附属盛京医院	
HIMSS EMRAM(住院急诊)6 级医院	
北大医疗鲁中医院	南京大学医学院附属鼓楼医院
河南省人民医院	浙江大学医学院附属第一医院
台州恩泽医疗中心—浙江省台州医院	上海中医药大学附属岳阳中西医结合医院
包头市中心医院	上海市第七人民医院
北京和睦家医院	浙江大学医学院附属第二医院
滨州医学院附属医院	河北省人民医院
上海市同仁医院	湖北省天门市第一人民医院
建德市第一人民医院	淮安市第一人民医院
河南省(郑州)儿童医院	厦门市第五医院
江苏省无锡市第二人民医院	昆明儿童医院
上海市第六人民医院	台湾中国医药大学附设医院
西北妇女儿童医院	济宁医学院附属医院
上海交通大学医学院附属上海儿童医学中心	复旦大学附属儿科医院
南昌大学第一附属医院	上海中医药大学附属龙华医院
林口长庚纪念医院	河南省洛阳正骨医院河南省骨科医院(洛阳院区)
新疆医科大学第一附属医院	河南省洛阳正骨医院河南省骨科医院
HIMSS O-EMRAM(门诊)6 级医院	
台州恩泽医疗中心—浙江省台州医院	宁波市鄞州区第二医院

资料来源：http：//www. himss. cn。

二 HIMSS Analytics 成熟度模型

成立于 2004 年的 HIMSS Analytics 是 HIMSS 总部专门针对市场调研、评价和咨询业务组建的全资下属机构，总部位于美国芝加哥。HIMSS Analytics 最为人熟知和瞩目的一项工作便是各类医疗信息化相关的“成熟度模型”（Maturity Model）研发。

早在 2004 年，HIMSS Analytics 便在收购一套医院信息系统建设进程数据库的基础上设计了最早的 EMRAM（Electronic Medical Record Adoption Model，电子病历应用模型）。2005 年 EMRAM 正式发布后，HIMSS Analytics 依据这一模型开始对美国国内医院进行分级评价，并根据评级过程中反馈的数据对 EMRAM 进行调整。[①]

截至 2018 年 5 月，包括 EMRAM 在内，HIMSS Analytics 已经完成研发并发布的模型共有 4 套。[②]

- Electronic Medical Record Adoption Model，电子病历应用模型，简称 EMRAM（见图 1）；
- Outpatient Electronic Medical Record Adoption Model，门诊电子病历应用模型，简称 O-EMRAM（见图 2）；
- Adoption Model for Analytics Maturity，数据分析能力应用成熟度模型，简称 AMAM（见图 3）；
- Continuity of Care Maturity Model，医疗连续性成熟度模型，简称 CCMM（见图 4）。

除此之外，HIMSS Analytics 在 2018 年 HIMSS 全球年会上又宣布了两套新的成熟度模型：INFRAM（信息技术基础设施成熟度模型）和 H-SIMM（供应链管理成熟度模型）。根据 HIMSS Analytics 发布的消息，这两套成熟度模型仍处于研发阶段，具体分级架构还未正式公开，预计将于 2020 年前完成。[③]

---

① HIMSS Legacy Workgroup。History of the Healthcare Information and Management Systems Society，2013.1.

② www. himssanalytics. org.

③ www. himssanalytics. org.

STAGE	HIMSS Analytics EMRAM EMR Adoption Model Cumulative Capabilities
7	Complete EMR; External HIE; Data Analytics, Governance, Disaster Recovery, Privacy and Security
6	Technology Enabled Medication, Blood Products, and Human Milk Administration; Risk Reporting; Full CDS
5	Physician documentation using structured templates; Intrusion/Device Protection
4	CPOE with CDS; Nursing and Allied Health Documentation; Basic Business Continuity
3	Nursing and Allied Health Documentation; eMAR; Role-Based Security
2	CDR; Internal Interoperability; Basic Security
1	Ancillaries - Laboratory, Pharmacy, and Radiology/Cardiology information systems; PACS; Digital non-DICOM image management
0	All three ancillaries not installed

图 1　EMRAM 分级架构

STAGE	HIMSS Analytics O-EMRAM Outpatient EMR Adoption Capabilities
7	Complete EMR: external HIE, data analytics, governance, disaster recovery
6	Advanced clinical decision support; proactive care management, structured messaging
5	Personal health record, online tethered patient portal
4	CPOE, Use of structured data for accessibility in EMR and internal and external sharing of data
3	Electronic messaging, computers have replaced paper chart, clinical documentation and clinical decision support
2	Beginning of a CDR with orders and results, computers may be at point-of-care, access to results from outside facilities
1	Desktop access to clinical information, unstructured data, multiple data sources, intra-office/informal messaging
0	Paper chart based

图 2　O-EMRAM 分级架构

STAGE	HIMSS Analytics AMAM Adoption Model for Analytics Maturity Cumulative Capabilities
7	Personalized medicine & prescriptive analytics
6	Clinical risk intervention & predictive analytics
5	Enhancing quality of care, population health, and understanding the economics of care
4	Measuring and managing evidence based care, care variability, and waste reduction
3	Efficient, consistent internal and external report production and agility
2	Core data warehouse workout: centralized database with an analytics competency center
1	Foundation building: data aggregation and initial data governance
0	Fragmented point solutions

图 3　AMAM 分级架构

STAGE	HIMSS Analytics CCMM Continuity of Care Maturity Model Cumulative Capabilities
7	Knowledge driven engagement for a dynamic, multi-vendor, multi-organizational interconnected healthcare delivery model
6	Closed loop care coordination across care team members
5	Community wide patient records using applied information with patient engagement focus
4	Care coordination based on actionable data using a semantic interoperable patient record
3	Normalized patient record using structural interoperability
2	Patient centered clinical data using basic system-to-system exchange
1	Basic peer-to-peer data exchange
0	Limited or no e-communication

图 4　CCMM 分级架构

已经完成的4套成熟度模型均采用0～7级8个级别的分级方式，0级为最低级别，7级为最高级别，分别针对医疗信息化不同应用场景或方式下的建设和应用水平进行分级评价。在这些模型中，使用较为广泛深入的是EMRAM和O-EMRAM，其中又以EMRAM为主。

作为HIMSS Analytics各大成熟度模型中最早问世的一个，EMRAM主要用于对“急性期服务”（Acute Care）机构的临床信息化建设和应用进行分级评价，在实际医疗环境中对应的是医院的急诊和住院服务。与之不同的是，O-EMRAM针对的是“门诊/诊所医疗”（Outpatient/Ambulatory Care）机构的临床信息化建设和应用，既可用于评价医院的门诊，也可评价独立的诊所。

（一）EMRAM

EMRAM全称“Electronic Medical Record Adoption Model”（电子病历应用模型），是由HIMSS Analytics研发的第一套成熟度模型，于2004年完成第一版，2005年开始用于对美国国内医院进行评价。截至2017年第四季度，全球共有8234家医疗机构注册参与EMRAM评级，其中覆盖了美国几乎全部医院，以及来自其他40多个国家和地区的2000多家医院。在发布后，HIMSS Analytics根据在评价、咨询和调研中搜集到的信息，以及全球医疗信息界专家的反馈意见，对EMRAM内容进行了多次调整和版本更新，现行版本为2018年1月1日生效的分级模型。

EMRAM分级标准的评价大致可以分为7条主要线索。

1. 系统功能模块建设，以及数据层和应用层的整合与互联互通（Installations & Integration）；

2. 系统主动式临床决策支持功能（Clinical Decision Support，CDS）；

3. 基于技术手段的闭环流程（Technology-enabled Closed Loop Processes）；

4. 数据分析与利用（Analytics & BI）；

5. 信息安全与业务连续性（IT Security & Business Continuity）；

6. 系统与数据治理（System & Data Governance）；

7. 对外健康信息交互（Health Information Management，HIE）。

其中，0 级代表医院基本没有信息系统；1 级开始完成业务量和信息化需求最显著的检验科、药房和放射科 3 个医技科室信息系统上线；2 级要求开始建设用于对不同临床业务系统数据进行整合的“临床数据存储”（Clinical Data Repository，CDR）；3 ~ 5 级逐步上线医生、护理、辅助科室等支持临床业务所需所有系统和功能模块，并全部接入 CDR，实现数据和系统层面的全方位整合，至此所有临床所需系统应当全部完成上线；6 级则要求在系统和数据高度整合的基础上，通过信息系统支撑跨科室、跨系统的 3 个主要临床“闭环”（Closed Loop），即用药闭环、输血闭环和母乳闭环，要求医院基于信息系统实现对相关临床活动的全流程闭环管理，通过扫码或其他识别技术确保患者用药、输血和母乳使用安全；7 级则主要强调信息系统应用应当在 6 级覆盖医院部分科室的基础上，实现全院铺开，并在实现临床数据与非临床数据整合的基础上，建立用于数据分析（Analytics）和管理决策支持（Business Intelligence，BI）的系统工具，且要求医院已经实际利用其数据分析能力实现临床业务和管理水平在“安全、质量、效率”（Safety，Quality，Efficiency）方面的提升。

EMRAM 十分强调的另一条考察线索是由信息系统主动向使用者发出的临床决策支持（CDS）功能，在模型中从 2 级便要求实现初级 CDS 功能，而后逐级提升，直到 7 级要求实现多种类型的临床决策支持功能，以及基于临床和非临床数据结合的运营管理决策支持功能。在 EMRAM 中，随着级别的提高，系统模块建设数量以及对应的患者诊疗数据完整性和复杂度逐级提升，因此要求实现的 CDS 功能也就愈加先进、复杂。

EMRAM 中信息安全方面的要求是 2018 年版的新增内容，从 2 级的基础信息安全能力要求开始，随级别上升逐渐提高，在 6 级要求建立系统的，覆盖全院线上、线下的信息安全和业务连续性保障体系，以确保医院信息系统和数据安全，最终实现对患者安全、医疗服务质量，以及医院运营效率的最大限度保障。HIMSS 历来强调医疗信息安全，将这一方面内容以标准要求的形式写入新版 EMRAM 出于两方面原因考虑：第一，最近一两年来，全球各地区医院已然成为黑客攻击和数据泄露的“重灾区”，多次出现勒索病毒攻击和大量患者个人数据泄露事件，其影响已经触及院内业务流程中的“患者安全”底线；第二，随着医院达到 EMRAM 6 级水平，特别是在7 级全面实现“无纸化”工作环境的情况下，医院的基本运行和安全都对信息系统的稳定性和安全性具有高度的依赖，信息系统出现任何问题都可能迅速蔓延，并对医院业务工作的正常开展造成立竿见影的影响，严重的会导致业务中断，甚至威胁患者生命。因此，HIMSS Analytics 在新版标准中增加了关于信息系统和数据安全以及业务连续性的全面要求。

（二）O-EMRAM

O-EMRAM 是目前 HIMSS Analytics 评价使用量第二的模型，发布时间晚于 EMRAM，主要用于对提供非急性期诊疗服务（Ambulatory Care）的医院门诊或独立诊所的临床信息化建设和应用水平进行分级评价。与 EMRAM 一样，O-EMRAM 也分为0 ~7 级 8 个级别，0 级最低，7 级最高。

O-EMRAM 分级标准主要有 7 个主要评价线索。

1. 系统功能模块建设，以及数据层和应用层的整合（Installations & Integration）。

2. 系统主动式临床决策支持功能（Clinical Decision Support，CDS）。

3. 对外健康信息交互（Health Information Management，HIE）。

4. 基于信息技术手段的人群健康管理能力和健康状况改善（Technology-enabled Population Health Management & Improvement）。

5. 数据分析应用（Analytics & BI）。

6. 信息安全与业务连续性（IT Security & Business Continuity）。

7. 系统与数据治理（System & Data Governance）。

从系统建设的技术角度来看，O-EMRAM 要求的基础信息系统与 EMRAM 并没有实质性的差异，二者主要的差异体现在支持“急性期医疗”和“非急性期医疗”不同服务功能的技术和应用要求上。譬如，O-EMRAM

更加强调对外健康信息交换，这是由于门诊和诊所与患者接触的频次和模式决定了如果不具备高水平的 HIE 能力，服务机构和人员（Care-Giver）在没有对外交换患者信息的情况下便不能正常开展工作，体现在信息系统上便是对 HIE 功能更高的要求。

另外，门诊和诊所在医疗体系中的另一个基本职能是为患者提供持续的随访，并对患者进行必要的干预，通过长期健康管理改善患者健康状况。这是 O-EMRAM 考察的重点内容之一，因为在信息化建设水平较低的阶段，对患者的干预只能通过患者每次就诊时现场人工进行，可及性差、效率低。而随着门诊或诊所信息化水平逐渐升高，各种必要的系统功能模块均已上线，在此基础上便可以建立与患者进行高效在线互动的医患门户（Portal），利用手机移动端、PC 端、可穿戴设备等技术手段，建立在线预约、提醒、随访等沟通机制，实现信息交换、数据交互和决策支持功能，将原来局限在"院墙内"的服务拓展到"院墙外"，从而显著提升对患者健康状况的监控、管理和改善能力。当医患门户的使用人数规模达到一定水平时，假以时日，便可形成对相应患者人群（Patient Population）的健康水平提升。这便是 O-EMRAM考察的关键点——"基于技术手段的人群健康管理"（Technology-enabled Population Health Management）。

三　EMRAM 评级工作模式

为了充分实现 HIMSS EMRAM 评级"以评促建"的价值，为医院带来实实在在的收益，EMRAM 评级过程采用的是"咨询+评价"工作模式。其中除了上述评级流程中直接包括的在线问卷评分和现场评审这两项评价活动外，HIMSS 大中华区还在 EMRAM 6 级、7 级评级之前和过程中为医院提供一系列的咨询活动，用于培训、辅助和指导医院的建设和整改，其中主要的咨询活动包括：

- 基线调研：主要由 HIMSS 大中华区专家团队参考 EMRAM 6 级、

7级标准对医院的信息化建设总体情况进行摸底调研，同时为医院介绍EMRAM的内容架构、核心理念、建设方法，协助医院对临床、管理科室参与后期的建设、整改项目进行动员，并协助医院信息化建设负责部门制定接下来的评级进度安排。

● 模拟评审：采取与正式评审一致的流程和专家级别，对医院进行一次“预评审”，使医院有针对性地“查漏补缺”，确定医院当前建设整改成果中可能尚待进一步解决的问题，为正式的现场评审做准备。

● 流程再造与医院管理咨询：在整个评级相关咨询活动中，这部分咨询更加深入具体，主要目的是为医院在评级准备过程中提供建设方向和优先级的指导，流程再造设计的辅助，关键理念和方法的培训，与EMRAM评级和信息化建设相关的管理方法和流程设计，以及与医院建设和管理相关的其他帮助。在这个过程中，一方面，从信息化规划和建设角度，帮助医院避免建设过程“跑偏”，出现不必要的资源浪费，集中精力实现相关性最高、最关键的建设改造项目；另一方面，从信息技术与流程实施角度，辅助医院实现信息系统建设与临床业务、管理和运营流程进行有机整合，避免信息化和流程脱节、错位的情况；同时，从信息化成果转化的角度，在信息化建设取得一定成效的基础上，帮助医院提升利用信息工具和数据资源的能力，逐步实现信息化成果向临床、管理和科研等生产力成果的转化。

咨询活动在EMRAM评级过程中发挥着非常重要的作用，其中专家资源包括HIMSS总部评级中心及大中华区负责人和专家，美国或其他国家EMRAM 6级、7级医院CIO（Chief Information Officer，首席信息官）、CMIO（Chief Medical Information Officer，首席医疗信息官）或以上级别专家，大中华区EMRAM 6级、7级医院CIO，医务、护理、药学等相关部门负责人或以上级别专家，大中华区内部专家团队都直接领导过EMRAM 6级、7级建设和评审，在相关领域具有先进的理念、知识水平和实践经验。可以说，HIMSS EMRAM咨询和评审过程是HIMSS大中华区集海内外全球医疗管理和信息管理精英为各医院量身打造医疗信息系统并全面优化其医疗业务和管理流程的过程。

这种高水平且具有必要频次和深度的咨询工作，能够在评级过程中起到弥合先进标准与系统建设、系统建设与流程设计、流程设计与产能提升之间的断层，是帮助医院实现 HIMSS EMRAM 评级的“抓手”，借助“以评促建”模式拉动信息化改造、建设，从而利用信息技术工具实现对医院业务流程、工作模式、管理方法和水平升级，进而实现全生产力要素效能提升，提高医院患者安全、服务品质和运营效率，实现更高的价值产出的重要手段。

HIMSS EMRAM 评级相关的咨询服务都需要根据医院的实际情况和需求量身定制，各家医院的咨询通常各有侧重，但总体上都围绕“EMRAM 6 级、7 级评级”展开，以评级最为相关的工作作为优先级最高的项目，逐层向外延伸，最终的落点在如何利用信息化支持临床业务流程、医院运营乃至大数据、科研等应用方面。

四　HIMSS EMRAM 评级的价值与收益

HIMSS EMRAM 评级能够对参评医院产生典型的“以评促建”的“抓手”效应，而保障这一效应实现的是其背后“先进的标准”、“严谨的评价”和“高水平的咨询”构成的一套工作机制。

其一，HIMSS EMRAM 在充分反映医疗信息化建设的基本原理和内容的同时，又对传统的建设路径进行了优化，要求在信息化建设的最早期（EMRAM 2 级）便建立 CDR（Clinical Data Repository，临床数据存储），实现各系统和模块之间数据底层的集成整合，并要求后期所有新增系统和模块均在此基础上实现整合。作为信息化建设的顶层设计，这种“整合优先”的思路能够更加高效地形成“以患者为中心”的完整数据，建立全方位支持临床业务流程的系统功能，有效规避传统的“功能模块无序堆积”建设模式中最为常见、影响最大的数据和系统“孤岛化”问题，无

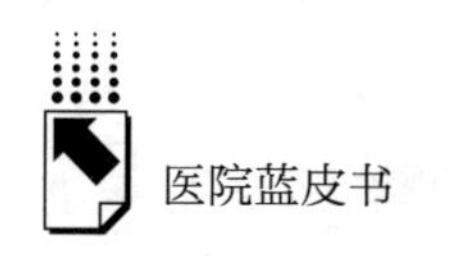

论是对新系统的规划，还是对现有孤岛化系统的改造，都具有非常重要的指导意义。

同时，EMRAM 强调通过信息技术手段（Ttechnology-Enablement）改造并支持临床工作流程，形成基于信息系统的闭环流程，这一理念及其实践方法为医疗机构在更加先进的技术环境下进行业务流程建设和改造提供了行之有效的路径。另外，EMRAM 鼓励并欢迎对更加先进的技术手段的运用，譬如广泛要求的临床决策支持（CDS）功能，借助这样的自动化、智能化技术，在保证甚至提升临床工作效率的同时，显著提升医疗实践的安全性和质量。而通过不具体要求功能的方案和技术、设备手段，仅以原则性条款要求实现“安全、质量、效率”的信息化总体建设方向和目标，EMRAM 标准体系为医疗机构在现代技术演进迭代速度极快的环境中，不断引进和采用更新、更先进的技术手段和解决方案留出了非常大的自由发挥空间。

此外，为了保持 EMRAM 标准持续的先进性，HIMSS Analytics 不断听取和吸收来自全球各国医疗信息化、医疗服务、医院管理等相关领域的最新专家意见，完善和更新标准内容。以 2018 年标准的更新为例，HIMSS Analytics 先后听取、吸纳了来自美国、欧洲、亚太、中东等国家和地区，包括中国专家的意见和实践经验，并结合近年来在全球各个国家和地区开展咨询和评审过程中的经验、教训和成果，最终形成新版标准内容。

其二，在标准先进性的基础上，HIMSS EMRAM 评级的评价内容和工作模式有效保障了评价的“客观、公正、严谨”。EMRAM 6 级、7 级评审关注的焦点并不完全在信息系统的功能设计上，而是在充分了解系统功能的基础上，着力现场考察技术的实际应用和对业务流程的支撑水平，换言之，EMRAM 评级考察的内容是“技术 + 流程 + 管理”，而非单纯的“技术”。这一模式与 HIMSS 的“以信息和技术推动医疗优化和转型”宗旨直接相关。这样的考察内容和模式有效地解决了传统信息化建设中“信息”与“临床”、“技术”与“流程”、“数据”与“管理”割裂脱节的问题，借标准要求和评价过程之力将其拉拢并整合，从而形成正向合力。

在评审工作模式上，HIMSS EMRAM 评级有两个原则性的要求，以 HIMSS 大中华区为例。

（1）人员配置：EMRAM 6 级、7 级的评审专家组由中国专家和海外专家联合构成，其中组长由 HIMSS Analytics 官方负责人担任。这一组合工作模式中，咨询或评审组成员都是医疗信息化领域顶尖的专家，并且必须亲自领导过 EMRAM 6 级、7 级建设和评审过程，除了这一共同特点外，各位专家角色又各有偏重，来自 HIMSS Analytics 的组长对 EMRAM 标准把握最为准确、熟悉，海外专家了解国外最新的技术应用和最佳实践，并保证采用全球一致的评审标准和方法进行评价，而中方专家一方面直接听懂、看懂中文；另一方面则对本地信息化建设中各种可能的问题，乃至对可能隐藏在表象之下的一些“机关门道”心中有数，能看到海外专家看不到的地方。

（2）服务模式：EMRAM 评级的整个过程实际上由前期的“咨询辅导”和最后的“正式评审”两部分构成。其中，评审作为一个目标事件为整个过程提供方向和驱动力，对医院信息化建设、流程再造的推动、辅助作用在很大程度上集中在咨询部分。究其原理，其一，无论何种标准，往往存在“千人千面”的现象——大家对标准要求以及背后原理的解读差异很大，在这种情况下越是先进、简约的标准越明显，因此需要对标准内容和原理提供专业、准确的解读，以便将其中所包含且希望传递、实现的关键理念和要求结合实施机构特点，清晰、翔实、精确地呈现出来，这是 HIMSS 大中华区咨询服务的关键内容；其二，在实际对标、改造、实施落地过程中，医疗机构的决策者、管理者和业务一线人员将面临很多困惑，甚至艰难的判断和决定，在这个过程中如何做出正确的技术选择、流程设计和改造方案，HIMSS 大中华区专业的咨询辅导能够带来非常直接的帮助；其三，作为一个具有评审角色的“第三方”咨询机构，HIMSS 大中华区的高水平专家团队往往能够起到“好念经，念好经”的作用，特别是在医院流程再造过程中，为医疗机构的流程再造设计和实施把握好方向，避免“跑偏”，同时充当有效缓冲机构，在没有第三方参与情况下的内部的直接刚性博弈过程中，帮助医疗

机构以最小的代价建立最优化的新流程；其四，HIMSS EMRAM 评级提供的只是“公正客观的评价”服务，其目的和效果不是“一纸证书”，而是需要建立能够实际有效支持医务人员临床工作的信息技术工具和对应的流程，并且支持更高的临床和运营管理水平，最终实现更高的患者安全、服务品质和工作效率。通过评审取得认证的前提必须是医疗机构的信息化建设和应用实际水平达到了标准要求，因此，对于医疗机构而言，前期建设过程中无论是由于对标准的理解不够清晰，还是在建设改造过程中走了弯路，都很容易事倍功半，不能按期达到目标。HIMSS 大中华区根据其丰富的行业经验和对各医院基础及个性化需求的评估，组织国内外权威专家所提供的准确、专业、扎实的咨询服务在很大程度上保障了医疗机构最终建设和应用的成效，从而极大地避免了医院在建设过程中的浪费和曲折，提高医院的顺利达标率。

结合 HIMSS Analytics 多年来的经验，以及 HIMSS 大中华区建立以来国内医疗机构的参评经历，HIMSS EMRAM 评级可以为医疗机构带来很多价值和收益，其中主要包括如下内容。

（1）促使医院集中资源，短期内快速推动信息化建设。医院建设和运营中的一个基本共识是，信息化建设投入巨大，但并不产生任何直接的效益，因此绝大多数医疗机构的建设模式都是“拉长战线”，逐年分散，少量投入，往往建设时间跨度很长，难以看到成果，难以形成共识，难以有效投入以集中精力解决问题。在具有 HIMSS 大中华区专业咨询支持、院方充分投入、厂商高度配合的前提下，很多 EMRAM 6 级医院能够凝聚资源，形成合力，团结一心，不管起点在哪儿，都能够在短期内以“歼灭战”的方式完成大面积、大范围的深度建设改造，顺利取得成效。在这一过程中，利用评级这一事件作为“抓手”发力，医疗机构可以将从领导层到临床一线员工的注意力都集中到信息化建设和改造上来，把有限的建设资源集中，投入信息化资源，并借助 HIMSS 大中华区的专业咨询和在其有效指导下的厂家配合，把每一分钱“花到刀刃上”，真正实现快想、快干，集中力量办大事，办成事。

（2）促使解决传统信息化建设模式产生的大量“孤岛化”系统和数据，推动医院实现系统平台建设与整合。仔细梳理当前大多数医疗机构信息化建设中存在的各种问题，其中相当大比例都直接或间接归因于系统和数据缺乏整合，严重“孤岛化”这一技术底层问题，而在 EMRAM 中 2 级便要求实现整合，在评审过程中更是大量考察基于系统和数据整合方可实现的功能和应用，乃至于对闭环流程的支撑，以及多元化数据分析能力。这就使医院必须解决这个可能由于投入资源大、建设难度大、缺少直接成果等长期被搁置的问题，从而为信息化建设纵深推进、实质性发力奠定技术基础。

（3）促使信息化建设与临床业务流程融合，在信息化建设中充分发挥二者合力。传统模式下，在医院提“信息化”，无论是领导还是一线员工的第一反应都是“信息科的事”；无论在理念还是在实际建设和应用中，信息化建设都与临床业务工作之间存在明显脱节。究其缘由，虽然有一定认识不到位的原因，但更重要的则是前面提到的“孤岛化”问题导致很多临床流程需要的信息系统功能开发不出来，以及建设中出现“上个系统，临床多个工作量”等问题，这让临床难以“爱上”信息化，更无法跟信息携手，长久之下，二者势必脱节，甚至对立。而正如前面提到，HIMSS EMRAM 评级并非单纯考察“技术”，而在于技术如何支持流程——“技术 + 流程 + 管理”，一方面，其中要求的大量信息功能、知识库和流程设计都不是信息部门或者厂商能力所及的，必须由临床工作者从专业和使用者的角度参与建设和改造；另一方面，由于解决了孤岛化问题，很多此前做不出、做不到的系统功能和流程设计便有了可行性，从而能够支持乃至吸引临床的参与。在国内参与 HIMSS EMRAM 评级的医院中普遍存在“1 + 1 > 2”的协同效应，在医院建设改造过程中，很多临床人员从抵触逐步到理解并愿意参与信息化建设，特别是 6 级、7 级要求的很多能力得以实现之后，临床人员参与信息化建设的热情愈加高涨，信息和临床之间存在的鸿沟逐渐弥合，信息化建设与临床业务流程优化之间形成正向合力和良性循环，相互促进提升，快速、持续提高彼此水平。

（4）促使信息化建设最大化发挥其“技术效能”，释放“技术红利”，提升“全要素生产率”。在解决了“孤岛化”问题，快速推进系统功能建设、业务流程再造，以及信息、临床实现正向合力的基础上，HIMSS 参评医院会迎来一个信息化建设及其成果的爆发期，其间技术和流程的快速改进会激发并实现整个机构无论是临床业务还是运营、管理效率、效能的显著提升，使原来被重复劳动、手工操作、人工错误、流程混乱等问题束缚的人力、物资、设备、设施、财务和患者等得到解放，通过信息技术实现高度整合和协调，使其产能得以有效释放，从而实现“全要素生产率”提升。

（5）7 级医院由于已经具备相当水平的数据自动采集能力，信息系统对数据自动运算具有驱动决策支持的功能，同时配合由系统自动控制运行的设备，打造出利用技术手段支持医院临床和管理活动的智能化链条，已经在一定程度上实现了“智慧医院”，为后期医院在物联网、人工智能、机器人等相关技术方面的深入应用提供了技术前提和建设框架。

（6）在 EMRAM 6 级、7 级建设过程中，医院逐步形成了海量高质量数据的生产、管理和应用的能力，其数据化水平相对于传统状态医院明显提升。同时，医院还在建设和应用过程中，借助 HIMSS 大中华区的专业咨询帮助，学习和提升了对决策支持“规则”的研发和应用能力，以及对海量数据的分析，乃至数据挖掘的能力，而这些无疑都是医院未来在人工智能、大数据等领域纵深发展的前提条件。

标准化管理篇

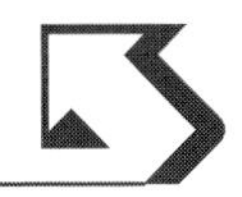

Standardized Management Reports

B.12 我国医院标准化管理的政策环境与未来发展

李永斌*

摘　要： 习近平总书记在党的十九大报告中提出了“我国经济已由高速增长阶段转向高质量发展阶段”的重要论断。在新时代的历史背景下，我国医院标准化体系发展正处于一个大有可为的历史机遇期。本报告梳理了当今标准化改革的国际趋势与我国的战略实践，简述了卫生标准管理体系发展的基本现状，介绍了我国医院质量管理标准化探索，分析了当前标准发展的政策环境及所面临的机遇与挑战，进而提出了顺应健康中

* 李永斌，医学博士，副研究员，中国医院协会评价部主任，主要承担医院评审评价、行业标准规范制定、患者安全目标研究等工作，主持国家社会科学青年基金项目 1 项，主持研制“中国医院患者安全目标”，参编《医院管理指南》《中国医院竞争力报告》等论著，主办“中国医院质量大会”等大型品牌学术会议，兼任《中国卫生政策研究》等学术期刊外审。

国战略和深化“放管服”改革的时代要求，把握关键、有序推进医院标准化发展的策略建议。

关键词： 医院　标准化　质量管理

“不以规矩，不能成方圆”，标准化始终伴随着人类社会的发展，也是人类对客观规律的天然追求。自工业时代兴起至今，得益于标准化的跨越式发展，制造业和服务业都得以高速发展。当今，随着标准化逐步从工业制造业和服务业向社会领域扩展，无论是传统行业还是科技创新行业无不将追求标准化作为自身发展的终极目标，标准化也从简单的关注质量改进和效率提升，跃升至更加关注可持续发展、治理效能改进和健康获得感提升。

一　大潮兴起：标准化改革国际趋势与中国实践

1. 国际标准化体系

国际标准主要包括两大类：一是国际标准化组织（ISO）、国际电工委员会（IEC）和国际电信联盟（ITU）三大国际标准组织制定的标准；二是由 ISO 认可并公布的其他国际组织制定的标准。国际标准在世界范围内统一使用。全球较为知名的国际标准组织有美国的 CSA、ANSI，欧洲的 CENELEC、BSI 等国际标准研发中心。中国国家标准化管理委员会等机构是国内权威的标准化研发机构（见图 1）。

提到标准化就不得不谈 ISO。ISO 是全球最具权威性的标准化组织之一，其标准对全球经济、社会发展发挥了重要而深远的作用。ISO 来源于希腊语的“ISOS”，即“Equal”，具有平等之意。ISO 成立于 1946 年，其日常办事机构中央秘书处设在瑞士日内瓦。ISO 的宗旨是“在全球范围内促进标准化领域的发展，以便于商品和服务的国际交换，在知识、科技和经济领域开展合作”。ISO 现有超过 164 个国家和地区成员。中国 1978 年加入 ISO，并于 2008 年 10 月第 31 届国际化标准组织大会上正式成为 ISO 常任理事国。我国的张晓刚高级工程师曾于 2013 年担任 ISO 主席。目前代表中国参加 ISO 的国家机构是国家市场监督管理总局。

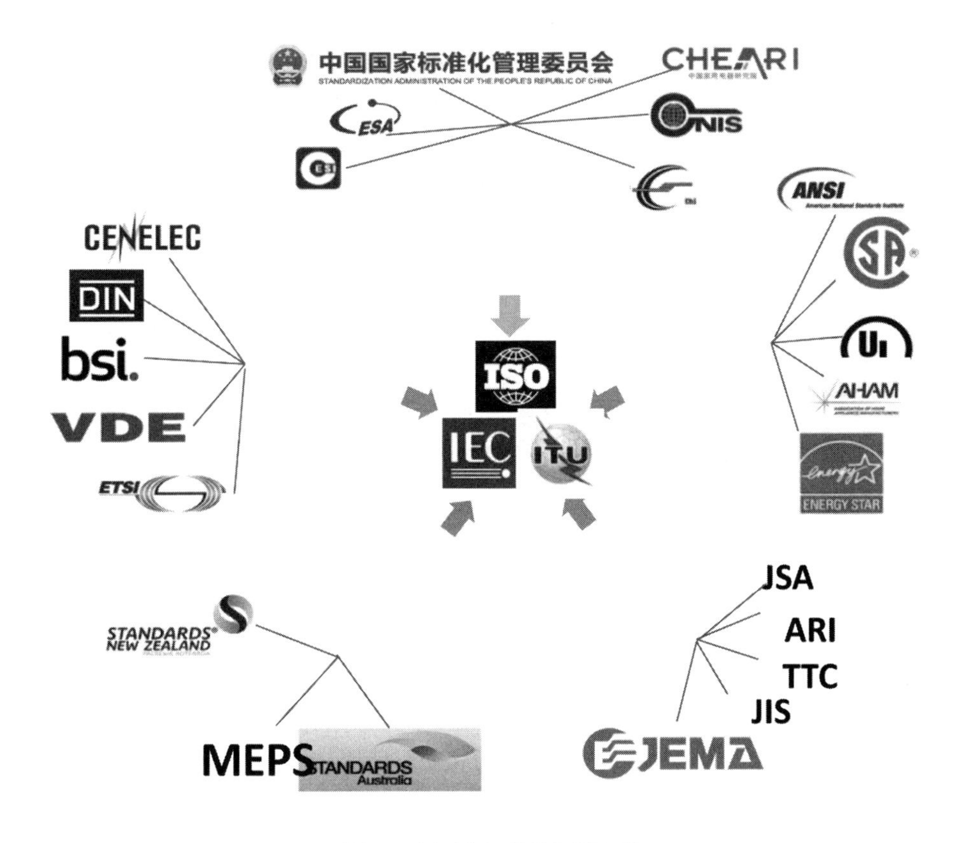

图 1　主要的标准化研发机构

资料来源：ISO, A Successful Organization in 2020。

ISO 标准主要类型包括了国际标准（IS）、指南（Guide）、技术规范（TS）、可公开规范（PAS）、技术报告（TR）、国际研讨会协议（IWA）。ISO 标准体系按照《国际标准分类法》（ICS）划分为九大领域，较知名的有 ISO 9000 质量管理体系、ISO 14000 环境管理体系、ISO 31000 风险管理体系、ISO 26000 社会责任体系。从已发布的 ISO 标准项目来看，目前标准发展较为成熟的是工程技术，材料技术，电子、信息技术与通信等领域，而健康、安全和环境标准约占 4.1%（如图 2 所示）。

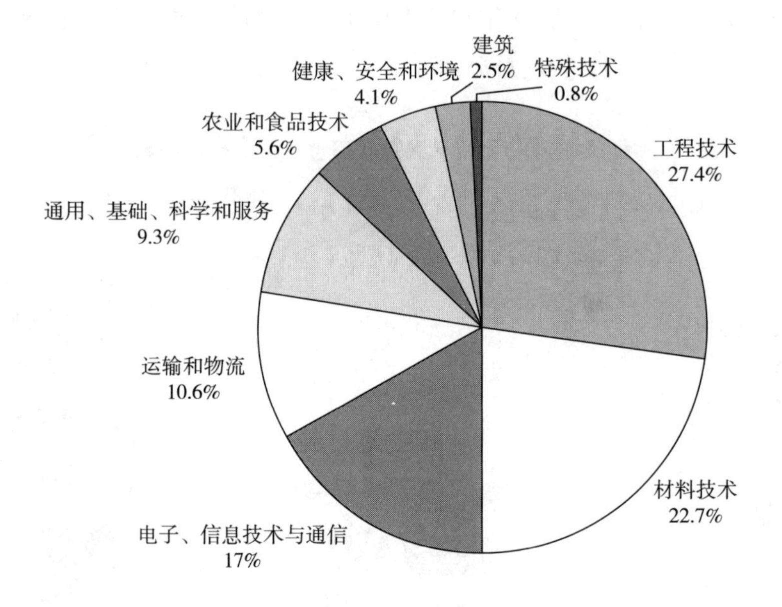

图 2　ISO 已发布标准类目构成

资料来源：ISO，A Successful Organization in 2020。

以卫生健康领域相关的 ISO 9001 为例，ISO 9001 是 ISO 9000 标准的质量管理认证核心标准，旨在帮助组织建立、实施并有效运行质量管理体系。ISO 9001 核心条款主要包括质量管理体系、管理责任、资源管理、产品实现、测量、分析和改进等。在医疗领域，该标准强调医疗活动的过程管理、持续改进和患者满意，更加注重“事”的管理，并关注有形资源的质量控制。ISO 9001 的优点是它面向所有行业，通用性高，采用过程管理的方法模式，结构简化、操作性强，并且可与其他管理体系标准规范（如 ISO 14001 环境管理体系）兼容。作为国际公认的质量管理标准，ISO 9001 已被全球众多国家广泛认可和使用。

2. 标准化管理中国实践

在全球化背景下，标准日益成为促进全球经贸、技术、环境、社会等可持续发展的重要支撑，中国也积极参与其中。正如习近平主席在致第 39 届国际标准化组织大会的贺信中所说的，标准已成为世界的“通用语言”。

为强化标准化管理，2001 年我国成立中国国家标准化管理委员会，目前该委员会隶属于国家市场监督管理总局。近年来，我国相继成为国际标准化组织（ISO）、国际电工委员会（IEC）常任理事及国际电信联盟（ITU）理事，我国专家担任 ISO 主席、IEC 副主席、ITU 秘书长等一系列重要职务，主导制定国际标准的数量逐年增加。

标准化在保障产品质量安全、促进产业转型升级和经济提质增效方面起着越来越重要的作用。为系统推进标准体系建设，国务院发布《深化标准化工作改革方案》，以期合理统筹改革的优先领域、关键环节和实施步骤，通过市场自主制定标准的增量带动现行标准的存量改革，其总体目标是建立协同发展、协调配套的新型标准体系，形成政府引导、市场驱动、社会参与、协同推进的标准化发展格局，使标准成为对质量的“硬约束”，合力推动我国经济迈向中高端水平。

2000 年以来，我国标准化改革发展呈现蓬勃的生命力，“中国制造”逐步向“中国智造”和“中国质造”转型升级。传统产业沿袭着由产品化到标准化再到产业群的发展模式，而新兴产业则呈现标准化到产品化再到产业群的新业态模式，甚至出现跨越式的迭代发展。从我国制定的国际标准变化趋势可见一斑：进入 2000 年后，我国主导制定的国际标准数量从 2000 年的 13 项跃升至 2015 年的 195 项（如图 3 所示），高速铁路、第五代移动通信等中国标准已获得世界认可。

3. 国家质量基础设施体系建设

联合国贸易和发展会议和世界贸易组织 2005 年共同提出建立国家质量基础设施（NQI）的战略，即从国家层面规划、建设和执行标准、计量、认证认可、检验检测等所需的质量体系框架。2006 年，联合国工业发展组织和 ISO 高度评价并积极倡导 NQI 体系，提出计量、标准、合格评定共同构成国家质量基础，是未来世界经济可持续发展的三大支柱（如图 4 所示）。

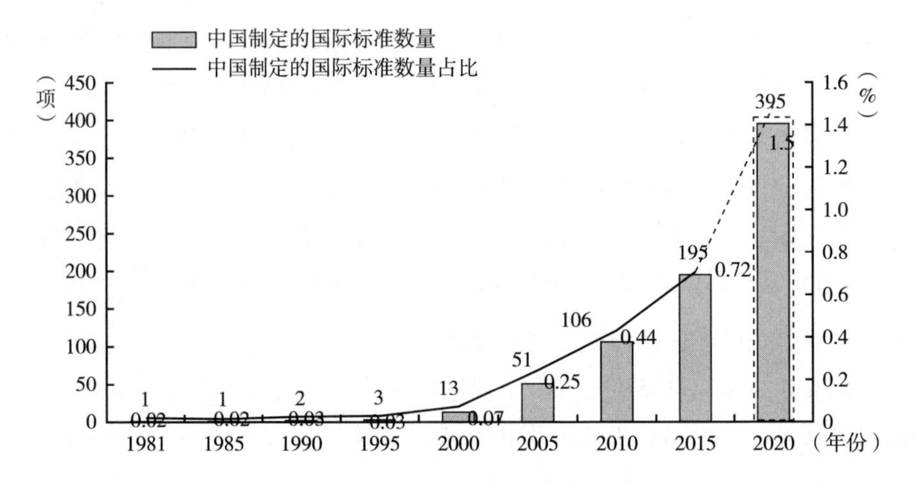

图3　中国制定的国际标准发展趋势

资料来源：张晓刚《瞄准国际标准　中国标准化工作到了历史最好时期》，《中国标准化》2018 年第 2 期，第 13 ~ 14 页。

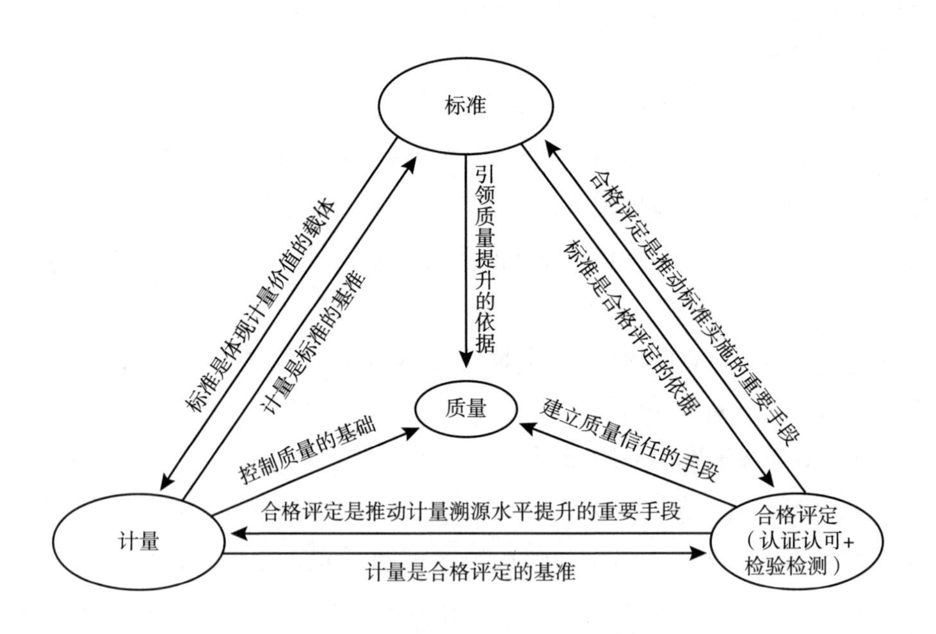

图4　国家质量基础设施体系核心框架

资料来源：陈钢《加强质量技术基础建设助推经济提质增效升级》，《行政管理改革》2016 年第 10 期，第 30 ~ 35 页。

目前，世界主要发达国家和制造强国都高度重视NQI。无论是传统产业升级、战略性新兴产业布局，还是生产性服务业发展，都离不开NQI。美国国会颁布质量促进法案，将计量、标准列入国家的全球战略；德国实施“以质量推动品牌建设、以品牌助推产品出口”的战略和“工业4.0”计划，将标准作为核心战略。

习近平总书记在党的十九大报告中提出“我国经济已由高速增长阶段转向高质量发展阶段”的重要论断。党的十八届五中全会确立的“五大发展理念”中的“绿色”的内涵也是“质量”。为响应NQI体系建设战略号召，我国2017年颁布《关于开展质量提升行动的指导意见》，提出以质量至上为价值导向，以改革创新动力，切实满足人民群众需求和增强国家综合实力，充分释放国家质量基础设施效能。2018年，我国颁布了《关于加强质量认证体系建设促进全面质量管理的意见》,积极推介质量管理先进标准和方法，在全行业开展质量管理体系升级，深化质量认证制度改革，加强事中事后监管，标准认证迎来新机遇。

为促进经济社会高质量的发展，强化标准化工作法治管理，我国2017年颁布了新修订的《中华人民共和国标准化法》，并于2018年1月1日正式实施。其体现了深化“放管服”改革行政新理念，为推动由政府主导制定的标准和市场自主制定的标准共同构成的新型标准体系提供法律依据，将范围扩大到农业、工业、服务业以及社会事业等领域，重点强化标准实施反馈评估制度、标准化协调机制和试点示范制度。其将强制性的国家标准、行业标准和地方标准整合为强制性国家标准，强制性标准必须执行；而国家鼓励采用推荐性国家标准、推荐性行业标准、团体标准（新增）、推荐性地方标准、企业标准；将地方标准制定权下放到设区的市，企业标准由向政府备案转为自我声明公开和接受监督。其重点明确了标准制定规程，强化提升标准质量，发挥标准在质量创新方面的作用，激发社会各方制定和运用标准的活力。

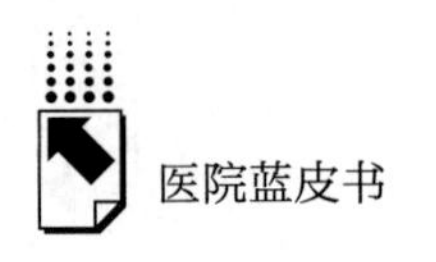

二　嬗变新生：我国医院标准化改革发展

1. 我国卫生标准管理体系建设

按照国务院《深化标准化工作改革方案》要求，标准可分为政府主导制定的标准和市场自主制定的标准。政府主导制定的标准由 6 类整合精简为 4 类，分别是强制性国家标准和推荐性国家标准、推荐性行业标准、推荐性地方标准、市场自主制定的标准（分为团体标准和企业标准）。

按标准性质，标准可分为强制性标准、推荐性标准、标准化指导性技术文件。而根据《中华人民共和国标准法》，我国标准分为国家标准（GB、GB/T）、行业标准（WS、WS/T）、地方标准（DB 加行政区划代码，食品安全地方标准为 DBS）、团体标准（T/）、企业标准（Q）。此外，根据《中华人民共和国职业病防治法》，还设有国家职业卫生标准（GBZ、GBZ/T）。

为激发社会团体活力，增加标准有效供给，我国于 2016 年颁布了《关于培育和发展团体标准的指导意见》，鼓励具有法人资格和相应专业技术能力的学会、协会、商会、联合会及产业技术联盟等社会团体自主制定、发布团体标准，以供社会自愿采用。积极为团体标准发展提供便利条件，营造宽松发展空间。

我国卫生健康领域标准实行归口管理、分工负责、制度全覆盖的原则。国家卫健委负责卫生标准制修订和审核管理，成立国家卫生标准委员会，挂靠国家卫健委，负责标准政策制定和统筹规划等。其现下设 17 个专业委员会，负责专业标准制定修订计划、标准审查、技术咨询与评估等。具体标准规划与程序审核归口法制司管理，业务把关归口疾控局、医政医管局、科教司等相关业务司局，承担专业标准修订及实施工作。而疾控中心、医管中心、信息中心等协调机构，负责各自专业领域的基础研究、组织立项、标准评审、实施和评估等。截至 2018 年，我国现行有效卫生标准为 1305 项（不包括食品)，按标准类型分，其中国家标准有 252 项、卫生行业标准有 619 项、国家职业卫生标准有 434 项。按标准性质分，强制性标准有 425 项、推荐性标准有 880 项，我国现行卫生标准类型见表 1。

表 1　我国现行卫生标准类型

类型	专业	GB	GB/T	WS	WS/T	GBZ	GBZ/T	合计
临床标准	临床检验	—	4	—	97	—	—	101
	血液	2	—	1	6	—	—	9
	医院感染	—	—	5	14	—	—	19
服务标准	医疗服务	—	7	3	6	—	—	16
	护理	—	—	—	2	—	—	2
	医疗机构	—	—	9	2	—	—	11
公共卫生标准	寄生虫病	3	—	5	23	—	—	31
	地方病	8	4	2	19	—	—	33
	传染病	3	3	41	8	—	—	55
	病媒生物控制	—	45	—	2	—	—	47
	营养	—	—	—	30	—	—	30
	环境卫生	17	75	1	7	—	—	100
	消毒	19	15	1	4	—	—	39
	学校卫生	5	17	1	12	—	—	35
职业卫生标准	职业卫生	—	—	—	58	112	216	386
	放射防护	8	16	12	14	56	50	156
信息标准		—	1	111	112	—	—	224
其他标准		—	—	—	11	—	—	11

资料来源：http：//www. nhfpc. gov. cn/zhuz/wjjsbz/wsbz. shtml。

2. 我国医院标准化实践探索

作为具有高技术含量、高生产力附加值的医疗行业，自然离不开标准化的加持。国家积极推进、深化“放管服”改革，促进服务创新驱动发展和满足行业需求，我国的医疗技术标准发展呈现井喷的局面，按疾病诊断相关组付费，临床路径标准化、中医药标准化等领域得以快速发展，智慧医院、人工智能、诊疗机器人、信息化大数据等一批先进技术得以应用，而与之形成鲜明对比的是，医院管理层面的标准开发程度相对较低。

（1）临床路径标准化

近年来，国家卫生健康部门大力推进临床路径管理工作，组织制定常见病、多发病、诊疗流程较为明确的病种的临床路径，推进临床路径管理试点，搭建临床路径管理质控数据网络平台。截至2017年底，累计发布临床路径达到1212个，涵盖30余个临床专业，基本实现临床常见、多发疾病全覆盖，基本满足临床诊疗需要。

2017年8月，国家卫生计生委、国家中医药管理局发布《关于印发医疗机构临床路径管理指导原则的通知》，明确临床路径管理的基本职责和病种选择与文本制定的基本原则，细化临床路径实践流程和管理制度，强化临床路径信息化建设和监督评价。指导原则突出了临床路径管理与医疗质量控制和绩效考核、医疗服务费用调整、支付方式改革、医疗机构信息化建设相结合的“四原则”。该文件的颁布有助于提高临床路径管理水平和实施效果，发挥临床路径规范医疗服务行为、保障医疗质量安全、提高医疗服务效率、控制医疗费用等作用，为按疾病诊断相关组付费等支付方式改革等工作奠定良好基础。

（2）中医药标准化

随着中医药国际化的蓬勃发展，国际上对天然药物、针灸、推拿等中医药医疗保健需求与日俱增。ISO先后颁布中药相关国际标准《中医药—人参种子种苗——第一部分：亚洲人参》《中医药—中药材重金属检测方法》。我国也承担了WHO国际疾病分类ICD－11传统医学章节审修工作。

然而，相较于日韩等汉方中医药标准的快速发展，我国中医药亟待建立符合自身特点的国家质量标准体系。2015年7月，国家中医药管理局组织开展中医药标准化项目遴选，重点遴选《国家基本药物目录》收录的中成药大品种和临床常用饮片，同步推动建设中药标准化支撑体系平台，实施中药优质产品信息定期公告机制，全力推进中药产品质量提升。2016年7月，国家中医药管理局组织启动中药标准化项目，根据规划，由国家发改委投入经费7.37亿元，到2018年实现对60种大品种中成药和100种临床常用中药饮片全程质控。

（3）医院质量安全管理标准化

医院质量安全管理标准化是我国医院标准化和精细化管理的客观需要，也是行业治理体系和治理能力现代化的重要基础。从 2014 年开始，中国医院协会按国家标准化规范要求，联合解放军总医院等 30 余家大型医院，组织开展了《医院质量安全管理标准》的研制工作。2017 年 4 月，中国医院协会在国标委全国团体标准信息平台成功注册为全国团体标准组织（T/CHAS），成为医疗行业首批具有发布和审批医院管理团体标准资质的行业组织。同年，中国医院协会成立了医院标准化管理专业委员会，组建团体标准编制、审核、应用、评价组织管理体系，培养专业化的医院管理标准编写队伍。

《医院质量安全管理标准》立足以患者为中心、以质量安全为导向、以医院服务流程为路径。标准体系分为总则、患者服务、医疗保障和医疗管理四大部分，60 余个分册。总则部分包括标准化工作指南、标准框架与体系表等；患者服务部分包括患者安全目标、门诊服务、急诊服务、住院服务等；医疗保障包括人力资源保障、药品保障等；医疗管理包括医疗质量管理、护理管理等。2018 年中国医院协会在中国医院质量大会等会议上先后发布《手术麻醉》《急救绿色通道》《日间手术服务标准》《不良事件管理》《门诊处方》《临床用血》等 9 项标准，并面向全行业免费公布全文。

三　前路展望：新时代背景下医院标准化改革的新机遇

在新时代的历史背景下，我国医院标准化体系发展正处于一个大有可为的历史机遇期。有关部门长期以来高度重视医院标准化建设工作，各地也结合自身实际开展了大量实践。当前，我国医院标准化建设的政策导向明晰，行业需求迫切，医院标准化体系发展亟待破题。然而从发展的视角来看，医院标准化改革在宏观和中观层面仍面临着一定的挑战，有序的发展体系尚未形成，医院标准化建设仍然任重而道远。

在宏观层面，一是医院标准化管理体系缺乏顶层设计，标准制定主体责任仍不清晰，在系统规划、行业治理等层面缺乏有效监管和协同支持。二是医院标准化建设缺乏充分竞争，市场活力未能得到充分释放，创新转化能力有限，特别是医院管理标准仍处于经验性、零散性、随意性的起步阶段，缺乏科学化、系统化、规范化的总体设计。三是卫生行业信用体系和良好行为评价准则缺位，第三方评价和社会监督机制尚未形成，标准认证机制尚未建立，对医院标准化建设缺乏必要的激励和约束。

在中观层面，一是医疗新技术发展带来新挑战。随着新医疗技术的不断涌入，增加了临床诊疗服务过程的复杂性，种类繁多的药品及医疗器械的使用对质量管理提出了新的更高的要求。二是标准化应用的文化氛围尚未形成。一些地方仍然沿用以制度管理代替标准规程的工作思路，标准化专业人才培养培训、标准管理服务和标准化技术支持尚不到位，对于临床路径、临床诊疗指南、技术规范和用药指南缺乏有效应用，临床诊疗规范化、均质化水平亟待提升。三是信息化、智能化的作用尚未充分发挥。虽然医院信息系统的广泛应用为标准化管理创造了不可取代的有利条件，但医院信息化建设层面一致性和兼容性仍不充分，信息孤岛、信息烟囱问题未能得以有效解决。医院内部、医院间、不同地区间、不同部门间的电子病历信息系统等信息平台缺乏整合、嵌合与融合。

在新时代的历史机遇期，政府、医院、行业和社会应紧紧抓住“健康中国”战略和深化“放管服”改革的时代要求，突出以健康为一切工作的出发点和落脚点，把健康融入所有政策，有效发挥市场在标准化资源配置中的决定性作用，更好地发挥政府作用，在“放管服”上下足功夫、做好文章。

一是鼓励竞争和促进创新转化应用。有序放开标准制定权，推进管理方式和引导手段的创新，强化强制性标准管理，优化推荐性标准建设，鼓励和培育团体标准，着力增加标准供给。

二是制定分层次、多维度的标准化战略规划。完善多方协同监督机制，健全规范标准信用管理体系，推动建立健康影响评价（HIA）制度，推动建立优质高效的标准化管理体系。

三是搭建良好的内外部发展环境。突出标准的引领性和激励性，有效利用标准化工具，着力提升医疗服务质量效率，改善群众就医体验，打造专业化标准人才队伍，强化标准制度建设和技术支持。

四是把握信息化大数据发展的时代机遇。积极响应“互联网+健康”改革要求，推进医院信息系统整合与互联互通，有效发挥临床诊疗决策支持作用，推动诊疗服务信息化全流程覆盖，打造“智慧医院”。

五是推动我国卫生标准对标国际。积极参与国际标准化工作，响应“一带一路”倡议，不仅要将国际先进标准引进来，还要推动优秀的中国标准走出去，积极承担负责任国家的历史使命，使中国标准在国际上立得住、用得好、有信誉，为国际标准做出中国贡献。

参考文献

[1] 麦绿波：《标准化学——标准化的科学理论》，科学出版社，2017。

[2] ISO，A Successful Organization in 2020，https：//www. iso. org/resources – for – conformity – assessment. html.

[3] 德国标准化协会编著《服务的品质：德国标准化学会的优质服务标准》，北京科学技术出版社，2013。

[4] 中国标准化协会：《服务业组织标准体系建立实务》，中国标准出版社，2014。

[5]《国务院关于印发深化标准化工作改革方案的通知》，国发〔2015〕13 号。

[6] 张晓刚：《瞄准国际标准　中国标准化工作到了历史最好时期》，《中国标准化》2018 年第 2 期，第 13 ~ 14 页。

[7] 陈钢：《加强质量技术基础建设助推经济提质增效升级》，《行政管理改革》2016 年第 10 期，第 30 ~ 35 页。

[8]《中共中央　国务院关于开展质量提升行动的指导意见》，中华人民共和国中央人民政府网站，http：//www. gov. cn/zhengce/2017 – 09/12/content_ 5224580. htm。

[9] 田世宏：《一图读懂全国标准化工作报告》，《中国标准化》2018 年第 2 期，第 14 ~ 19 页。

[10] http：//www. nhfpc. gov. cn/zhuz/wjjsbz/wsbz. shtml。

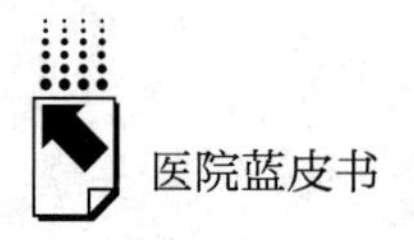

[11] ISQua, Guidelines and Principles for the Development of Health and Social Care Standards, http://www.isqua.org/accreditation/reference – materials.

[12] David Greenfield, Jeffrey Braithwaite, "Health Sector Accreditation Research: A Systematic Review," *International Journal for Quality in Health Care*, 2008, 20 (3): 172 – 183.

B.13 医院绩效管理的标准化评价

王兴琳　刘 佳　罗 芸*

摘　要：《国务院办公厅关于进一步深化基本医疗保险支付方式改革的指导意见》（以下简称意见）明确提出，引导医疗机构建立以合理诊疗为核心的绩效考核评价体系，体现多劳多得、优劳优酬。但是综观国内外，比较常见的是用绩效考核进行医院的管理，但是较少涉及如何进行医院绩效管理的标准化评价，故此，本报告以城市（或区域）为单位，探索和推动医院绩效管理的标准化评价，参考国际、国内医院绩效主要的评价方法，聚焦可量化的标准制定和标准化评价。

关键词： 医院绩效管理　指标体系　量化评价

一　医院绩效管理的界定

随着医疗卫生体制的改革不断深入，目前国内各级医院高度重视对医疗质量、医疗技术、医疗安全、医疗服务的管理。研究表明，实现绩效管理，可推动医院打造以绩效为导向的医院文化，激发员工积极性，提高医院管理的效率和水平，推进医院可持续发展。

---

* 王兴琳，艾力彼医院管理研究中心执行总裁；刘佳，理学硕士，艾力彼医院管理研究中心；罗芸，管理学硕士，艾力彼医院管理研究中心。

绩效管理最早起源于企业管理，随着社会和卫生事业的发展，逐步被引入医院管理中，旨在提高医院的管理水平和管理能力。国外有关医院绩效管理的评价研究已有约 80 年的历史，至 20 世纪 90 年代中期，美国、英国、澳大利亚、日本、希腊、加拿大等国相继建立了本国相对成熟的医院绩效管理及评价系统。下面，分别从主要发达国家、华人地区以及中国的医院绩效管理与评价的角度进行介绍。

二　医院绩效管理与评价的主要方法

（一）主要发达国家的医院绩效管理与评价

1. 美国医疗机构评价

20 世纪初，美国外科医生 Emest Amory Codman 博士对医疗质量进行不懈追求，首次提出卫生保健领域成果评审鉴定的思想。然后由美国外科医师学会的 Franklin Martin 和 John Bowman 执笔完成了“5 项医院评审标准”。直到 1918 年，美国外科医师学会才开始在医院实地开展医院评审工作，主要是对医院的标准化以及质量进行评审（JCI 的前身）。

JCI 医院评价标准以患者为中心，从医疗机构管理出发，以提高医疗机构的绩效管理水平为目的，从而促进医疗机构持续改进医疗质量。

2. 英国星级医院评审

20 世纪 80 年代，英国国家卫生服务部为了提高医疗机构的工作效率，在医疗单位开展“企业文化”建设。为此国家卫生服务部制定了 21 项评审指标，用来开展医疗机构星级评审。医疗机构的星级评审只针对医疗服务水平，对医疗机构的床位数、规模、医疗技术水平并不考虑，主要是为了帮助英国改进医疗机构服务质量和提高绩效管理水平。

3. 澳大利亚卫生系统绩效评价

20 世纪 90 年代，澳大利亚联邦政府成立“国家卫生系统绩效委员会”，制定了相应的绩效指标，完善了国家卫生系统绩效评价框架。澳大利亚的国家卫生系统绩效评价框架主要从人群健康、初级卫生保健、医疗服务和连续性服务四个方面，结合国家实际情况制定绩效标准，强调整个国家卫生系统的绩效。

4. 日本医院质量评审

20 世纪 80 年代，日本医师会和厚生省共同成立了日本医院机能评审研究会，通过多方听取患者和医疗保险方代表的意见，研讨日本医疗质量评审问题，完善了日本医院自我评价体系。1995 年 7 月正式成立了评审日本医疗机构医疗质量的组织，并在 1997 年正式启动评审工作。

（二）主要华人地区的医院绩效管理与评价

1. 香港公立医院绩效管理体系

香港医院管理局推行区域医院联网制，利用“主要表现指标”定期审议整个联网的服务情况。“主要表现指标”涵盖了临床服务表现、人力资源管理和财政管理表现，是追踪工作表现、问责、驱动改革的管理工具，且均为量化指标，如病人候诊时间或平均住院日等。根据考核结果，香港医院管理局修订联网发展方向，同时对联网总监予以象征性的绩效奖惩。香港医院管理局未在医院和专科层面实行绩效管理，仅对整个联网的表现做出评价。

2. 台湾医疗系统绩效管理体系

台湾医疗系统绩效管理体系起源于 20 世纪 70 年代由财团创立的长庚医院的绩效管理模式，引入细化与量化的绩效管理模式，以达到“开源节流”的目的。运用的是企业化的管理思路，运用 BSC、KPI、RVRBS、DRGs 等管理学工具提高了医疗实效。医院依据规模将单一中心分解成数十个到数百个不等的责任中心，层层分解医院目标，并和绩效奖励制度配套，将绩效管理与成本控制责任落实到具体的科室、治疗组与员工个人。运用 360 度绩效评价法，由上级、下级与同级给予评价意见，绩效评价的原始资料来源于信息系统的统计数据，相对更客观。

3. 新加坡医院绩效管理体系

新加坡医院绩效管理体系由国立保健集团、保健服务集团两大集团进行绩效考核及管理，普遍采用平衡计分卡（BSC）的绩效管理工具，主要考核指标从服务质量、医疗消费、运转效率、医疗服务四方面选取，其他指标来自人力资源的提升、科研课题的项目数量、科研课题项目的资金总量。医院对中层管理者主要从管理者的部门绩效、综合能力等方面进行评价；对其他员工主要通过同级评价、反馈同级考核结果等方式进行评价。

（三）中国的医院绩效管理与评价

20 世纪 80 年代，国内开始研究医院分级管理评审工作。卫生部于 1989 年正式颁布了针对医院分级管理的通知和办法。将其分为三级十等，按照不同级别设置相应的评审标准。目前我国的医院绩效评估工作还有问题等待解决，缺乏一套统一的绩效评估指标体系。不同区域的医院针对各自当地卫生实际情况、医改的所处阶段以及医院自身的发展战略和发展目标，设计指标体系，对评估内容的关注点不同。目前主流的绩效评价体系构建方法包括层次分析法、KPI 考核指标体系法、德尔菲法、Ridit 法、因素分析法、秩和比法、Topsis 法、综合指数法、文献查阅法、集值法、横向与纵向对比分析法等。医院目前常用的绩效管理工具主要是平衡计分卡、关键绩效指标法（KPI）、目标管理法（MBO）、360 度绩效评价法。

三　医院绩效管理评价体系的构建

1. 医院绩效管理的目标。首先目标设定，以城市（或区域）为单位，对所有医院而言，宏观上完成医疗服务的任务要求，满足患者就医需求；中观上资源的匹配和管理效果（结果 + 效率）的提升；微观上医疗技术的精进、医疗质量的提高和员工的不断学习成长。对单体医院而言，具体的目标设定，需聚焦医院的发展战略（短中长期目标）、建立长板（优势）标杆、提升短板（劣势）管理，起到激发员工积极性，提升医院管理的能力和效率，确保医院可持续发展。

2. 医院绩效管理体系构建依据。综合国内外的绩效管理体系构建，对于以区域为单位的所有医院评价，平衡计分卡较为适宜。它常被用于企业和政府部门对未来组织绩效衡量的绩效评价中。它可以将战略目标逐层转化为具体的可平衡推动发展的绩效考核指标体系。结合其四大维度——财务、顾客、流程、学习成长来看，对于非营利性的医院组织，其存在的价值和意义源于社会责任和组织使命，员工的工作动机应该通过使命让自身获得成就感，进而实现价值，所以财务指标只作为可平衡发展的一部分，这是与企业关注利润最大化的显著差别。基于此，在平衡计分卡的基础上，尝试建立医院绩效管理模型（如图 1 所示）。

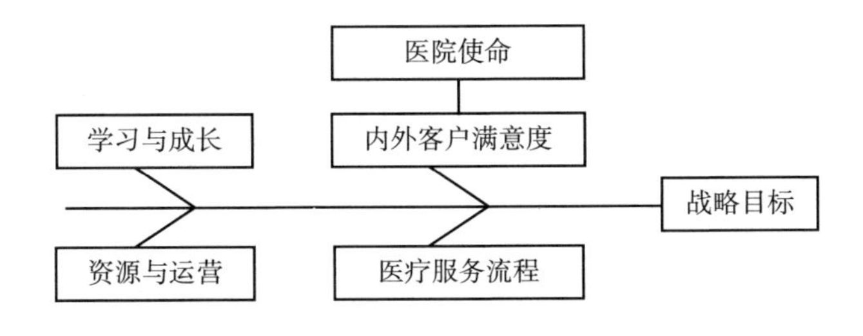

图 1　医院绩效管理模型

由图 1 可见，维度一为内外客户满意度——从医院使命对医院内外客户满意度的指标设计（涉及员工、患者、政府）；维度二为医疗服务流程——基于医疗技术，涵盖质量、安全的流程；维度三为学习与成长——建立学习型组织，支持和鼓励员工可持续发展和提升潜在竞争力；维度四为资源与运营——资源配置与运营效率、财务管理和经营能力。

3. 医院绩效管理标准化评价方法。综观现代医院管理趋势，世界各国都积极探索科学、实用的医院评价体系，强调医院的功能定位，以适应需求、质量安全、长效管理为宗旨，可借鉴美国的 Society for Standards Professionals（SES，北美地区标准化评价组织）。SES 评价分为标准制定、

标准应用、标准管理、标准信息 4 类。

如果进行医院绩效管理标准化评价，则至少应经历三大步骤。第一，标准制定。由公认机构制定和出版评价标准，独立、客观、公正、真实地评价，并定期公布评价结果。第二，标准评价。①专家评：在国内是常见的一种评价方法，优势在于专家现场的标准解读和诠释，有助于被评医院对标准的掌握；缺陷在于专家（非全职专家）对标准评价尺度把握松紧不一，同质化程度不足，导致结果存在差异。②量化评：大数据时代，应该推崇非现场、可量化的评价方法。一则独立客观，二则量度可以保证同质化。不过，要避免因统计口径的不同，造成量化不准确的硬伤。第三，标准管理。所有评价都需要起到推动行业发展的作用，如应该起到 3M 的作用：激励员工的工作热情（Motivation）、树立学习的标杆（Model）、有序的 PDCA 持续改进（Modify）。

四　医院绩效管理与评价指标体系构建实例

基于上述体系构建原则，以城市（或区域）为单位，参考国际国内医院绩效主要的评价方法，聚焦于可量化的标准化评价。医院绩效管理与评价指标体系如图 2 所示。

医院绩效管理评价体系从社会效应、资源配置、医疗技术、医疗质量、医院运行和学习成长六大模块确定 6 个一级指标、54 个二级指标。通过德尔菲法确定具体权重，最终通过加权 TOPSIS 法进行量化评价。

1. 德尔菲法：在确定各指标理想值方向或范围后确定各指标评价方式，如正向指标、反向指标、区间指标等，结合指标权重计算“医院绩效排名”。

（1）正向指标：数据越大或者越高，则得分越高。

（2）反向指标：数据越小或者越低，则得分越高。

（3）区间指标：确定适宜区间，例如床位使用率，适宜区间为 93%，越靠近者得分越高，相反越低。

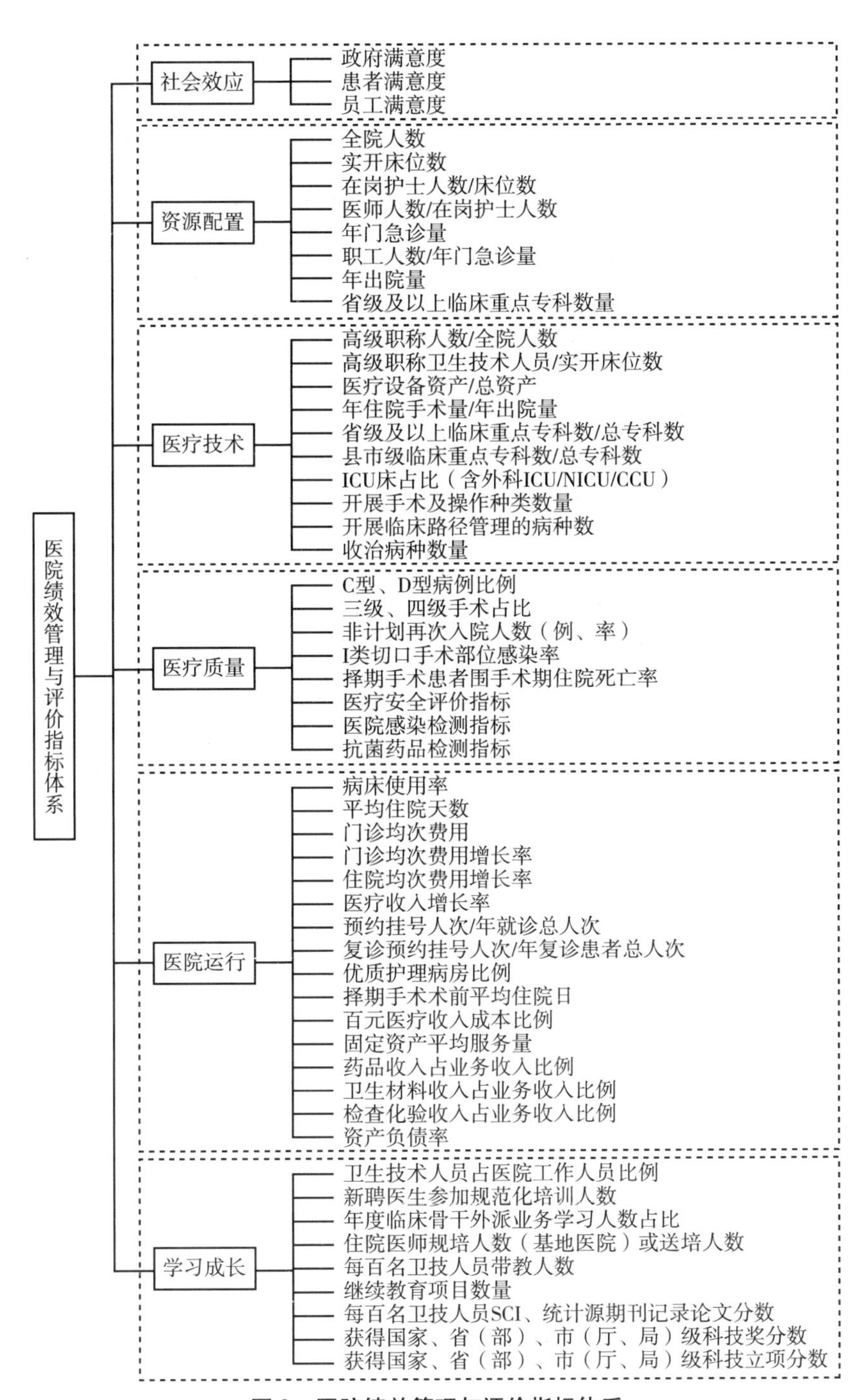

图 2　医院绩效管理与评价指标体系

2. 加权 TOPSIS：（Technique for Order Preference by Similarity to an Ideal Solution）。

（1）充分利用数据信息，引入不同量纲的评价指标并对其进行综合评价，将有限的评价对象与理想化目标的接近程度进行排序，在现有对象中进行相对优劣的评价。

（2）进一步强调各参与评价指标的重要性不同，从而使评价结果更趋合理。艾力彼采用加权 Topsis 法对数据进行定量分析。

医院绩效管理评价体系主要从数据属性出发，结合“中国医院竞争力评价”指标体系，利用大数据，进行科学、客观评价。先确定评价指标体系，再收集数据，然后根据实际需求对数据进行处理，最后得出结果。价值：①指标构成相对科学和完整，兼顾对外客户的满意度；②目标符合 SMART 原则，清晰可操作；③为医院绩效管理与评价设定指标体系，是定量化评价的创新尝试。局限：①因为是新的尝试，所以指标设定未考虑不同层级医院的需求差异；②内外客户的满意度评价量化难；③量化评价常见的数据不准，影响评价结果，所以需要反复的矫正。

参考文献

[1] 庄一强、曾益新主编《中国医院竞争力报告（2016）》，社会科学文献出版社，2016。

[2] 庄一强、曾益新主编《中国医院竞争力报告（2017）》，社会科学文献出版社，2017。

[3] 庄一强主编《中国医院竞争力报告（2017～2018）》，社会科学文献出版社，2018。

[4] 徐小平、柯冬阁、蔡晓、陈志权：《香港与台湾地区医疗机构绩效管理现状研究》，《中国医院》2015 年第 19 期，第 17～18 页。

[5] 赵阳：《国外医院绩效评价研究综述》，《中国卫生质量管理》2007 年第 13 期，第 51～54 页。

[6] 吴文斐：《医院绩效薪酬分配的研究综述》，《管理观察》2018 年第 4 期，第

162~164页。
［7］梁艳超、王辰：《国内外医院绩效评价研究现状》，《医院院长论坛》2011年第3期，第59~63页。
［8］朱诗慧、熊季霞：《新医改背景下我国公立医院综合绩效评价的新思路》，《医学与社会》2014年第3期，第43~52页。
［9］杜颖、罗新星、张谧：《公立医院综合绩效评价研究》，《南华大学学报（社会科学版）》2011年第10期，第45~46页。

附表　常用绩效管理工具

	最优环境	是否考核	提出方式	驱动方式	评价内容	优点	缺点
KPI	已构建组织战略，组织内部精细分工，具有以绩效为导向的组织文化	通常与考核挂钩	自上而下	奖惩驱动	把组织的战略目标分解为可操作可量化的指标，对内部流程的输入端、输出端的关键参数进行一系列操作，包括参数设置、取样、计算、分析	1. 对组织战略目标层层分解，目标明确，有利于公司战略目标的实现 2. 提出了客户价值理念 3. 有利于组织利益与个人利益达成一致	1. KPI没有可操作的指标框架体系，指标提取相对困难 2. 过分依赖考核指标，而忽略人为和弹性因素，会产生一些考核上的异议 3. KPI并不适合所有岗位，非量化指标难以考核
BSC	具有KPI基础，且管理规范、规模较大的组织	通常与考核挂钩	自上而下	奖惩驱动	将组织战略目标逐层分解，然后转化为各项具体的相互平衡的绩效考核指标，并在不同时段对指标的实现状况进行考核，从而帮助组织为战略目标的完成建立起可靠的执行基础	1. 帮助组织进行战略目标的分解，以形成可测的指标，把战略目标细化、内化、具体化，把它落实至具体工当中 2. 考虑财务、非财务考核因素以及内部和外部客户，同时还要结合短期利益和长期利益 3. 有利于组织和员工的学习成长，提高组织的核心竞争力和综合能力	1. 实施难度大，工作量大 2. 目标分解以岗位为核心，很难分解至个人，会在一定程度上导致岗位职责和能力要求不明确，不能有效地考核个人 3. 系统庞大，短期很难体现其对战略的推动作用

续表

	最优环境	是否考核	提出方式	驱动方式	评价内容	优点	缺点
OKR	员工素质高，具有较高的职业素养和职业技能	通常不与考核挂钩	自下而上	内在驱动	设定一个定性的时间目标，以及明确每个目标达成的可衡量的“关键结果”，在目标达成时，要特别注意对每个目标的每个关键结果进行评估。不同的人对于目标的期望是不同的	1. 能调动员工的主动性和积极性 2. 工作更加灵活，有利于提高员工的创新能力	1. 需要员工具有较高的职业素养和职业技能 2 相对医院来说，更适合一些知识工作型或者高科技的组织单位
360	员工素质高，能够客观准确地给出评价结果	通常不与考核挂钩	全方位	内在驱动	主要是从不同角度获取员工工作行为表现的信息，然后对信息进行分析评估，员工表现的信息主要来自上级、同事、下属、客户以及自己的评价	1. 可以更加全面地进行评估，易于做出比较公正的评价 2. 通过反馈可以促进员工工作能力的提升和改进，也有利于团队建设和沟通	1. 评估方面太多，工作量较大 2. 也可能存在非正式组织，影响评价的公正性 3. 还需要员工有一定的知识参与评估 4. 容易沦为人际关系的考核

B.14
中国医院品管圈应用与成效

刘庭芳　张　丹　徐　勍　宋亚如*

摘　要： 品管圈活动是在PDCA循环理论的基础上发展而成的品质管理工具，将行动划分为四个阶段、十个步骤，并运用七大品质管理手法，成功地将理念、行动与管理方法结合起来。在中国大陆医疗机构发展品管圈活动的10余年中，其过程虽跌宕起伏，却也取得了阶段性的成果，尤其是中国医院品质管理联盟的成立与全国医院品管圈大赛的举办，点燃了医疗行业对品管圈活动的热情，使品管圈快速成为在医疗机构运用最广泛的品质管理工具之一。当下我国医院品管圈活动已经焕发出巨大的生机与活力，广大一线医务人员自下而上积极主动参与质量持续改进活动，推动了中国医疗质量管理的创新和医院组织文化的变革。本报告总结了医院品管圈的基本理论、国内外发展历程，以及在我国推广应用的成效与经验，并提出了进一步推广与应用的发展策略。

关键词： 品管圈　品管手法　质量持续改进　应用成效　发展策略

* 刘庭芳，清华大学医院管理研究院创始人、中国医院品质管理联盟主席；张丹，清华大学医院管理研究院讲师、中国医院品质管理联盟办公室主任；徐勍，清华大学医院管理研究院博士后、中国医院品质管理联盟办公室主任；宋亚如，清华大学医院管理研究院硕士研究生。

一　医院品管圈的理论概述

1. 品管圈的基本理论

20 世纪 50 年代，美国的戴明（Deming）教授的 PDCA 理论和统计方法学课程和朱兰（Juran）教授的质量管理课程为品管圈的问世奠定了理论基础。20 世纪 60 年代，日本品质管理大师石川馨睿智地将品管圈理念引入日本工业制造业，正式开创了品管圈活动。

20 世纪 60 年代，品管圈活动首先在日本工业企业（钢铁厂）展开，通过具体的数据和图表来管理造成缺陷的一线现场工作行为，之后不断延伸和扩展，并在电子产业迅速发展。1962 年，日本科学技术联盟以现场基层人员为对象举行了第一届培养品质班长、组长的品质管理大会。1963 年 5 月在日本仙台举行了“第一届品管圈大会”，而后一直延续，每年一届地展示现场问题解决活动取得的成效。到 1970 年 9 月，即大概 10 年之后，仅登记在册的就超过 30000 个圈组，数十万名员工参与。日本员工中每八个人就有一个人参与了品管圈（参与总人数有 400 万 ~500 万人）。之后日本工业行业对品管圈的热捧就影响到周边的其他国家和地区。日本松下电器等采用品管圈之后，要求台湾的子公司派员工前往日本母公司进行学习。这样就带动了品管圈在台湾地区的出现。1967 年，台湾地区的第一个品管圈在顺风工业成立。此后台湾也学习日本正式举办品管圈竞赛，推动了更多组织运用品管圈，重视质量管理和改善。1970 ~1985 年，《质量杂志》上发表的论文有关品管圈（品管圈实施、品管圈展示及品管圈日本工厂游学启示等）的数量排在所有质量管理工具中的第二位。1975 年，日本、韩国和中国台湾地区的品管圈总部开始携手举办国际品管圈大赛，三地每三年轮流举办一次。通过比赛展示来自三地的优秀的品管圈活动，寻求国际舞台上的质量管理经验的交流。

品管圈不仅风靡亚洲，也通过贸易往来逐渐引起了美国、德国、英国、中东地区、南美洲地区的关注。根据日本科学技术联盟的统计，1997 年全世界已有近80个国家和地区推行了品管圈活动。

关于品管圈的定义有很多。日本科学技术联盟给品管圈的定义为：品管圈是由同一现场的人员，自动自发地进行质量管理活动而组成的小组。此小组是全公司质量管理活动的一环，在自我启发及相互启发的原则下，活用各种统计手法，以全员参加的方式，持续不断地对工作现场进行改善与管理。

台湾财团法人医院评鉴暨医疗品质策进会（以下简称“医策会”）将医品圈（Healthcare Quality Improvement Circle；HQIC）定义为：“集合医疗卫生机构基层人员工作性质相似者，以7～12人组成一圈，选定品质改善的主题，圈员自我启发与相互启发，脑力激荡、团队合作创佳绩，降低成本，提升品质。”

品管圈定义梳理见表1。

表1　品管圈定义梳理

年份	专家学者或机构	定义特点
1962	石川馨	最早的定义，揭示了活动普适性，特征是以工作现场的实地问题为核心，以圈长领导为中心，实现全员共同参与
1967	Juran（朱兰）	融合科学统计手法和管制工具，强调了主动性、自发性
1970	Deming	被广泛接受的定义，融合了石川馨博士和Juran教授定义的精髓，重点揭示活动的合作性、员工的学习性和成长性，强调了其发现问题、解决问题的实用主义属性
1981	台湾品质学会	重申了活动的理论渊源为“戴明环”，强调了活动开展的持续性和连贯性，重点关注圈成员成长性和构成的稳定性
2015	中国质量协会	宏观层面上将活动与企业或组织战略构成、经营方针相结合，强调活动在发现问题、解决问题的同时，应当体现以人为本的属性
2015	刘庭芳	2015年清华大学医院管理研究院刘庭芳首次提出基于医院品管圈活动的主题选定与圈员结构不完全类同于企业环境，故医院品管圈活动应构建圈外咨询机制，并实行组织推进与自发自愿活动并行的文化导向

品管圈的理论基础是美国戴明博士提出的戴明循环（PDCA循环）理论，阐明了管理环节P（Plan）——制定计划和对策；D（Do）——实施计划的内容；C（Check）——检查计划执行的效果；A（Action）——对检查结果进行总结和处理。戴明循环的核心强调质量改进不是一蹴而就的，而是

一个持续改善、不断循环的过程（见图 1）。这个 PDCA 循环的大循环或小循环实际就是持续改善的载体、品管圈活动的躯壳。小的 QCC 活动带动大的 QCC 活动，一步一步，不断改进。这既是持续质量改进（Continue Quality Improvement，CQI）的体现，也是全面质量管理（Total Quality Management，TQM）的要求，因此，PDCA 每一个步骤都是为质量安全服务进步的，在滚球理论中属于遏制下滑的要素。一次又一次的 PDCA 循环，最终实现质量与安全的持续进步与改善提升。

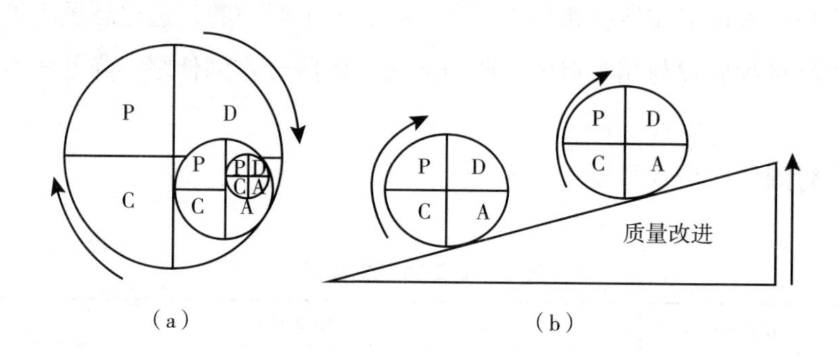

图 1　持续改进循环

2. 品管圈的分类与流程

品管圈主要有问题解决型、课题研究型两种。近年来有专家提出将两者进行整合的整合型品管圈，刘庭芳则提出问题解决型的多中心圈。

（1）问题解决型品管圈、课题研究型品管圈

问题解决型品管圈是品管圈的最初形态，19 世纪 60 年代开始在日本的制造业中应用。20 世纪 70 年代，在世界各国包括日本的制造业持续低迷的情况下，日本的服务业等领域开始推广品管圈活动，希望通过员工的自我启发与相互启发，提升企业的竞争力。相比于制造业，在服务业领域收集数据更为困难，因此在纳谷嘉信教授的领导下，日本科学技术联盟的专家们组建委员会进行研究，共同创立适合在服务业领域应用品管圈的手法，因而品管圈新七大手法诞生。此阶段的品管圈以问题解决型品管圈为主。PDCA 循环与品管圈活动基本步骤见图 2。

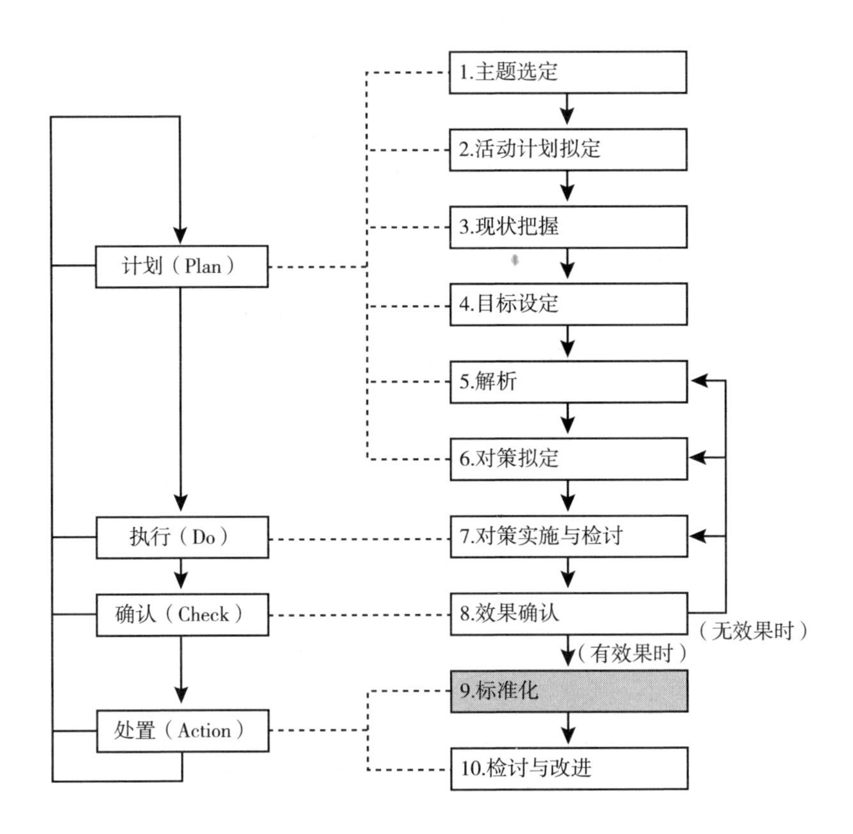

图 2　PDCA 循环与品管圈活动基本步骤

课题研究型品管圈活动主要应用于以下四类情况：第一类是为开拓新业务，选择方案或手段，达成目的；第二类是现况突破，即意图改善现有状况，舍弃原来的做法，选择新的方案或手段，以创造出可以达成所期待的目的的做法；第三类是为创造魅力性品质，选择新的方案和手段进行创造。总体而言，课题研究型品管圈的核心要义在于创新，并力求保持品管圈活动的持续生命力，以更适合于医生团体。

由于课题研究型与问题解决型品管圈在思维方式、推进方法等诸多方面均有所区别，适用范围也自然有所差异。问题解决型品管圈活动主要针对既有的、延续的工作中的状况与标准出现的差距，以既有的工作方法为前提予以解决，在实施中追寻原因，对现实工作做出部分改进。而课题研究型品管圈活动主要针对新的、无既往经验的工作，在新的期望与目标产生后，不以既有的工作方法为前提，而是通过探讨对策、手段，创造出新的工作方法达成新的期望值（见图3、图4和图5）。

至于改善主题该用哪种类型的品管圈流程可以通过QC-Story的判定表来决定。判定表中的标准体现了两种类型品管圈的最大区别（见表2）。通过图5可以看出课题研究型品管圈和问题解决型品管圈的流程中课题明确化、目标设定和最佳方策研究这几个步骤不同，课题研究型品管圈的其他步骤与问题解决型品管圈基本相似。

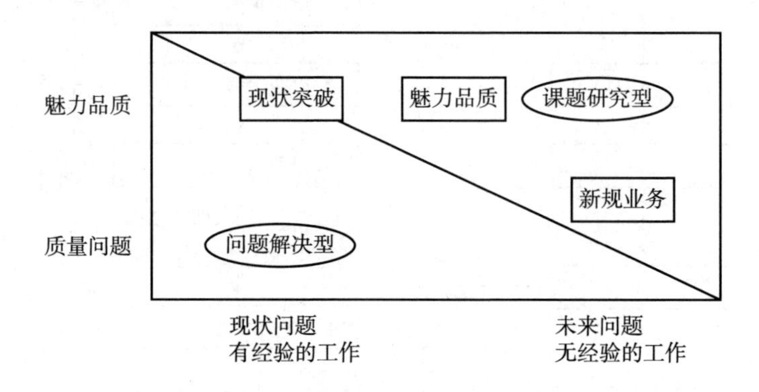

图3　课题研究型品管圈适用范围

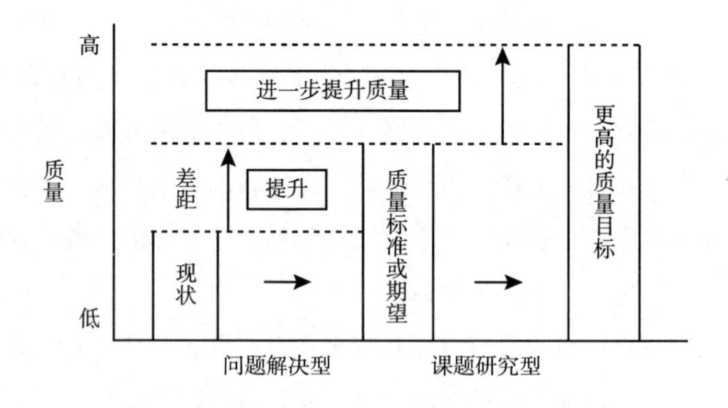

图4　课题研究型与问题解决型品管圈概念辨析

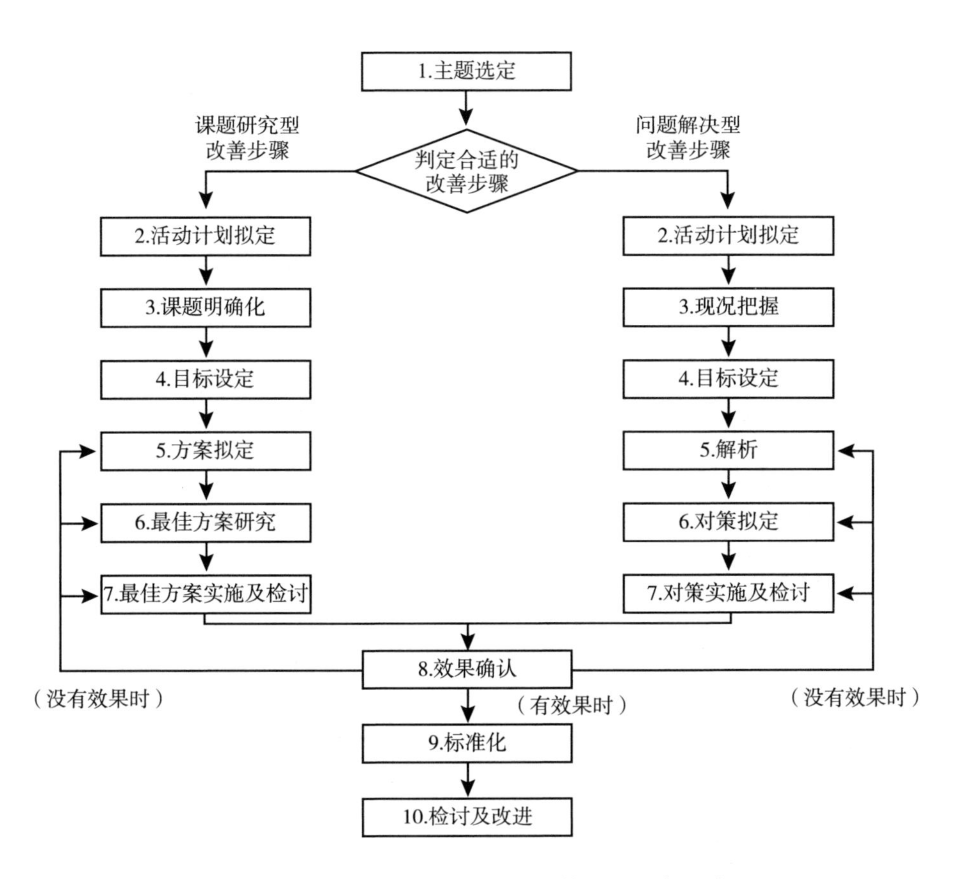

图 5　课题研究型与问题解决型品管圈改善步骤对照

表 2　品管圈活动类型判定

课题研究型	关系程度		问题解决型
1. 无既往工作经验，欲顺利完成首次面临的工作（新规业务的应对）			1. 欲解决原来已在实施的工作中所发现的问题
2. 欲大幅度突破现状（现状突破）			2. 欲维持、提升现状水准
3. 欲挑战魅力性质量、魅力性水平（魅力性质量的创造）			3. 欲保障质量现状、当前水平
4. 欲提前解决可预见的课题			4. 欲防止再发生已出现的问题
5. 通过新方案、新对策、新想法的探究与实施可达成目标			5. 探究问题的原因，消除或解决问题
判定结果	合计分数		判定结果

注：①关系程度三段评价：大 =5；中 =3；小 =1。②圈员人数，实到人数，各自评价给分合计后确定。

资料来源：《中国医院品管圈操作指南》。

（2）整合型品管圈

整合型品管圈（All in One）是日本学界在问题解决型品管圈和课题研究型品管圈的基础上发展而来的，其活动步骤如图6所示。整合型品管圈以客户为思维导向，重视客户体验，寻求魅力品质。其解决问题的流程分为How型、What + How型、Why型三种。其中，How型具有预防性，突破现状，接受新观念，扩展业务职能，以达到预防不良事件发生的目的。What + How型寻求客户满意的状态，通过明晰客户需要，确定这一状态，对现状进行改善。Why型通过寻找原因，找到造成现状与预期差异的缘由，对缘由进行改善。

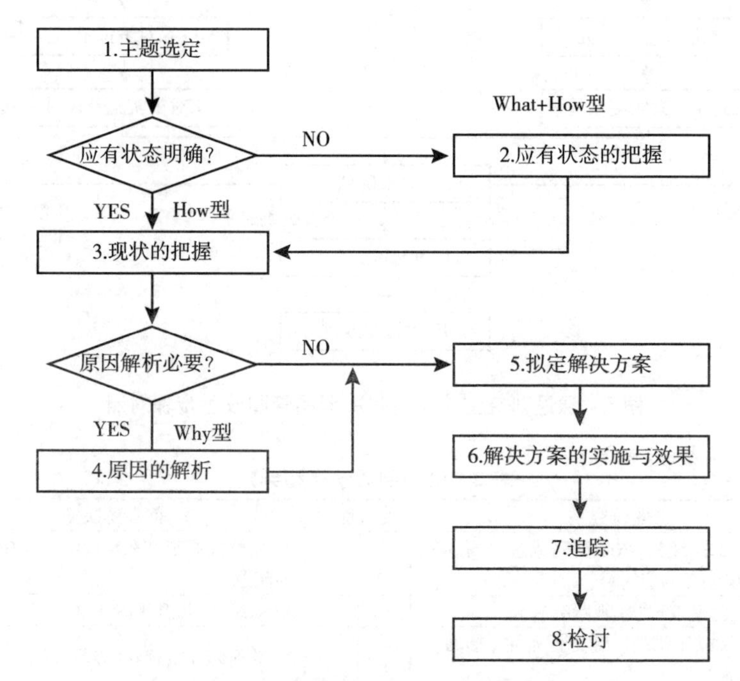

图6　整合型品管圈改善步骤流程

3. 品管圈的手法与工具

品管圈活动成功将PDCA循环理念，7大品质管理手法及其行动（可分为4个阶段、10个步骤）融合成一体。其行动的4个阶段与10个步骤联系紧密，浑然一体；而随着品管圈活动的与时俱进，不断发展，7大品质管理手法在持续的应用中又产生了新旧的分化。这一新旧的分化并不建立在淘汰的基础上，而是相辅相成，共同协作。促进这一现象产生的原因正是新七大手法着眼于前，是在问题发生之前的计划与构想，旧七大手法则着眼于后，是对问题发生后的改善。二者着眼点不同，改善重点亦不同。新旧品管圈7大手法对比如表3所示。

表3　新旧品管圈七大手法对比

	名称	作用
旧七大品管圈手法	检查表	收集、整理资料
	排列图	确定主导因素
	散布图	展示变量之间的线性关系
	因果图	寻找引发结果的原因
	分层法	从不同层面发现问题
	直方图	展示过程的分布情况
	控制图	识别波动的来源
新七大品管圈手法	关联图	理清复杂因素间的关系
	系统图	系统地寻求实现目标的手段
	亲和图	从杂乱的语言数据中汲取信息
	矩阵图	多角度考察存在的问题、变量关系
	PDPC法	预测设计中可能出现的障碍和结果
	箭条图	合理制订进度计划
	矩阵资料解析法	多变数资料分析转化为少变数资料分析

资料来源：《中国医院品管圈操作指南》。

二　医院品管圈的全球进展

1. 品管圈的发展历程

1950年7月，戴明博士在其日本“QC八日讲座”中，对抽样检验、管制图等品质管理的统计方法进行讲解。1957年4月，朱兰教授在访问日本时，接手“QC经营讲座”。他们对品质管理统计方面的讲解奠定了日本经营者、技术专家的品质管理基础。20世纪40年代到60年代的日本品质管

理经历了质的飞跃。1945～1950 年初期的品质管理处于研究与调查阶段；1950～1954 年统计方法被引入和运用到经营者、技术专家的管理工作中，1955～1960 年日本“以组织力量加强品质管理的时代”来临。

1962 年，《现场与 QC》杂志创刊。石川馨博士在创刊号上凭借其近 20 年的理论突破和实践经验，提出组织现场工作团队发现和解决工作中出现的问题，该团队以班长、领班为主，引导现场工作员工组成品管圈，以降低成本、提高质量。

日本的品管圈活动自此开始，石川馨博士也被誉为 QCC 之父。在之后 10 年内，品管圈逐渐发展成为多数日本企业解决问题、持续改进最为普遍和通用的模式。而后形成了标准化的记录和发表形式，整理、明确了解决问题的步骤，也就是所谓的 QC-Story（改善历程）。1963 年“第一届品管圈大会”在日本召开，各品管圈组通过各种形式发表在品管圈活动中的所见所闻所感。随着日本第二届至第四届品管圈大会的举办，品管圈活动迅速发展起来，在许多企业推行。在 1969 年后，品管圈活动逐渐由日本本土向周边辐射，在中国台湾、韩国、东南亚、欧美等 70 多个国家和地区得以生存和发展。

早期的改善活动集中关注单一问题的解决，直到 20 世纪 90 年代初期，改善活动为各种形态的组织机构所关注，新需求出现，QC-Story 被区分为问题解决型和课题研究型。20 世纪 90 年代中期，第十届国际质量大会（International Conference on Quality）在东京召开。经过与会专家激烈探讨与研究，正式公开提出：基于当时应用相对成熟和广泛的问题解决型 QC-Story，将“新业务的应对与处理”、“大幅度改善现状”和“魅力性品质创造”三种具备差异化要求的改善活动区别定义为课题研究型 QC-Story，并随之发布了“课题研究活动的七个步骤”，定义了“QC 新七大手法”。由于工业行业品管圈取得的良好效果，诸多服务业看到品质管理工具的适用性，纷纷开始在各自领域开展品管圈活动。

20 世纪 90 年代，以荣民总医院为代表，台湾的医疗行业也开始加入品管圈的行列中。目前，品管圈活动已在世界范围内的医院广泛开展，英国、德国、日本、美国、中国台湾地区等国家和地区已经非常成熟地应用品管圈工具并取得显著效果。近年来，品管圈在中国的医疗机构被广泛应用，无论在理论上还是实践中，都对品管圈内涵和外延进行了创新与丰富。

2. 我国医院品管圈的起步与发展

（1）台湾地区品管圈活动的历史沿革

1966 年日本品管圈浪潮蔓延至中国台湾，并迅速在台湾企业界掀起一股品质管理之风，众多企业纷纷开展品管圈活动。1970 年 8 月品管圈创始人石川馨博士、东京大学的狩野纪昭以及钟朝嵩教授等人接受先锋企业管理发展中心邀请，赴台进行品管圈专题讲座，第一届品管圈发表大会也在台湾及高雄同期开展，推动了台湾地区品管圈活动发展。1981 年，台湾品管圈活动在“行政院指示经济部”的推动下成立品管圈推动委员会，主要负责品管圈活动的宣传、推广及辅导工作，以进一步提升产业界品质管理水平，这一举动也促使品管圈活动向医疗服务界延伸，各医疗机构陆续引入品管圈活动，促进医疗品质持续改进。1994 年后，台湾各医疗机构逐步开始参与全台性品管圈活动，其在促进医疗品质持续改进方面取得巨大成效。更多的台湾医疗机构愿意并期望以品管圈活动提升自身医疗品质，提高工作效率，为病人提供更好的医疗服务，使广大医务工作者有更好的工作环境。

品管圈活动在医疗机构中得以迅速发展，内容、质量都逐步得到提升，但专业领域的品管圈竞赛活动一直缺失。1999 年，台湾医策会着手策划第一届医品圈发表暨竞赛活动（Healthcare Quality Improvement Circle，HQIC），以鼓励一线医疗人员通过组建品管圈小组，运用统计学方法和品质管理工具，借助 PDCA 循环理论，由小组成员集思广益，围绕现场发现的某一问题展开主题活动，持续改善医疗品质。2000 年，第一届医品圈评审团组建，由来自台湾公共卫生届、医疗管理领域、医疗临床专业领域的代表共同组成，同年 4 月，“第一届医品圈发表暨竞赛活动办法”公告，宣布台湾医品圈活动正式开展。

随着台湾医品圈活动的开展与逐渐延伸，竞赛活动的内容与形式也更加丰富多彩。2002 年，“质量改善组”在第三届医品圈发表暨竞赛活动中设

立，使用非品管圈手法的品质改善专案可以参与正式竞赛，促进不同形式品质改善活动交流。2006 年，竞赛活动更名为“全面医疗质量提升竞赛活动”，“整合性全人医疗照护”、“病人安全”及“实证医学”等被纳入活动范围，推动质量管理系统在医疗机构或其科室建立，促进医疗机构内部品质改善文化氛围形成。2007 年“主题类”、“系统类”及“实证医学应用类”的竞赛架构被确定，进一步推动台湾地区医疗品质改进。2008 年竞赛活动名称改为“医疗品质奖”（Healthcare Quality Improvement Campaign，HQIC），推动运用 PDCA 循环理论、团队协作进行医疗质量持续改进的宣传与应用。2010 年，在第 11 届活动中，主题类增加“持续质量改善奖”“创意奖”，计算积分方式及进阶规则更新，继续推动医疗质量持续改进。从 2013 年起，台湾医策会增加“拟真情境类”以应对模拟医学训练推动面临的困境，协助相关政策推行。同年医策会在全球智慧医疗大趋势的推动下，以及在信息技术在众多医疗机构逐步应用的情况下，举办“智慧医院优秀案例征选活动”，促进各医疗机构与团队知识更新，推动区域性智慧医疗发展。该活动于 2014 年被纳入医疗品质奖“智慧医疗类”竞赛。2015 年“第 16 届医疗品质奖”举办，“医疗品质提升，创造医疗价值”的新主轴精神被提出，该精神产生于“以品质提升创造医疗价值”与“价值 = 品质 ÷ 成本”两大理念。新主轴精神的提出也促进了医疗品质奖赛制改革。改革主要集中于四点：一是名称变更，“进阶组”变更为“精英组”；二是设立持续改善奖（Continuous Quality Improvement），以对 15 年来持续参与医疗品质奖活动的圈组进行鼓励；三是教学训练类比赛扩增，包括拟真情境类、实证医学类；四是扩大比赛阵容，邀请相关科技产业参赛，增加科技医疗阵营。

综上，台湾医策会通过医疗品质奖活动的开展，促进台湾医疗界医疗环境不断优化，推动医疗品质持续改进，为台湾民众提供了更为舒适的医疗环境、更加优质的医疗技术。

“主题类”活动是台湾医疗品质奖产生的基础，而后为扩大影响力，其鼓励医院建立医疗质量管理体系，促进医疗品质改进文化形成，逐步增加“系统类”活动等。15 年时间内，“主题类”活动也随着 HQIC 的不断发展而不断演变出新的内容，其范围也不断延伸。最初的“主题类”活动从方法学（品管圈等活动）出发，分为护理组、医疗组和行政组，激励医疗工作者从实际工作出发，在团队里精诚合作，分析和解决工作中遇到的实际问题。

医策会以此为基础，扩大评审范围，使 QCC 管理手法的应用范围得到延伸，并推广其他主题改善方法，如失效模式分析等。同时除了由某医疗机构同部门或跨部门合作的改善主题之外，增加“系统类”活动，“系统类”活动更加注重领导者制定行动策略，可促进医院领导层对医疗品质的重视，投入更多人力、物力进行质量改进，推动医疗队伍参与到日常品质管理中，从医疗现场入手，促进医院全面质量管理的系统性运作。“主题类”与“系统类”两种形式的活动以品质管理内涵，推动医疗品质持续改进，由下而上地发现、分析、解决现场问题，由上而下地关注持续改进，运用 PDCA 循环理论和团队协作，精诚合作，集思广益，以切实行动推进医疗品质改进。

（2）大陆地区品管圈发展与演进历程

工具应用层面：20 世纪 70 年代末，第二产业相关单位开始导入 QCC。医疗行业落后 20 年以上，到 21 世纪初才产生真正意义上的应用案例。海南卫生系统的政策制定者在刘庭芳的建议下，提出 QCC 在全省医疗系统的“全覆盖”目标，仅 5 年间产出 2000 例成果。随后，上海医界借鉴海南的成功范例与相对成熟的探索经验，开始分阶段性地推广 QCC 工具，逐步有所产出。

直到 2013 年，全国范围内的医疗机构对 QCC 的应用产生了热情和关注。2017 年，西藏自治区产出了该区首例 QCC 成果，代表着我国的医疗机构 QCC 活动已经实现了地域上的“全覆盖”。2017 年 10 月，在英国伦敦举办的第 34 届国际医疗品质大会上，清华大学医院管理研究院刘庭芳教授作为中国医院品质管理联盟主席率领 5 个优秀圈组参会，并做学术报告，介绍以 QCC 为代表的中国医疗质量改进活动的进展。2018 年，“首届国际医疗质量与安全高峰论坛 & 全球 QCC 大赛”在海南博鳌举办，标志着我国医疗机构 QCC 活动逐步走向世界，受到国际关注，成为受众广、效果佳、应用

普遍度高的管理工具。

活动推广层面：旨在保障 QCC 在医疗领域的健康发展，在卫生行政部门的指导下，清华大学医院管理研究院刘庭芳于 2013 年 11 月 18 日在 6000 人院长大会上发起成立中国医院品管圈联盟，开始负责统筹我国 QCC 相关活动的计划、组织、培训、研究、推广及国际交流与合作。2013 ~ 2017 年，大赛已连续举办五届，实现了规模和质量的双重提升。2018 年首届国际医院品管圈大赛在海南召开，进一步扩大了赛事影响力。

“全国医院品管圈大赛”作为平台，承载了新时代对医疗质量持续改进所赋予的新使命、新任务，充分体现了医疗机构和从业者的主观能动性，探索了现代化工具的应用路径，对长效机制的构建和医务工作者自身质量素养的提升起到了促进和引导作用，变革了卫生行业传统的“尊卑意识”，促进了新时代医疗机构新文化的落地。

到 2017 年底，据中国医院品质管理联盟的统计，我国大陆医疗机构已产出 50000 例以上的 QCC 成果，参与者逾 60 多万名医护人员，并持续呈现增长趋势。在“稳增长”的前提下，活动影响范围持续扩大、成果质量持续提升、改善内涵持续丰富。QCC 工具在我国的医疗机构得到了广泛的推广，促进了医疗管理、护理管理、药事管理、病案管理、医技管理、手术室管理、患者满意度等各个领域质量、安全水平和效率的提高。

科研教学层面：关于 QCC 工具的科研始于 2011 年。刘庭芳受国家卫生行政部门委托，通过理论与实证研究，探索了该工具在我国医疗机构中普遍应用的可能性与合理性。此课题研究产出了丰富成果，包括 55 万字的《中国医院品管圈操作手册》及 30 篇学术论文、一系列培训教材。在经过 5 年的探索后，其进行持续追踪和控制，对工具实践操作层面进行了系统性研究，从“主题选定”、“真因验证”、“对策拟定”和“标准化”四个关键步骤中出现的误区入手，提出相应规范与标准，引导了该工具的健康、良好、有序发展。

历经近 13 年的推广、研究与引导，我国医院品管圈活动的开展已经形成规模，并受到了国际医疗品质协会（ISQua）的高度关注与评价。与此同时，品管圈活动的开展，更得到了我国卫生行政部门和医疗机构管理者的肯定与大力支持。我国大陆地区医院品管圈发展历程见表4。

表4　我国大陆地区医院品管圈发展历程

年份	大事件
2005	海南省医院协会率先在全国开始有计划、有组织地在全省推行医院品管圈活动
2008	海南省卫生厅接受时任海南省医院协会会长、清华大学继续教育学院医药卫生研究中心学术主任刘庭芳教授的建议，在全国率先将开展品管圈工具应用写入海南省医院评审标准
2009	海南省医院协会在海口举办了国内首次（仅有海南省医务人员参加）医院品管圈大赛
2011	受原卫生部医管司委托，由时任清华大学继续教育学院顾问、医药卫生研究中心学术主任的刘庭芳教授主持开展的我国大陆地区关于 QCC 理论与实证研究的首个科研课题结题
2011	卫生行政部门发布《医院评审标准实施细则（2011 年版）》，首次对医疗机构提出应用管理工具进行质量改进的要求
2012	刘庭芳、刘勇主编的 55 万字的《中国医院品管圈操作手册》与 25 万字的《中国医院追踪方法学操作手册》正式出版发行，刘庭芳在两岸核心期刊发表的学术研究论文 30 余篇，以及大量的有组织的培训活动，不断将医院品管圈活动引入高速发展期
2012	原卫生部医管司委托清华大学继续教育学院在北京举办了全国首届医院品管圈培训班
2013	原卫生部医管司委托清华大学主办、清华大学医院管理研究院承办的首届“全国医院品管圈大赛”在北京举办
2013	2013 年清华大学医院管理研究院创始人刘庭芳教授发起成立了“中国医院品管圈联盟”
2013	由刘庭芳编写的“现代医院三维工具合成化理论与应用”通过国内外专家评审，并正式列入清华大学医管硕士研究生培养方案与课程体系
2015	由刘庭芳主持的“品管圈在我国医院的适宜性应用研究”课题获得“中国医院科技创新奖”二等奖
2015	由刘庭芳指导开展的我国大陆地区首例课题研究型医疗品管圈在深圳市中医院成功结题，并荣获“第三届全国医院品管圈大赛”总分第一名优异成绩
2016	QCC 写入我国《医疗质量管理办法》
2016	“第四届全国医院品管圈大赛”首设课题研究型专场，并由刘庭芳研发出两岸第一个课题研究型医院品管圈评价指标体系（之后，成为国际大赛评分标准）
2016	“第四届全国医院品管圈大赛”上，国际医疗品质协会（ISQua）首席执行官 Peter Lachman 在视频致辞中提到，中国医院 QCC 活动的大范围开展对中国来说是一个里程碑式的事件，也必将对全世界的医疗卫生事业做出巨大贡献，刘庭芳教授不仅是品管圈活动的先驱者，也是医院第三方评价制度的坚决拥护者
2017	“中国医院品管圈联盟与国际医疗品质协会战略合作项目启动仪式暨全国医疗质量改进活动获奖案例报告会”在清华大学近春园举行

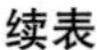
续表

年份	大事件
2017	“中国医院品管圈联盟”正式更名为“中国医院品质管理联盟”
2017	“第五届全国医院品管圈大赛”上，刘庭芳提出三点倡议：统一 QCC 培训教材、统一 QCC 的培训队伍、将 QCC 等多维管理工具应用纳入医学本科生的教材中
2017	刘庭芳入选 ISQua 百名权威专家库成员
2017	我国医院 QCC 活动成果走向世界，刘庭芳应邀参加第 34 届 ISQua 伦敦国际卫生保健质量峰会并做学术报告，再次提出三点倡议，代表团其他相关成员进行了 3 项分报告和 4 组壁报展示，获国际医疗品质管理学界高度评价，首席执行官 Peter Lachman 在评价中提到，中国的医疗品质改善的进展与成效令人震惊，同时，他也对刘庭芳教授取得的巨大成就和杰出贡献表示尊敬和祝贺，尤其是中国在如此短的时间内，如此快速地推进医疗品质的提升，经验非常值得各国学习
2018	由中国医院品质管理联盟、清华大学医院管理研究院、ISQua 共同举办的首届国际医疗质量与安全高峰论坛 & 全球 QCC 大赛在博鳌顺利召开，进一步提升了全球影响力，QCC 成为我国医疗质量改进的标志性工具
2018	复旦大学医学院、南方医科大学将 QCC 编入医学本科生教材
2018	刘庭芳应邀赴爱尔兰 ISQua 总部录制医疗质量管理工具国际课程，之后，代表 ISQua 在我国南方医科大学对医学本科生首次正式开课
2018	复旦大学附属中山医院成为我国首家国家级多维管理工具应用示范医院

资料来源：中国医院品质管理联盟。

三　我国开展医院品管圈的成效与经验

1. 我国医院品管圈的成效与贡献

医疗行业在全面质量管理中勇于挺立潮头，运用质量管理工具提升医院品质更是硕果斐然。在国家卫计委的领导和支持，清华大学医院管理研究院、中国医院品质管理联盟以及全国医院和广大圈员多年艰苦努力下，全国医院品管圈活动从无到有、由弱到强，迅速具有了一定规模，现已成为引领医疗机构品质管理、改进成效的重要风向标，并被列为医院质量管理、评审评价工作的重要内容；应用与推广现代管理工具，运用追踪方法学开展医院评审工作，是品管圈质量管理面向全国推广迈出的关键性步伐。“其身正，不令而行。”实践证明，品管圈在医疗领域的广泛应用，对医疗质量持续改进取得的显著管理成效，促使越来越多的医疗机构自觉探索发展路径，积极推动品管圈活动开展。通过品管圈活动的大力推广，全国广大医院品质管理人员深刻领会“工匠精神”“创新精神”，凝心聚力、强基固本，以精益求精、昂扬向上的精神，以从严务实、砥砺奋进的作风，促进各级医疗机构医疗质量的持续改进、医疗服务的全面提升和管理水平的不断提高，在彰显医疗行业质量管理和成果效益的同时，也会为其他行业提供一些具有示范性、实用性、创新性的经验和做法。

从2013年开始，中国医院品质管理联盟每年定期举办全国性的品管圈大赛（见表5）。2015年、2016年和2017年连续三年开设三级医院高研班、二级医院基础班等品管圈知识培训班，每年平均有1500人次参加公益性培训。2016年7月，举办了首期全国医院品管圈辅导员培训，全国各大医院选拔优秀员工参加。同时，联盟还深入全国各主要医疗机构指导品管圈活动的开展，促进品管圈工具在医院管理中的应用，推动医疗质量持续改进，受到广大医院管理和医务工作者的一致肯定。

表5　全国医院品管圈大赛情况

大赛届数	上报圈数	进入决赛	参赛圈组的结构组成	医院组成	获得专利数	活动规模
第一届	93圈	56圈	护理37圈	三级医院56家	6项	500人
			医疗8圈			
			医技9圈			
			行政后勤2圈			
第二届	273圈	157圈	护理113圈	三级医院124家	24项	1000人
			医疗11圈			
			医技28圈	二级医院33家		
			行政后勤5圈			
第三届	311圈	243圈	护理159圈	三级医院199家	32项	2000人
			医疗32圈			
			医技44圈	二级医院44家		
			行政后勤8圈			

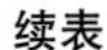
续表

大赛届数	上报圈数	进入决赛	参赛圈组的结构组成	医院组成	获得专利数	活动规模
第四届	400 圈	275 圈	护理 159 圈	三级医院 225 家	45 项	2500 人
			医疗 52 圈			
			医技 54 圈	二级医院 50 家		
			行政后勤 10 圈			
第五届	450 圈	340 圈	护理 210 圈	三级医院 276 家	57 项	约 3000 人
			医疗 61 圈			
			医技 57 圈	二级医院 64 家		
			行政后勤 12 圈			

注：①从第二届全国医院品管圈大赛起开始增设医院综合专场；②从第五届全国医院品管圈大赛起开始增设课题研究型品管圈专场；③从第六届全国医院品管圈大赛起开始增设急诊医疗专场。

资料来源：中国医院品质管理联盟。

清华大学医院管理研究院刘庭芳教授就品管圈在我国医院的应用进展及存在问题与对策开展了深入研究，并在两岸核心期刊先后发表文章 30 篇。至 2017 年国内核心期刊共发表与全国医护人员相关的文章 6000 篇，有力推动了全国医院品管圈活动的迅速、健康开展。

中国医院品管圈的影响力在不断扩大，台湾《海外时报》对“首届全国医院品管圈大赛”进行第一时间、第一版面通栏报道；“第二届全国医院品管圈大赛公众微信平台”点击率超过 28000 次；第二届全国医院品管圈大赛中，台湾自费组成 10 人观摩团进行现场观摩，惊呼“品管圈”虽然台湾先行，但大陆品管圈后来居上，已达到国际水平。2017 年 10 月初在伦敦第 34 届国际卫生保健质量峰会上刘庭芳主席的学术报告和复旦大学中山医院、中南大学湘雅医院、解放军总医院的发言和多份壁报展示，得到了 ISQua 和多国专家的重视和高度评价，标志着我国的医疗质量改善活动正式走向世界。

2. 我国医院品管圈的特色与创新

（1）品管圈的圈外参与机制

医院品管圈引入至今已有许多年头，其基础理论和操作手法早已深入人心，得以普及，要想有所突破，须在观念上寻求转变。刘庭芳教授出于对医疗活动这一特殊行为的思考，从外部打破品管圈封闭的内部圈组活动，突破原有限制，将其由封闭式转型为开放式，建立了品管圈圈外参与机制。圈外参与机制主要是在主题选定、目标设定、原因解析、对策拟定和标准化五个步骤加入圈外人员，使品管圈活动范围得到延伸，取得更好成效。医疗活动中许多环节需要团队协作或是跨部门合作，圈外人员的参与也对品管圈活动的开展有重要意义。圈外参与机制有两种形式：一是同科室圈外参与，由科室内圈外人员提供意见和建议；二是经验丰富者参与，有经验的主管或是专业人士给予圈组指导。同科室圈外人员在长期实践中积累了经验，凭借其经验可能会对实际问题有独特见解，如在对策拟定与分析中引入圈外参与机制，扩大问题解决方案与对策的收集范围，在全科室、部门乃至院内适当范围内收集，利用众人的智慧，集思广益，寻找最优解。由此可见，从封闭式的圈内参与到开放式的圈外参与，引入圈外人士的意见，是品管圈活动理论完善的重要走向（见图7、图8、图9、图10）。

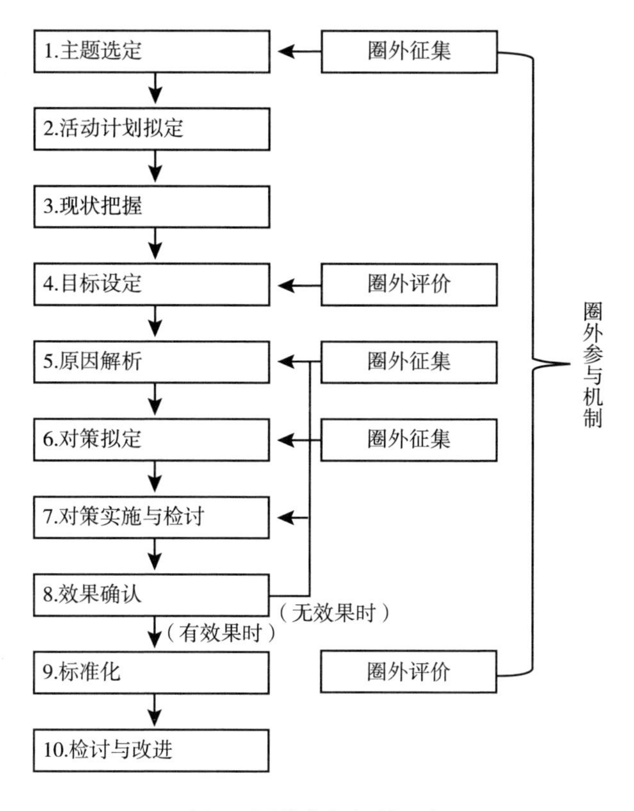

图7　圈外参与机制示意

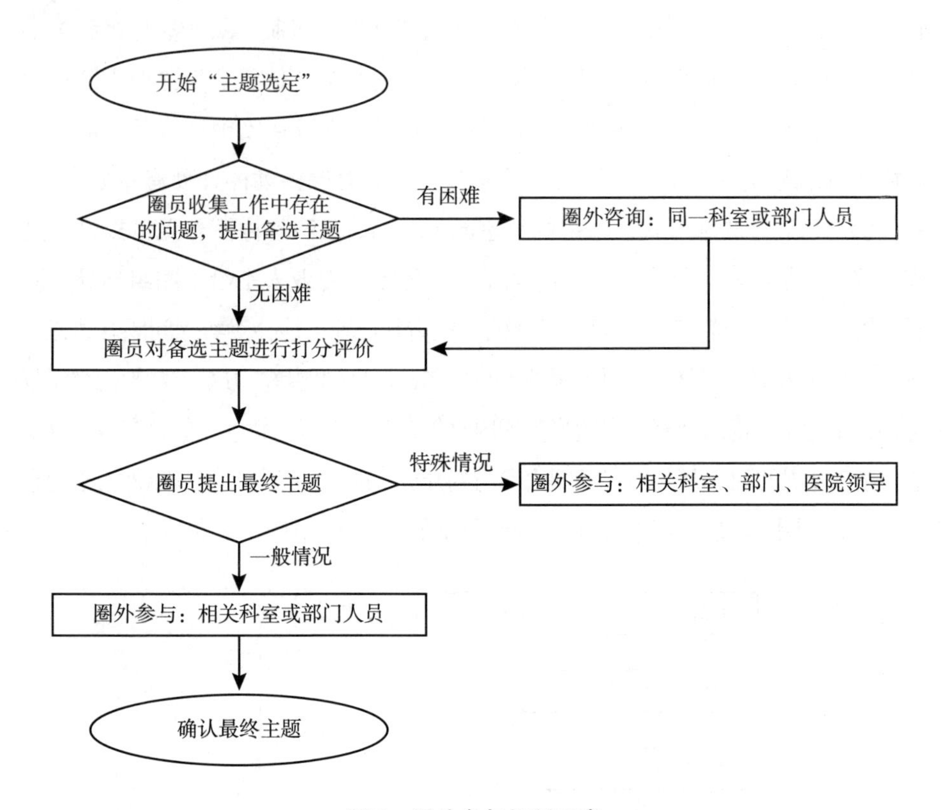

图 8　圈外参与机制示意

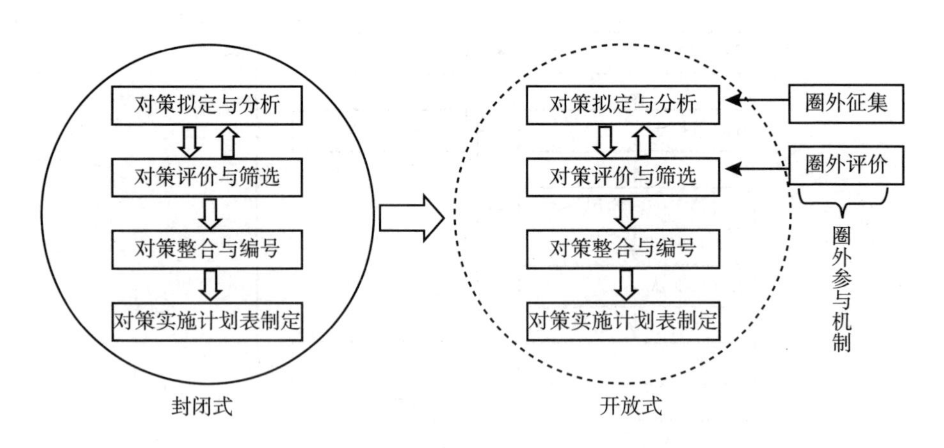

图 9　圈外参与机制示意

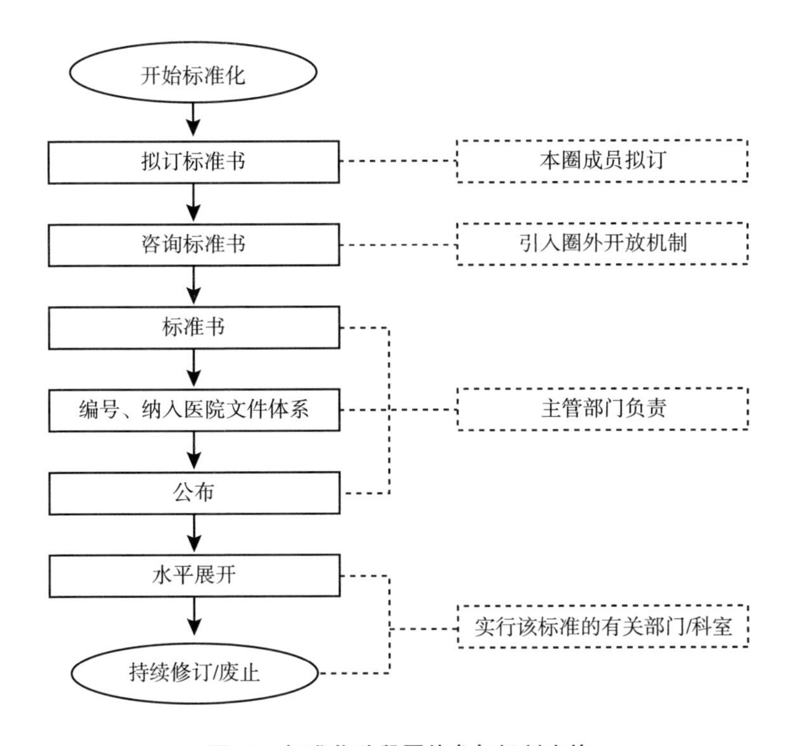

图 10 标准化阶段圈外参与机制实施

（2）三维工具合成化应用

提升医疗质量和保障医疗安全，需要借助现代医院管理工具。但在发现、分析和解决医疗活动现场的问题时，如何选择恰当的现代管理工具，并将工具进行组合，形成合理的应用逻辑，以达到在结果上的“1＋2＞3”的倍增效应，是现代医院管理发展中亟待解决的问题。品管圈是目前我国医院运用最广泛的质量管理工具之一，如果与其他工具结合使用，则可以起到事半功倍的效果。但与其他工具联合使用中若产生错误的逻辑关系，非但不能达到原有的效果，还会产生负效应，造成资源浪费。刘庭芳教授通过探索和实践，在 2011 年首次提出追踪方法学、根本原因分析和品管圈三维工具的合成化应用，并在近 200 所大中型三级医院试行，均取得较明显效果。

通过对追踪方法学、根本原因分析和品管圈之间的逻辑关系进行分析，提出三维工具合成化应用其应用，流程如图 11 所示。首先，发现阶段。运

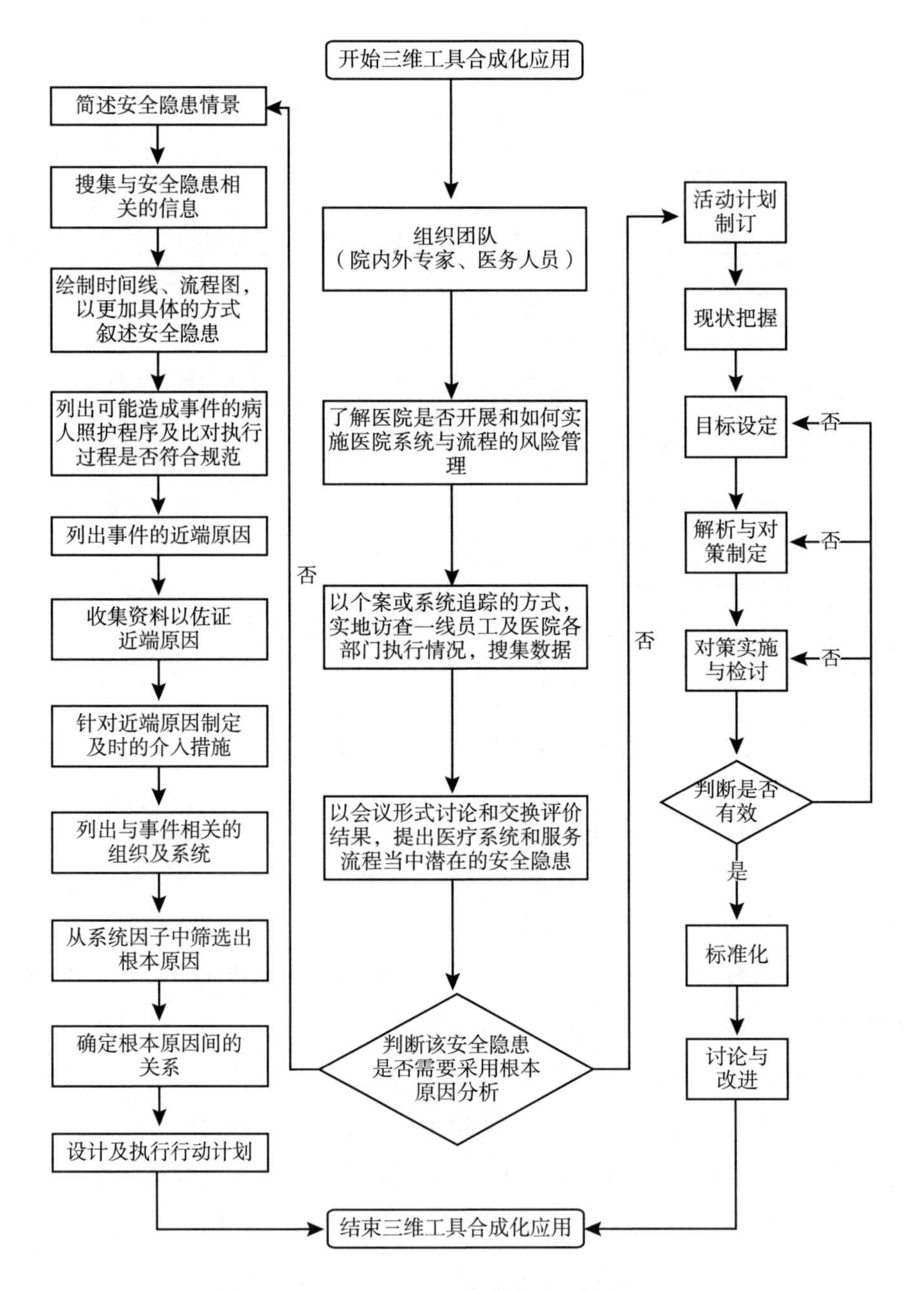

图11　三维工具合成化应用流程

用追踪方法学发现医疗活动中的隐患，并搜集隐患相关信息，进行简述，利用时间线、流程图等工具对隐患进行详细描述。其次，评估阶段。对隐患进行严重程度评估，该环节主要依靠异常事件严重度评估准则（见表5），并依照评估结果对严重程度进行判断。

若评估结果为红色或橘色，则该隐患存在严重危害，需采取根本原因分析法找出该隐患存在的最根本原因，对作业流程和整体系统进行再设计以便解决问题；若评估结果为黄色或绿色，则该隐患并不会造成严重危害，可以引导一线员工组成圈组，以品管圈手法，自下而上，通力合作，对部门工作进行持续改进，优化流程，提升部门工作品质。

表6　异常事件严重度评估准则

频率	结果				
	死亡	极重度伤害	重度伤害	中度伤害	无伤害或轻度伤害
数周	1	1	2	3	3
一年数次	1	1	2	3	4
1~2年一次	1	2	2	3	4
2~5年一次	1	2	3	4	4
5年以上	2	3	3	4	4

资料来源：中国医院品质管理联盟。

3. 我国医院品管圈的推广经验

中国医院品管圈活动发展至今，已突破了“量”的束缚，开始追求“质”的提升，从“仿品”走向“精品”。越来越多的医疗机构导入品管圈，并针对品管圈的应用建章立制，同时也重视员工的主观能动性，以期提升管理效能，建立质量管理的长效机制。回顾品管圈在我国医院的推广历程，圈员能从认识品管圈到学习品管圈探索与积累一系列基本规律和经验。这些宝贵的收获被用于其他质量管理工具的推广，品管圈在其他地区的推广具有重要借鉴意义。

（1）建立品管圈的推动组织

清华大学医院管理研究院刘庭芳教授自2005年开始在我国医院推广

品管圈，2013 年由刘庭芳教授发起成立了中国医院品管圈联盟。该联盟是由卫生行政部门、各级各类医疗机构，以及高校研究机构等自愿组成的全国性、非营利的群众性专业学术组织，下设 23 个培训基地、6 个专业委员会和 8 个专业学组。联盟设立名誉主席、高级顾问、主席、副主席、常委、委员等职位，同时设立了秘书处及办公室（见图 12 和图 13）。联盟旨在坚持以现代医院质量持续改进先进理念及管理工具的普及为己任，努力共同构建由我国卫生行政管理部门、医院管理者和广大医务人员共同参与的品管圈学习平台、交流平台、推广平台。中国医院品质管理联盟是我国第一家以促进医疗机构质量管理工具研究、培训与应用为主的专业学术组织，它汇集了众多医疗行业的学术机构和相关单位，吸引了近百位全国知名专家和学者参与其中。联盟鼓励医院使用先进、科学、行之有效的管理工具，促进医疗质量持续改进，确保医疗安全。

联盟自成立以来就吸引了上千家医院和相关部门的近百万名管理者和医护人员加入推广品管圈的队伍中来，联盟通过公益培训、品管圈大赛、学术论坛、辅导员培训等多种形式的活动，极大地促进了品管圈在我国医院的推广与应用。文献检索的结果就是很好的证明。2013 年以前医院品管圈相关论文只有几篇，2013 年以后医院品管圈相关论文的增幅直线上升，短短五年时间已经超过了 6000 篇。随着 2016 年国家卫生计生委《医院质量管理办法》的颁布，为了增加联盟的影响力，扩大联盟的功能，更好地推动中国医院的质量和安全水平的提升，中国医院品管圈联盟更名为中国医院品质管理联盟，并成立了八个专业学组：追踪评价专业学组、根本原因分析专业学组、六西格玛专业学组、循证医学专业学组、失效模式与效应分析学组、DRGs 专业学组、6s 专业学组、平衡计分卡专业学组。

在中国医院品质管理联盟的带动下，各个省份纷纷成立了省市级品质管理联盟，乃至县级品质管理联盟，在各个层面对品管圈进行推广。由此可见，建立相应的推广组织十分必要，这样可以有整体的实施计划，并能整合相应的资源，从而获得显著的推广效果。

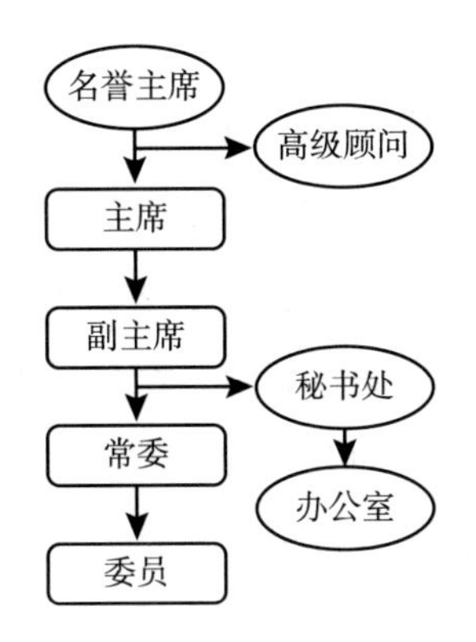

图 12　中国医院品质管理联盟职位

资料来源：中国医院品质管理联盟。

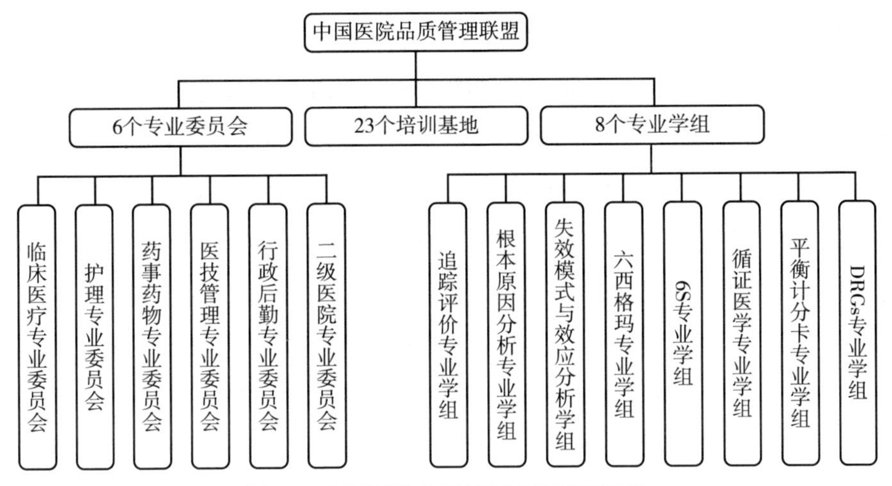

图 13　中国医院品质管理联盟组织架构

资料来源：中国医院品质管理联盟。

（2）组织品管圈相关的学术比赛和论坛

中国医院品质管理联盟的系列活动中，最具影响力和推广效果最明显的活动就是每年组织的全国医院品管圈大赛，医院间品管圈活动的公开发表，可以提升国内医院的质量意识。同时，这也是很重要的激励机制。

①评分标准

全国医院品管圈大赛为了规范品管圈的手法和流程，制定了科学的评分标准，并独立研发了两岸第一个课题研究型 QCC 评价标准。每年的评价标准都会被修订，从最开始第一版的注重手法和工具运用的规范性，到第五版注重品管圈内涵的重要性和创新性，每一次标准的修订都是对品管圈工具应用的一次引导与质量的提升。同时，为了鼓励品管圈活动的创新性，由品管圈活动所获得的专利，可以作为加分项，计入比赛成绩。

②赛场设置与奖项设置

为了鼓励不同类型和不同医院级别的品管圈活动，自第二届全国医院品管圈大赛开始设立分赛场。2014 年全国医院品管圈大赛分为三级医院护理专场、三级医院综合专场、二级医院专场。为了鼓励私立医院的参与，2015 年大赛增设了专科、民营与企业医院专场。随着课题研究型品管圈的普及，自 2016 年起增设了课题研究型品管圈专场。2018 年增设急诊医疗专场。

全国医院品管圈大赛分为两审制，包括预赛和决赛。为了让更多的医院参与品管圈大赛，在参赛资格上，只有国家卫生计生委委属委管的医院可以报两圈问题解决型，其他医院只能报一圈问题解决型。为了推广课题研究型品管圈，非委属委管的医院可以同时报一圈课题研究型。

本着鼓励为主的理念，凡通过预赛的品管圈组都会被授予优秀奖。进入决赛的圈组可以竞争所在专场的三等奖、二等奖和一等奖。2016 年还设立了特等奖和优秀组织奖，对有特殊贡献的机构给予肯定与激励。截至第五届全国医院品管圈大赛，各类表彰数量如表 7 所示。

③观摩人员

每年品管圈大赛的参加人员里除了参赛代表外，还要 45% 左右的观摩人员。设置观摩人员是为了向未参赛或未进入决赛的医务人员开放，并为他们提供学习的机会。一方面他们可以通过观摩来学习品管圈的知识与手法；另一方面他们可以就品管圈活动解决问题的措施和经验进行学习，也在一定程度上促进了品管圈活动的推广。

表7　全国医院品管圈大赛各类表彰数量

单位：个，人

项　　目	2013 年	2014 年	2015 年	2016 年	2017 年	合计
先进集体	5	5	5	5	5	25
先进个人	5	5	5	5	5	25
特等奖	0	0	0	1	1	2
一等奖	5	14	27	32	50	128
二等奖	7	21	40	46	65	179
三等奖	8	32	48	61	85	234
优秀奖	35	79	111	126	139	490
优秀组织奖	0	9	10	10	13	42
优秀个人	0	0	0	0	100	100

资料来源：中国医院品质管理联盟。

④学术论坛

除了全国医院品管圈大赛外，中国医院品质管理联盟自 2016 年开始举办全国医院品管圈高峰论坛，论坛主要为医院质量管理者就如何推广质量管理工具提供交流平台和学习平台，邀请品管圈活动开展好的医院管理者分享品管圈推广方法或监管机制方面的经验，从而使医院管理者清楚如何在医院落实品管圈活动。

（3）卫生主管部门的政策支持

卫生主管部门的态度和重视程度是品管圈推广的关键因素。全国医院品管圈大赛自举办以来，每年都会得到国家卫生计生委医政医管局相关领导的支持。在具体的政策层面，中华人民共和国国家卫生和计划生育委员会组织制定《医疗质量管理办法》，目的是规范医疗服务行为，维护人民健康权益，保障医疗质量安全。办法于 2016 年 7 月 26 日经国家卫生计生委主任会议讨论通过并颁布，自 2016 年 11 月 1 日起施行。医疗质量管理工具是指如全面质量管理（TQC）、质量环（PDCA 循环）、品管圈（QCC）、疾病诊断相关组（DRGs）绩效评价、单病种管理、临床路径管理等用以实现医疗机构质量管理目标及进行医疗品质持续改进的方式、方法和措施。这一规定标

志着品管圈等管理工具已得到政府的官方认可，这对医院品管圈的推广起到了积极的助推作用。

另外，目前部分地区的医院协会或医管中心也开始重视品管圈，开展相关培训，并举办地区医院品管圈预赛，这样很好地与全国医院品管圈大赛联动起来，形成了一张推广网络，使推广效果得到进一步的维持与完善。

（4）建立品管圈阶层式的教育培训思路

为了形成“全员关注、人人参与”的价值认同，在普及模式上，要坚持阶层式的教育培训思路。这个金字塔的第一个层次是“知晓”，让全体医务人员了解和关注品管圈；第二个层次是“认同”，让大多数医务人员接受并参与实践；第三个层次是“精通”，重点培养一部分核心骨干团队，让其成为医院进行自主培训的师资力量。近几年，共培训近 30 万人次。

（5）构建持续改进的分享和学习平台

为使医务人员更为便捷地获取学习资料，中国医院品质管理联盟建立了专门的网站和微信公众号，将品管圈的标准和最新研究以及获奖品管圈案例等学习资料推送到网站和微信公众号上，希望让更多的圈员和医务人员受益。同时，联盟还建立了医院品管圈群组，为学员提供交流平台。

（6）对重点地区进行帮扶

由于我国幅员辽阔，实现全覆盖还有相当大的难度。首届至第三届全国医院品管圈大赛的参赛队伍中都没有来自西藏地区的医院，为了将品管圈推广至西藏地区，借助对口支援的政策，中国医院品质管理联盟通过委托复旦大学附属中山医院、上海市浦东新区人民医院、大连医学院附属医院的援藏医疗队专家，在西藏地区的医院推广品管圈活动，取得了明显成效。自 2016 年开始，就有来自西藏地区医院的品管圈组参加了全国医院品管圈大赛，并在 2017 年取得了一等奖和二等奖的优异成绩。这对于其他工具推广至边远地区有重要的借鉴意义。另外，刘庭芳先后八次赴新疆维吾尔自治区（包括远至南疆的喀什地区）开展医院品管圈培训工作，并邀请青海省红十字医院来清华“留学”接受医院品管圈公益培训。

（7）提供多种展示平台和交流平台

除了提供全国医院品管圈大赛的平台外，中国医院品质管理联盟还在积极开展国际合作和建立国际平台。目前联盟已与国际医疗品质协会（ISQua）建立了联系。ISQua 是一个非营利性国际组织，成立于 1985 年，致力于通过教育、知识分享、外部评价、支持医疗机构和连接全球医疗人才来提高全球医疗质量和安全水平。联盟与 ISQua 展开全面战略合作，于 2018 年 5 月在北京共同举办全球医疗质量与病人安全论坛及品质管理工具大赛。这样就为我国医院品管圈活动的圈员提供了展示的国际平台，从而提高医务人员开展品管圈活动的积极性。从 2018 年起，中国医院品质管理联盟开始建立全国多维管理工具示范医院。

4. 我国医院品管圈的发展策略

（1）进一步扩大品管圈在医疗机构的应用范围

品管圈之父石川馨博士曾说过，只要有人的地方就适合应用品管圈工具，因此，品管圈在任何机构和任何部门都可以被广泛应用，要进一步扩大品管圈在我国医疗机构的应用范围。首先，应该进一步扩大品管圈工具在二级及以下医院的运用，在历年的全国品管圈大赛中，二级医院品管圈组仅占 12.66%，而且二级医院品管圈组的得分显著低于三级医院，还要提高品管圈在二级医院推广的质量。其次，应该进一步扩大品管圈工具在西部地区和欠发达地区医疗机构的推广范围。最后，应该鼓励医院开展医疗类、医技类、行政后勤类主题的品管圈，逐步扩展品管圈的应用范围。

（2）强化品管圈的规范化培训，制定品管圈的实施细则

造成品管圈应用问题的主要原因之一是圈员对品管圈的理论和操作技术掌握不足，所以必须强化各层面有关品管圈的规范化培训，促进圈员能够系统掌握品管圈的原理和学会使用各种品管手法。高质量的培训与辅导是确保品管圈活动顺利开展的主要前提条件。随着品管圈工具在我国医疗机构应用的普遍化，各类培训、辅导机构的数量逐步增多，所提供的服务也参差不齐。应当针对当前相对驳杂的培训市场，设立严格的机构和讲师准入标准，建立监督监管机制，以引导市场走向，形成相对有序的培训市场，促进良性

竞争。另外，还需要进一步制定医院品管圈的实施细则和评分标准，使品管圈在实际应用中具有更高的操作性。

(3）在品管圈的活动中鼓励创新

“大众创业，万众创新”政策措施的实施，在提升了各企事业单位活力的同时，也是我国当下已经正式进入“创新生态系统”的重要标志。品管圈活动，以其本身具有的团队创新性，与国家大政方针相适应，尤以课题研究型品管圈为甚。医疗机构的领头梯队（国家级、省级医疗机构）需要在打好问题解决型品管圈的根基、实现技巧纯熟基础之上，主动引入课题研究型品管圈，在医疗质量持续改进的过程中引领创新潮流。有条件者也可建立固定小组推动全院品管圈活动，小组可主动发现问题，提出可行课题，引导医务、管理人员组成品管圈组，促进医疗、护理与管理三者的有机结合。

(4）将品管圈的持续改进理念融入医院文化管理

品管圈既是员工自我实现需要的载体，也是医院民主治院的重要手段，因此，品管圈活动需要获得各级卫生行政部门与医院领导的重视与支持才能创造更加适宜的实施环境，从而取得更好的效果。同时，虽然品管圈是一种改善医疗品质的工具，但它所蕴含的科学精神、精益精神也会被融入医护人员的日常行为中，真正成为一种潜移默化的文化。医疗行业整体品质也必将因全体医务人员、整个医疗行业在这种文化中的熏陶而得到升华。在这个活动中，医院一线员工在医疗行为中的角色发生转变，从“要我做”到“我要做”；从一个执行者成为发现者、管理者；从自上而下的行政命令的传达，到发现现场问题，乃至分析解决问题。在整个活动过程中，圈员的积极性被极大地调动起来，集思广益，通力合作，自身的才智也得到展现。对于院方而言，将一线员工的智慧上升为全院的制度规范，这无形中也在充分发挥“从群众中来，到群众中去”的民主作用，因此，每一所医院在深入推进品管圈的过程中，要逐步让品管圈融入工作、融入生活，成为渗透每个基层医务人员工作与生活的一种医院文化，从而以文化来建立和巩固品管圈的长效机制。

（5）将质量管理工具的理论加入医学院校的课程体系

品管圈等质量管理工具的应用是医务人员的基本技能，应当将相关理论体系加入医学院校的相关课程体系，使医学生在读书期间就能接触到质量管理工具的理念和方法，这样他们在未来的医疗岗位上，即可熟练运用这些方法去解决实际问题，以保障医疗质量的持续改进。如果医学生在教育阶段就已经实现了对品管圈等卫生质量管理工具的价值认同，就必然提高医学生质量持续改进的意识和行动力。事实上，清华大学医院管理研究院早在2013年就给研究生开设了“医院管理工具的理论与实务”课程，并取得了良好的效果。之后，在联盟的推动下，复旦大学、南方医科大学已将多维质量管理工具编入医学院本科教材，并已开课。

参考文献

[1] 刘庭芳、刘勇：《中国医院品管圈操作手册》，人民卫生出版社，2012。

[2] 钟朝嵩：《品管圈实务》，厦门大学出版社，2007。

[3]〔日〕柿内幸夫、〔日〕佐藤正树：《现场改善》，许寅玲译，东方出版社，2011。

[4] Watanabe S., “The Japanese Quality Control Circle: Why It Works,” *International Labour Review*, 1991, 130 (1): 57.

[5] 廖熏香：《医策会医疗品质奖介绍—两岸交流的契机》，《医疗品质杂志》2014年第1期，第33～38页。

[6] 刘庭芳、吴成禹：《课题研究型品管圈理论与操作特点》，《中国医院》2017年第9期，第45～49页。

[7] 廖方睹：《日本整合型QC STORY之探讨》，《品质月刊》2006年第2期，第80～84页。

[8] Moen, R. D., Norman, C. L., Circling Back, “Clearing up Myths about the Deming Cycle and Seeing How It Keeps Evolving, Quality Progresss,” *American Society for Quality*, November, 2010.

[9] 蔡耀宗：《台湾质量管理小组活动的现状与趋势》，《中国质量》2010年第11期，第18～19页。

[10] 朱树动：《医疗机构品质与病安管理理念与实务》，华杏出版股份有限公司，2011。

[11] Wo H. H., Chen H. K., Liu S. C., "Improving Organizational Performance by a Quality Control Circle: A Case of Medication Improvement Team at a Hospital in Taiwan," *Information Technology Journal*, 2010, 9 (4): 692.

[12] 刘庭芳:《我国医院品管圈活动综述》,《中国医院》2015 年第 7 期,第 1 ~ 3 页。

[13] 刘庭芳、蒋海泥:《我国医院品管圈主题选定存在的问题及其对策》,《中国医院》2015 年第 7 期,第 4 ~ 6 页。

[14] 刘庭芳、高俊扬:《我国医院品管圈真因验证存在的问题及其对策》,《中国医院》2015 年第 7 期,第 7 ~ 9 页。

[15] 刘庭芳、张丹:《我国医院品管圈对策拟定存在的问题及其对策》,《中国医院》2015 年第 7 期,第 10 ~ 14 页。

[16] 刘庭芳、石慧敏:《我国医院品管圈标准化存在的问题及其对策》,《中国医院》2015 年第 7 期,第 15 ~ 18 页。

[17] 王静、刘庭芳:《现代医院三维工具合成化应用的逻辑关联性探讨及其应用》,《中国医院》2016 年第 5 期,第 54 ~ 57 页。

B.15
医疗质量的标准化管理

杨 军*

摘 要： 医院标准化是医院的协调一致的活动过程，医院标准化管理是将医院管理的内容和对象纳入标准化要求之中，贯穿于各项工作的全过程，涉及医疗、医技、护理、后勤、信息等所有领域，体现了组织、计划、指挥、控制、协调等基本职能的统一性。本报告基于现代医院管理理念和现行管理政策的要求，提出实施医疗质量标准化管理的具体方法，特别是在借助信息化、智能化技术，实施质量管理的引导、控制、监督和分析等方面做了诸多探讨。

关键词： 标准化 医院管理 医疗质量管理

一 医疗质量管理的基本原则

全程控制原则。患者从进入医院大门到出院乃至回家后的继续康复、预防复发，是一个连贯完整的医疗过程，每一个环节都应纳入质量监控管理之中。医疗工作不能保证最终结果，但必须保证过程无缺陷。

全员参与原则。每一位员工，无论是医生、护士、技师还是后勤支持人员，都是各个医疗服务环节、步骤的实施主体，他们的每一个工作行为都关乎质量的好坏，所以均有责任和义务参与到质量管控当中。

---

* 杨军，山东烟台毓璜顶医院院长、山东省医院协会标准化管理专委会主任委员。

持续改进原则。医学是个不断探索的实践过程，医务和管理人员既要从已经发生的事件中汲取教训，也要主动发现问题，不断总结经验，不断完善制度规范，不断改进与提升质量。这是一个循环反复、永无止境的过程。要从全员参与中汲取营养，实现医疗质量的持续改进。

二　医疗质量的构成

结构质量：由满足患者服务实现的各要素构成，是保证医疗质量正常运行的人力资源、物质基础、组织架构和运行规则，包括人员结构（数量、资历、职称、梯次等）、医疗资源（工作空间环境、接纳能力、设施设备、物资供应、后勤支持等）、管理体系（质量与安全、护理、院内感染、药品、设备、后勤、财务等）、规章制度、技术标准等。

过程质量：是医院患者服务实现的环节质量，是保证医院质量正常运行的关键，包括诊断质量（检诊、技术操作、诊断等）、治疗质量（对病情的评估、医疗措施的决断、治疗方案的选定，以及手术、抢救、用药等各种医疗的处置等）、护理质量（对病人的基础护理和专科护理，各种护理技术操作）、院内感染控制质量（医疗用品灭菌、无菌操作等）、药剂管理质量（药品的采购、保管、领发、供应等）、后勤保障质量（水、电、气、空调、生活物资等的提供）、经济运行质量（成本核算、资金使用、医疗收费管理、经济效益分配等）。

终末质量：亦称结果质量，是医院质量管理体系所达到的管理效果的最终体现。其评价指标包括医院运营基本指标、患者医疗质量与安全指标、合理用药指标、医院感染控制指标、单病种质量指标等。

三　医疗行为的标准化规则

实现医疗质量的目标效果，医疗过程的标准化是首要保证。制度与规范是指导业务人员进行临床诊疗工作的行为准则，业务人员在工作过程中的行为标准化、规范化是确保质量安全、实现同质化的基本要求，所以要建立贯穿全程、覆盖各个环节的标准化行为规则，并培训医务人员掌握好、贯彻好这些规则。这些标准化行为规则主要包括制度和规章、指南和共识、诊疗规范、诊疗路径、操作流程。

（一）制度和规章

核心制度是最重要的标准化行为规则。各类业务科室根据专业特点制定的各种管理规章制度是医务人员必须遵循的行为准则，必须熟练掌握、严格执行。职能管理部门和科室管理的核心就是确保规章制度得以落实。

（二）指南和共识

各类诊疗指南、专家共识是指导医生实施诊疗的原则性规定，包括策略和方法。所有路径、规范的制定都建立在指南的依据和基础之上。临床科室应将国内外发布的诊疗指南和专家共识维护到知识库中，并及时更新，供医务人员随时查询调阅。

（三）诊疗规范

诊疗规范是在诊疗指南和专家共识的原则基础上制订的具体实施方案。临床科室应根据指南、共识的更新，不断修订、完善本专业相关各病种的诊疗规范。

（四）诊疗路径

诊疗路径是针对单病种特点建立的具体诊疗实施步骤，贯穿接诊患者、进行诊断、评估病情、确定治疗方案，以及出院后随访的医疗全过程。诊疗路径的概念是由烟台毓璜顶医院首次提出的，并在实践中推广。它由“诊断、评估、治疗、随访”四个实施路径构成，通称为全程诊疗路径。

“诊断路径”是围绕患者病情主诉，针对性地进行病史采集、体格检查、鉴别诊断的一系列标准化步骤。以疾病诊断与鉴别诊断标准为依据，

建立单病种电子病历模板，通过设置结构性输入点或提示点，针对某一类症状或疾病必须进行病史询问、体格检查、辅助检查、鉴别诊断等。以冠心病诊断路径为例。对心内科医生而言，发作性胸痛首先考虑冠心病、心绞痛，同时需与心肌梗死、肺栓塞、胸膜炎、心包炎、食道癌、带状疱疹等疾患相鉴别。因而，在入院记录模板中将胸痛的特点、相关的危险因素、体格检查要点等设置为结构性项目，医师书写入院记录时须按照项目一一选择回答，由此保证主要病情信息采集不遗漏，这是建立正确诊断的前提。

“评估路径”是评估疾病严重程度、预后、相关治疗风险等方面的系列标准化程序和步骤。通过评估，确定个体化最佳治疗方案，规避治疗风险，并为制定风险防范措施和处理预案提供依据。建立方法是依据国内外颁布的各种疾病诊疗指南建议的评分系统，建立评估模块，从 EMR、LIS、PACs 等系统中自动获取评估数据，自动评分及判断危险等级。系统同时具有人工数据输入、修正和确认模式。

以急性非 ST 段抬高冠脉综合征为例，需采用 Grace 评分系统进行危险分层，以确定采用保守还是侵入性治疗策略；患者对抗栓药物的耐受性如何要采用 CRUSADE 评分系统评估；根据冠脉造影结果需要血运重建的患者，是采用介入治疗还是搭桥手术需采用 Syntax 评分系统，所以说评估是介于诊断和治疗之间的桥梁。其他评分系统，包括呼吸内科的社区获得性肺炎评分、神经内科的 Glasgow 昏迷评分（GCS）、脑梗死的 NIHSS 评分、重症医学科的全身性感染相关性器官功能衰竭评分、肝胆外科的急性胰腺炎 Ranson 评分、关节外科的髋关节置换术 HARRIS 评分、创伤骨科的 IS 评分与 ISS 评分，肾内科的急性肾损伤危险因素评估和慢性肾衰竭危险因素评估等 50 多个评分系统，均以评估路径的方式在我院临床推广应用。

“治疗路径”是治疗方案的标准化实施步骤。建立方法是依据疾病诊疗规范和单病种质控规定的关键处理环节，通过 CIS 的医嘱模块建立治疗项目和步骤模板。现在实行的临床路径在本质上基本属于治疗路径，所以治疗路径的建立主要基于临床路径的要素。

“随访路径”是病人出院后随访管理的标准化实施步骤。部分患者出院后仍有风险，需要跟踪管理，如术后腹腔放置猪尾导管、植入心脏起搏器、应用特殊药物（如华法林）、特殊手术、特殊病种的患者。通过随访建立专病数据库，为开展大数据循证医学和精准医学研究提供了必要条件。针对随访目的，建立随访路径（结构化模板），其中设定了随访时间、周期和每次的随访项目。路径导入门诊医生工作站，使任何一位接诊医师都能根据路径要求执行随访计划。

加速康复外科（ERAS）实施路径。ERAS 是近年来兴起的一种新型手术模式。它是通过采取减少术后应激反应的一系列方法，加快促进患者的术后康复，并缩短住院日，降低住院费用。我们针对每一种手术，围绕围手术期过程建立了相应的实施路径，涵盖了手术、麻醉和护理三个层面。我们将 ERAS 路径嵌入 CIS 中，以临床路径的操作形式加以执行。

影像诊断路径是建立影像诊断而遵循的思维程序，以结构化诊断报告模板的形式呈现，如对一个特定部位的影像进行判断，需要依次从组织结构、形态特征、功能测量等进行选择式描述，保证不漏项目。同样，病理、内镜等诊断均可建立相应路径。

（五）操作流程

各种手术和技术操作的具体步骤、技术要求应当是相对统一的，包括耗材的选择和使用。各科室应建立相关手术、技术操作的标准化流程，各种事件紧急处理流程，急症抢救流程，重点环节处置流程（如告知、交接、查对等）。手术与技术操作的标准化流程既要形成文本，也应生成视频资料，导入医护工作站，以供随时查询，并将其作为医师技术资质考核的依据。流程应当随时更新，至少每年更新一次。

操作流程应当是全过程、全方位的，如实施消化内镜下 ESD 手术，除了建立 ESD 技术本身的操作流程外，还应包括无痛消化内镜麻醉风险评估、术中监控，以及针对可能出现的麻醉中舌根后坠导致气道阻塞、低血压、心脏迷走神经反射、穿孔、出血等风险的防范及处置的流程，还有术后护理流程等。

要保证各操作流程得以正确执行，可以在信息化系统中建立相应记录表单，在关键操作节点设置结构化项目选择，项目填写不全不能提交。对于要求床旁的操作，如麻醉术前访视、病房床头交接班等，可采用以掌上电脑床边扫描病人腕带条码的方式，启动记录表单，现场填写，并记录相关信息，由此引导医务人员规范操作。

四　对医疗过程的管理

要确保制度、规范、路径、流程等标准化行为规则得以执行，可采用行为引导、环节监控的管理方式。

（一）行为引导

在医院信息化系统快速发展和结构化 EMR 推广普及的时代，对医务人员的诊疗行为实施标准化引导已成为质量管理的可行手段。

在诊断路径实施过程中，医师书写病历时须按照项目一一选择回答，若有漏项，则系统拒绝提交病历，由此引导医师遵循正确的诊断思路。在建立初步诊断之后，系统可自动提醒应当实施的评估路径，并通过结构化项目设置保证路径执行的完整性。出院时可通过信息化系统规定必须随访的病种、术种、体内留置物种类、用药品种等，引导医师将病例纳入随访计划，并执行规定项目和周期的随访路径。

对于操作规范、流程正确执行的引导，可建立各类结构化电子记录模板，要求医护人员完整填写规定项目，若不完整则系统不予提交，如会诊、骨髓穿刺、PCI 术后护理等，在其相应记录模板中应建立规定执行项目。

（二）环节监控

在信息化系统的支持下可以对关键环节实施自动监控。目前已经可以做到围绕重点过程、重点环节、重点病人，对医疗文书记录、核心制度执行、安全用药、抗生素合理使用、技术资质管理、围手术期管理、手术安全核查、护理操作前核对、输血、危急值处置，以及手术、疑难、危重、非计划重返、住院超过30天等重点病人的诊治过程进行监控。

自动监控各类医疗文书的完成时限和频度。在EMR系统中，各类医疗文书的模板是结构化的，必须填写完全才能上传，因而可以确保文书格式合格及项目完整。对病历内容的审核仍需要人工判断，并通过交互界面讨论交流，未来智能化系统判断将成为可能。

对于技术资质的管理，通过信息化管理系统医嘱下达、手术申请、操作记录等环节，监控医师技术资质是否符合。如不符，则系统拒绝执行医嘱，并自动提醒越权操作。系统也能在事后自动监控手术、操作记录，审核术者资质是否相符，并做出提醒。

在发药、输液、输血、注射等操作前，护士以PDA扫描病人腕带条码及药剂、血液制品等包装袋条码，系统判断病人身份、医嘱及包装袋相符后即可通过核对过程。

对安全用药的监控，首先是在医生下达医嘱时，系统自动审核处方是否与病人的年龄、性别、生理状态、病理状态、器官功能状态等相冲突，是否存在超剂量、重复用药、配伍禁忌等情况，若存在，则系统自动提出警示，严重情况时中止医嘱执行。系统可实时监测住院患者的器官功能状态指标，出现与用药相悖情况时立即警示。对于抗生素合理应用的管理，系统对预防用药的适应证、用药品种、给药时机、用药持续时间、治疗用药的适应证、选药依据（细菌培养和药物敏感试验）等环节实施监控。

对围手术期的监控贯穿于事前、事中、事后三个过程。系统在医师提交手术申请单时自动监控手术者的技术资质是否合格，相关讨论、知情告知、必要的检验/检查项目是否完成，结果是否有危急值等。如果任一环节不符合要求，则系统均拒绝接纳申请。对于术前麻醉访视、手术安全核查、手术物品清点、生命体征监测、麻醉用药监测、术中病理检查、术后病房管理等环节，系统也实现了自动监控。

对于手术、疑难、危重、非计划重返、住院超过30天等重点病人，系统通过监控其三级查房、会诊、术前讨论、疑难病例讨论、危重症抢救、交接班、知情同意等关键环节和核心制度的执行状况，即时掌握管理状态。对输血、输液过程也已实现智能化安全监控。

信息化系统只能监控某些节点，并不能对全过程的所有环节以及内涵进行监控和评价。管理人员的现场督查是最基本的管理方式。常用的方法是追踪检查，从个案处理的过程入手，追踪环节质量控制情况。各职能管理部门应根据管理范畴，明确主要监控的内容，包括核心制度落实、规范流程执行、重点患者管理等方面。有必要设计追踪检查路径、评价表单，以保证检查方法的标准化。评价表单中需详列评价项目、检查方法和评价指标，力求做到检查要点明晰、过程易于操作、评价指标量化。

五　质量的分析与评价

职能管理部门需对医疗行为的过程和终末质量的情况进行测量、分析和评价。目前主要采用国家卫计委制定的《三级综合医院评审标准与评审细则》（2011 年版）及系列单病种质量控制标准所列举的指标。

（一）质量评价指标

1. 过程质量指标

病案甲级率、核心制度执行合格率、院内急会诊到位合格率、知情同意执行率、手术部位标记执行率、手术安全核查合格率、术前讨论/死亡病例讨论/疑难病例讨论率、病案首页填写正确率、不良事件报告合格率、病历模板使用率、临床路径执行情况（入径率、完成率）、出院随访执行情况（总随访率、必随访执行率）、病情评估执行率、辅助检查申请单填写合格率等。对重点患者（手术、疑难危重、非计划重返患者、住院超过 30 天、死亡等）过程质量的评价尤为重要。

2. 终末质量指标

住院死亡类指标：总死亡率、中低风险死亡率、手术死亡率、重点病种死亡率、重点手术死亡率。

重返类指标：出院15天内再住院率、出院31天内再住院率、非计划再次手术率等。

获得类指标：手术并发症发生率、术中异物遗留发生率、输血反应发生率、输液反应发生率、住院压疮发生率、跌倒/坠床发生率等。

医院感染类指标：医院感染发生率、多重耐药菌医院感染发现率、多重耐药菌感染检出率、I类切口手术部位感染率、器械（导尿管、中央血管导管、呼吸机等）相关感染发生率、手术后肺部感染（呼吸衰竭）发生率等。

合理用药类指标：抗菌药物使用率、抗菌药物使用强度、I类切口手术预防性抗菌药物使用率、治疗性抗菌用药病原体送检率、门诊处方合格率、用药医嘱合理率等。

运行管理类指标：平均住院日、床位使用率、住院次均费用、门诊次均费用、药占比（综合、门诊、住院）、材料占比、手术占比、三/四级手术占比、病种难度系数（RW）分析、病例组合指数（CMI）分析等。

（二）数据的采集及分析

借助信息化管理工作站，从病历首页、HIS、EMR、CIS等系统中自动提取，这是获得数据的主要方式。病历首页是基本的数据来源，因此要保证病历首页项目填写的完整性和正确性。EMR中各类医疗文书模板的建立至关重要，如三级查房记录、会诊记录、讨论记录、手术/操作记录等，是诸多数据提取的来源。如对交接班制度执行情况的评估，可检索新入院、手术后、病情危重等病例，检查其交接班电子记录是否提交，从而确定“交接班合格完成率”这一指标。对会诊制度执行情况评估，可监控邀请科室发出会诊时间、被邀请会诊科室提交会诊记录的时间，形成“会诊合格完成率”指标。一些指标的自动获取需要在文书模板中专设结构化项目，如对ACS的质控中评价入院前是否有心脏骤停/心肺复苏情况，需要在入院记录中设立是否有过心肺复苏的结构化询问项目。

对于内涵质量的评价，目前的信息化系统功能仍不能替代人工判断。实际工

作中，有诸多指标必须通过现场检查、人工量化、人工输入数据库等方法获取。

对获取的指标数据进行多维度的分析评价，从医院、科室、医疗组、个人层面，进行同比、环比分析，考核单元间比较分析、指标间相关分析、多因素回归分析等，从而了解质量状况，发现存在的问题，并为质量持续改进和绩效考核提供参考依据，这是进行质量评价的根本目的。

（三）单病种/术种质量评价

科室应对本专业主要的病种、术种的诊疗过程和诊疗结果进行质量评价。评价指标除了包括上述的综合性过程和终末质量指标外，还需根据病种、术种特点建立各自的过程与终末质量评价指标体系。

以急性冠脉综合征为例，诊治的关键环节包括就诊后立即实施心电图检查，立即给予阿司匹林/氯吡格雷等抗血小板类药物，进行危险分层、出血风险评估，实施紧急血运重建，入院 24 小时内进行心脏超声检查等。因此对应的评价指标，如急诊首次心电图时间、急诊首次给予抗血小板药物时间、PCI 实施率、首次医疗接触至 PCI 开始时间、病情评估完成率、24 小时内心脏超声完成率等应被纳入评价体系当中。

评价的方法，首先是建立单病种/术种质量评价表单，将反映过程与结果质量的指标列入其中；检查病历等医疗记录，逐项评价质量完成情况，可以借助信息化系统从 EMR、LIS、PACS 等子系统中自动提取这些数据并进行分析。对这些过程指标完成率、时效性等执行情况的分析，以及其与终末质量指标间相关性的分析，能够发现影响诊疗结果的因素。

需要注意的是，当比较不同医疗单元之间诊疗质量时，需要对疾病严重程度进行分层，对相同严重程度疾病的诊疗效果进行比较才更为客观、更有意义。例如对急性冠脉综合征可采用 GRACE 评分，对急性心衰采用 Killip 分级方法进行疾病危重程度评价。DRGs 的 CMI 指数则是评价疾病危重程度的一个通用指标。

对单病种质量的评价，首先应采纳国家卫计委先后颁布的 13 个病种的评价指标体系。但这些病种数量远远不够，各专业科室应根据国内外疾病诊疗指南，针对关键诊治环节和专病特点，建立起本专业主要病种/术种的过程质量与终末质量评价指标体系。

（四）专科质量评价

各专科功能有不同的特点，对其质量评价除采纳通用质量标准之外，还应考虑其专科属性特点。

1. 急诊科质量评价

急诊科质量评价重点在于急诊接/出诊、分区救治、急救“绿色通道”、急危重症服务规范与流程等方面。可以从紧急出诊、接诊到达患者、预检分诊、抢救室救治、检验/检查、住院、手术、部门间配合等环节入手，检查急救规范/流程执行、紧急会诊、医护人员技术资质、急救设备完备状态、医护人员专业技能、诊疗措施、病历记录、病情告知、医技检查报告时间、转入院、接受手术等决定性治疗的过程时限等评价急诊服务体系的效率和效能。主要评价指标如下。

（1）急诊分级患者比率：将Ⅲ级及以上的患者定义为急诊患者，测量非急诊（Ⅳ级）患者占急诊就诊患者的比率。

（2）抢救室滞留时间：主要是测量符合住院指征的急高危患者，如急性心肌梗死、脑梗死、脑出血、急性呼吸衰竭、外伤性脑血肿、外伤性胸/腹腔内出血、开放性骨关节损伤、急症分娩、异位妊娠等患者在“绿色通道”的停留时间。

（3）急诊死亡率：急诊死亡例数占急诊诊疗总例数的比例。

（4）抢救室患者死亡率：进入急诊抢救室后的死亡例数占总例数的比例。

（5）急诊多发伤手术患者死亡率：指在同一病因下人体同时或相继有两处或两处以上解剖部位的组织或器官受到严重创伤患者，在送至急诊科并进行急诊手术后的死亡率。

（6）呼吸心跳骤停患者自主呼吸循环恢复（ROSC）成功率。

（7）常见急危重症单病种处理的规范流程、效率和能力的系列评价指

标：急性ST段抬高心肌梗死（STEMI）患者首次心电图时间、STEMI患者首次给予抗血小板药物时间、STEMI患者首次医疗接触至开始血运重建时间等。

2. 麻醉科质量评价

麻醉科质量控制的关键环节包括麻醉医师技术资质、麻醉前访视/评估、ASA病情分级管理、麻醉计划、麻醉方法变更、患者知情同意、手术安全核查、麻醉操作全程监测、麻醉意外及并发症处理、自体输血、麻醉复苏、Steward苏醒评分管理、术后镇痛等。利用信息化系统已能够对上述环节实施自动监控，但现场追踪检查与评估仍是不可或缺的，应按照追踪检查路径与评价量表，实施标准化个案检查。

质量评价指标：麻醉科危重患者比例（按照美国麻醉医师协会ASA分级Ⅲ级至Ⅴ级患者的比例）、急诊非择期麻醉手术比例、各类麻醉方式（插管全麻、非插管全麻、椎管内麻醉、复合麻醉、其他）比例、手术安全核查合格率、术中自体血输注率、麻醉开始后手术取消率、非计划转入ICU率、非计划再次插管率、麻醉后监测治疗室转出延迟率、麻醉开始后24小时内死亡率与麻醉开始24小时内心脏骤停率、麻醉期间严重过敏发生率、椎管内麻醉后严重神经并发症发生率、中心静脉穿刺严重并发症发生率、全麻气管插管拔管后声音嘶哑发生率、麻醉后脑卒中发生率等。

3. 重症医学科质量评价

重症医学科质量控制的关键环节包括医护人员技术资质（按照《重症医学科医护人员基本技能要求》）、对入/出科患者危重程度评估、多学科会诊、设备完好状态、医护人员使用设备技能、急救技能、院内感染控制、压疮/深静脉血栓等并发症预防等。

质量评价指标：APACHEⅡ评分值（≤10分、10～14分、≥15分、≥30分）患者分布比例、非预期24/48小时重返重症医学科比率、呼吸机相关性肺炎（VAP）发生率、中心静脉导管相关性血行感染率、导尿管相关感染发生率、重症患者预期病死率与实际病死率比例（按APACHEⅡ评分值分类）、重症患者压疮发生率（按APACHEⅡ评分值分类）等。

4. 产科质量评价

反映产科专属特点的质量指标包括剖宫产率、阴道分娩产伤发生率、无痛分娩发生率等。

5. 新生儿科质量评价

反映儿科专属特点的质量指标包括NICU新生儿危重病例评分比率、转出NICU 72小时内非计划重返比率、新生儿产伤发生率、新生儿出生体重分级住院死亡率（<750克、750~999克、1000~1499克、1500~2499克、>2500克）等。

6. 血液透析室质量评价

评价指标包括维持性血透患者年死亡率、血透患者感染性疾病发生率（乙型肝炎病毒感染率、乙型肝炎病毒年新增感染率、丙型肝炎病毒感染率、丙型肝炎病毒年新增感染率）、与血透相关血液感染发生率、透析液和反渗水质量（反渗水内毒素合格率、反渗水细菌培养合格率、透析液内毒素合格率、透析液细菌培养合格率等）。

7. 检验科质量评价

主要的质量评价指标包括室间质评项目参加率、室间质评项目不合格率、室内质控项目开展率、室内质控项目CV不合格率、急诊检验时间、急诊检验报告时限达标率、普通检验时间、普通检验报告时限达标率、危急值通报率、危急值通报及时率、检验报告不正确率、检验报告合格率、标本合格率、血培养污染率、设备规范操作合格率、仪器设备完好率等。

8. 放射科质量评价

放射科质量评价指标包括大型影像设备检查阳性率、设备运行完好率、影像诊断与手术后符合率、急诊普通X线影像检查出具报告时间、普通X线影像检查后出具报告时间、CT/MRI检查后出具报告时间等。

其他科室，如超声、病理、核医学、心电图、输血科、手术室、内镜室、脑/肌电图室、放疗科、消毒供应室等均有其专属评价指标，在此不再赘述。

对这些科室质量的评价，既要坚持现场检查、跟踪过程的基本方法，了解真实情况，采集客观数据，也要尽量将评价指标纳入信息化管理中，实现自动提取和分析。采用与临床诊断/手术诊断符合率这一指标对医技诊断质量进行评价，数据一般取自病历首页。由于病历首页项目系医生填写，难免影响数据的准确性，因此应当从 PACS、CIS、EMR、手术/麻醉工作站等系统中直接提取数据，形成评价指标。要达到这一目的，采用结构化电子诊断报告单是关键。

另外，建立医技科室与临床科室之间的定期面对面交流机制，使医技部门能够及时、直观地了解自身质量状况，其效果是通过评价指标数据的方式难以达到的。

六　持续改进的机制

可以说所有问题个案的背后都隐含着系统的缺陷，因此通过问题整改，不断弥补、完善管理系统，才是实现持续改进的根本落脚点。医院应当建立起发现问题、分析整改、完善体系这样一个不断循环的管理运作机制。

首先要分析医疗过程监管、质量数据分析、不良事件报告、医疗纠纷投诉、管理委员会等途径发现的问题产生的原因，提出改进措施。改进措施应具体为制度、规范和流程，操作环节力求明晰，可操作性强。医疗质量改进的根本目的是消除隐患、预防问题再次发生，所以要通过制度、规范的建立和不断完善，使所有相关人员在操作时遵循同样标准的规范，实现同质化提升。对改进后的效果需进行评估，以进一步完善制度和规范，推动管理体系处于动态、循环、不断提升的改进过程之中。

质量管理应当是一个全员参与的过程。每个员工身处自己的岗位，是质量缺陷第一时间的发现人，所以应树立基层员工质量改进意识，提高其发现问题、改进缺陷的能力至关重要。员工参与的不良事件上报、运用管理工具改进质量等活动既是鼓励性、自愿性的工作，也应该是管理部门制度化推动的工作。

要发挥管理委员会的作用。对收集到的问题进行整改，首先是直接相关管理部门的职责。但很多问题是跨部门的，或者是在工作中发现其他部门的问题，所以需要一个常态化运行的多部门协作解决机制。为此，各级、各类质量管理委员会的制度化运作和功能发挥是不可或缺的。

七　激励机制

作为具体工作的执行者，科室和员工主观能动性的发挥是质量的根本保证，所以绩效考核是医疗质量管理体系中必不可少的联动环节。在绩效考核系统中，各项质量指标需要量化体现，并能分解到科室、医疗组和个人三个层面。对指标数据的评价既要设定基线值，实行硬性管理，又要对改进的程度予以评估，鼓励在达到基线值的基础上继续超越、不断提升。

对质量状况的量化考核有多种方法。近年来应用 RBRVS 概念原理实施量化考核，管理者可以根据各指标的基线值和改善程度赋予不同分值，较好地满足硬性管理和弹性管理的需求。如指标达到要求标准则赋予基本分值，超越后则按百分比递增分值；若不达标，则基本分值为 0，或根据达标差距递减。

绩效考核应落实到个人，因此需要管理部门在平时的监管中就对评价指标量化，并明确责任人。对个人而言，将质量绩效考核与专业职称晋升和岗位竞聘挂钩也是合理的激励方式。

八　专病数据库的建立和临床数据的应用

在信息化普及和大数据广泛应用的时代，我们能够利用更多的临床数据，以更高的效率对医疗质量的结构、过程、结果和趋势进行分析、评价和预测。全面建立各种结构化模板文件和数据字典，尽可能将评估项目构建在结构化列表中，从而实现数据的“前结构化”，这将为后期数据的提取和分析提供极大的方便。目前的一些信息化系统虽然具备了“后机构化”功能，即对那些未提前设计成结构化的项目数据也能够自动提取，但其完整性、精准性和可计算性仍不及“前结构化”设计的数据。

专病数据库的建立势在必行。对专病质量的评价需要诸多特殊的过程与终末指标，因此需要构建专病数据库，实现数据自动提取。为此需要提前将与专病质量评估相关的各种项目嵌入各系统和文件中，使其能够在日常工作运行中自然产生数据，同时建立计算规则和提取规则。专病数据库的建立也为循证医学研究、“真实世界”的医学研究提供了更多的数据来源，其作用愈来愈重要。

九　业务科室如何实施标准化质量管理

临床、医技等业务科室是实施质量管理最基本的层面。业务科室既承担繁重的临床工作，又要做好质量控制，的确是一个挑战。科主任都是从临床医生干起的，多数未接受过管理培训，因此建立起一套精简有效、易于操作的标准化科室质量管理模式是非常必要的。科室质量管理应关注以下几个方面。

1. 科室质量管理组织。科室质量管理小组是基本管理组织，科室主任是质量的第一负责人，组长应由科室主任或副主任担任，成员应包含医生和护士，管理范畴包括医护质量与安全、院内感染控制、合理用药等方面，重点工作任务是牵头组织诊疗规范流程的制定与更新，组织基本知识和技能的培训与考核，执行不良事件报告，检查核心制度落实和医疗文书质量，讨论整改存在的问题，组织开展品管圈活动等。应坚持质量管理例会制度。

2. 质量管理运行机制。科室主任和质量管理人员首先要在常规工作中关注问题隐患。早交班报告的当日手术、非计划再次手术、危重、疑难、死亡、住院超过 30 天、院内感染等病例均是关注的重点对象，应询问有关情况，决定是否需要讨论及其他解决措施。查房是直接审检医疗质量内涵的关键过程，要关注诊疗规范性、核心制度落实、病历书写质量等情况。对职能管理部门通报或发给整改通知的问题，必须在科内传达、讨论，提出整改措施。质量管理小组要主动开展质量检查工作，包括定期抽查各医疗组病历书写、各项制度落实等情况，统计分析本科室及各医疗组质量指标数据。应使用标准化评价表单进行检查和评估，并做好每次的质量管理活动记录。质量管理例会是讨论和解决质量问题的平台，主要功能是汇总在日常工作、科室质量自查、不良事件报告、质量指标数据统计、职能管理部门检查等过程中发现的问题，分析原因，提出整改要求和解决措施。

3. 质量管理工作记录。有关质量管理方面的各种登记和活动记录既是工作内容的必需成分，也是评价科室工作开展情况的主要依据，要本着标准规范、实事求是、简洁务实的原则，在实际工作中产生，不唯形式上的整洁漂亮，不为检查而记录，不为记录而“负累”。根据医院等级评审标准要求，必要的记录材料包括出院/随访登记、不良事件上报登记、人员技术资质登记、病例讨论记录、质量管理活动记录、科室质量指标数据分析报告等。有关的信息数据力求在信息化系统中自动提取和生成，以形成电子记录表单，减轻人工书写工作量。与本专业相关的诊疗规范、操作流程需要定期更新并纳入知识库中，以便医护人员随时查阅。

总之，医疗质量的标准化管理是实现同质化的基本保证。标准化管理实施的广度和深度决定着医疗质量的水准，是奠定医院竞争力的基础。标准化管理的方法、模式和内容需要顺应时代的变化、社会的需求，结合医学理念的更新和技术的进步，与时俱进地改进和完善。更为重要的是，标准化管理的理念要植入医务人员和管理人员的头脑中，成为实施质量管理的最基本原则。

参考文献

[1] 姚远、刘月辉、张文一等：《医院临床路径标准化管理与实施研究》，《中国医院》2016 年第 11 期，第 20～23 页。

[2] 曹秀堂、冯丹、刘丽华：《医院标准化运行关键绩效指标体系》，《中国医院》2013 年第 8 期，第 8～9 页。

[3] 王冬、董军、朱士俊：《临床路径——临床医疗的标准化管理模式》，《医院管理论坛》2003 年第 1 期，第 38～42 页。

[4] 王义辉、唐伟、魏静蓉等：《ISO 质量管理体系与医疗设备的标准化管理》，《中国医疗设备》2004 年第 6 期，第 65～67 页。

案　例　篇

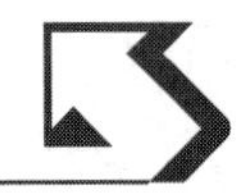

Case Reports

B.16
医院灾害脆弱性分析的应用

闫振升　邢美娥　刘立美　周　权*

摘　要： 通过实际运用，探讨医院系统性灾害脆弱性分析（Hazard Vulnerability Analysis，HVA）管理工具的应用策略。通过专家指导、查阅文献及应用质量改进工具，进行医院系统灾害脆弱性分析，并对该方法的应用进行总结、改进。通过灾害脆弱性分析法的实际应用，能够全面、系统地发现医院运行过程中主要环节存在的风险，并利用数据客观、真实、可靠地计算出相关危险事件的相对风险值，从而对排名靠前的事件进行有针对性的评估、预防与应急处理，最终避免风险或将风险的危害程度降至最低。医院系统灾害

* 闫振升，硕士研究生，湖南省常德市第一人民医院主治医师；邢美娥，湖南省常德市第一人民医院副主任护师；刘立美，湖南省常德市第一人民医院主任护师；周权，医学硕士，湖南省常德市第一人民医院医师。

脆弱性分析方法全面、系统，实际应用效果理想，可作为现代医院风险管理的重要工具进行推广、应用。

关键词： 灾害脆弱性分析　风险评价　综合医院　医院管理

星级医院评价是由知名的医院第三方评价机构——艾力彼医院管理研究中心研发和执行的。认证标准是诸多专家在总结分析基础上，将美国 JCI、德国 KTQ、澳大利亚 ACHS、DNV 等国际医院认证标准与我国等级医院评审标准相结合而制定的中国本土化医院认证标准。因其以独立客观、数据真实可靠核心原则，从医院的专业化管理（M）、医疗质量与安全（Q）、患者服务与就医体验（S）、财务管理与费用控制（F）四方面为医院做综合评价，同时对参与医院进行辅导、改进，促进医院质量全面提升。星级医院评价在行业内的影响力与号召力逐年增大，其标准也得到了国内各级医院的认可。湖南省常德市第一人民医院通过一系列工作的改进，最终通过了五星级医院认证。

风险无处不在，如何利用外部及内部相关数据，通过风险评估确定医院高风险项目/事件/流程及其优先级，有效地进行风险管理，对潜在风险进行识别、评估、应急处理从而避免风险或将风险危害降至最低，是现代医院管理者必须掌握的基本技能。三级综合医院评审标准要求医院定期进行系统性灾害脆弱性分析，对突发事件可能造成的潜在影响以及医院本身的承受能力进行评估，对应对重点进行调整，对相应的预案要进行适时修订，并开展再培训与教育。星级医院评价同样以五星必备条款要求医院每年进行系统性灾害脆弱性分析（Hazard Vulnerability Analysis，HVA），并针对存在的风险点优先制定防范措施或建立各种应急处理预案。

对于如何利用相关管理工具进行有效的灾害脆弱性分析，湖南省常德市第一人民医院在星级医院评价过程中进行了实际的运用，并总结了一定经验，现将运用策略汇报如下。

一　明确责任部门

灾害脆弱性分析虽然是医院风险管理的一项系统性改进行动，但为确保相关工作的顺利开展，医院首先明确牵头负责部门，对整个过程全程协调，确保活动开展效果。建议医院成立质量改进管理部门全权负责，或由医院应急管理办公室、风险管理办公室负责。负责人最好接受过 HVA 及相关质量改进管理工具的培训，并能熟练应用。

二　掌握相关概念与定义

1. 灾害脆弱性概念。灾害医学主要研究在自然灾害和人为事故造成的灾害性损伤条件下，如何实施紧急医学救治、疾病防治和卫生保障。脆弱性概念起源于对自然灾害的研究，逐步发展至今，脆弱性的研究已成为一个热点问题。在自然科学、社会科学、医学等领域被广泛应用。

2. 医院灾害脆弱性分析。美国 JCI 标准对医院灾害脆弱性分析有明确的定义，也就是利用科学的方法及时发现潜在的紧急情况及其对医疗机构的运行和服务需求可能造成的直接和间接影响，即确认危害、威胁和事件的类型、概率和后果，明确此类事件对医疗机构产生的影响。医院可通过 HVA 工具来发现和降低风险。

3. 头脑风暴法（Brain-storming）。其又被称作脑力激荡法、智力激励法、BS 法、自由思考法，由美国创造学家 A. F. 奥斯本在 1939 年首次提出、1953 年正式发表的一种激发性思维的方法，目的是通过找到新的和异想天开的解决问题的方法来解决问题。该方法主要通过参与人员之间的交互研讨提出创造性的设想，其中关键之处在于交互研讨过程要遵循四个基本原则。①延迟评判原则：认真对待每种设想，不要对他人设想进行批评和指责，将对设想的评判放到最后阶段。②独立思考原则：鼓励各抒己见，自由思考，创造一种自由、活跃的气氛，激发与会者提出各种新设想。③以量求质原则：不必在乎意见的质量，想到什么就说出来，因为想法越多，产生好的意见可能也越多。④结合改善原则：可以对自己和别人提出的设想进行补充、改进、综合，实现相互启发以及补充完善。头脑风暴法是进行灾害脆弱性分析的关键步骤之一，是否恰当运用对 HVA 分析结果会产生决定性影响。

4. 根本原因分析法（Root Cause Analysis，RCA）。其是一种解决问题的方法，主要是定位分析问题的根本原因并最终解决问题。基于这样的理念，解决问题的最好方法是修正或消除问题产生的根本原因，而不是仅仅消除问题带来的表面上显而易见的不良症状。在灾害脆弱性分析结果产生后，通过 RCA 可以调查危险事件为什么会发生，并依据提出的改进建议制定相应的整改计划及措施。

HVA 组织及参与者均需经过专业培训，明确以上相关概念的真正含义。

三　确定灾害脆弱性分析实施步骤

（一）明确小组成员

HVA 小组成员的选择至关重要，理论上应随机选取，但绝对不能随意。因医院由众多部门构成，各自具有符合自身特质的风险点，完全随机选取恐对结果产生偏移。选取人员不能太多，一般维持在 10 人左右，据我院经验，首先确定好人员所在部门，尽量覆盖具有代表性的行政管理、后勤、院感、保卫、医疗、护理等部门，并适度向临床一线部门倾斜。确定好部门后再针对每个部门随机抽选人员。这样相对较为合理，结果更为准确。

（二）组织专项培训

HVA 小组成员确定后需严格进行相关专业知识的培训，比如上述灾害脆弱性分析的相关概念，涉及的质量管理工具及一般数据统计工具的使用、HVA 的基本流程等。培训可由医院质改部门人员主持进行，前期在相关专业知识缺乏前提下，可通过安排人员外出学习培训（如星级医院评价内审员培训班）或外请专家来院授课方式进行。

（三）进行相关知识考核

为确保参与 HVA 分析小组成员对相关知识已充分掌握，可在完成上述培训工作后组织书面或现场形式的考核，不失为一种有效的方式。

（四）完善医院基本情况评估

主要针对医院的内外部环境进行整体评估。医院内部环境主要包括医院基本情况，如历史沿革、医院规模、科室设置、人员配置、设备、医院文化等方面。一般来讲历史悠久的医院具有深厚的文化底蕴，拥有优良的传统，团结协作能力较强，但同时可能存在部分建筑及设施设备陈旧、人员思想保守、缺乏创新理念等缺点。新建医院设施先进、富于创造及拼搏精神，但相对缺乏经验，应急处置能力不足。外部环境主要包括医院所在地交通环境及人口、气候概况等。医院所处环境不同，可能遭受的潜在危害亦有所不同，如地处中亚热带湿润季风气候江南区域的医院，发生水灾、泥石流、停电及水路交通事故灾害可能性较大，旱灾可能性相对较小；如某地区铁路交通相对落后，应对大规模公路交通事故概率就会偏高；多种族、人口密集地区发生突发公共事件可能性大；重工业发达区域发生涉及危害品危险事件相对较多，反之亦然。此项工作的完善有助于在医院系统性灾害脆弱性分析时对相关主要危险事件的把握，以防分析过程及结果产生严重偏移。

（五）回顾与医院相关历史灾害事件

医院历史上曾经发生过的灾害事件对医院后续的运行与发展有重要

警示作用，是医院风险管理的重要环节。一般来讲，应对近五年来与医院相关的灾害事件进行分类回顾，如严重自然灾害、大规模群死群伤事件、重大公共卫生事件、社会安全事件、暴力袭击事件等，并对相关事件的处置措施及效果进行评价。对于此环节，星级医院评价专家建议对于本地区、行业内发生的严重灾害事件（如重大火灾、院内爆发性感染、婴儿失窃等，虽然本院暂未发生）亦作为警示事件进行回顾，以做参考。

（六）明确灾害来源及分类

借鉴星级医院评价及JCI标准，医院所面临的危害主要有4大类，包括自然灾害类、医院技术类、人员伤害类和危险品伤害类（见表1）。

表1　医院灾害分类

序号	分类	种类
1	自然灾害类	极端温度、台风/飓风、强雷暴、降雪、暴风雪、冰雹、地震、海啸、旱灾、洪水、野火、滑坡、溃坝、火山爆发等
2	医院技术类	信息系统故障、通信故障、内部火灾、内部水灾、电力故障、发电机故障、供水故障、污水系统故障、火警故障、医用气体故障、内部危险品暴露、供应短缺等
3	人员伤害类	大规模伤害事件（医疗/院感/外伤）、医疗差错事故、治安（伤医）事件、人员坠楼、孩童丢失（婴儿被拐）、投毒等恐怖事件、爆炸物威胁等
4	危险品伤害类	大规模危险品伤亡事件（历史事件≥5名受害者）、小规模危险品伤害事件（历史事件<5名受害者）、外部的化学品暴露、内部泄漏、恐怖袭击（化学性质）内部放射性物质暴露等

资料来源：艾力彼星级医院评价标准。

（七）进行灾害脆弱性分析

1. 采用头脑风暴法初筛可能的危险事件

基于上述工作基础上，组织HVA小组成员采用头脑风暴法，筛选出可能对医院造成危害的多个事件，对于头脑风暴法初筛的所有事件，应最终汇总后根据医院实际情况分析决定，除共同认可的特殊无意义事件外，尽量不做删减。

2. 利用 Kaiser 模型进行医院系统灾害脆弱性分析

Kaiser 模型原理：灾害脆弱性分析是对组织容易遭受危险侵袭的各个方面进行查找和确定，并采取相应的预防和应对措施减少和降低损失的一种方法。Kaiser 模型是医疗机构广泛使用的灾害脆弱性分析工具。

按照 Kaiser 模型标准，结合医院实际情况，对各危险事件发生概率及严重程度进行评价（见表 2、表 3），并对所有危险事件发生概率及影响程度赋予相应分值。

对于危险事件发生概率及影响程度如何赋予分值，我们在实际应用过程中进行了相关探讨，结合文献资料推荐方法如下。①采用随机发放调查问卷的形式进行。对所有事件分类确定，并同时告知发生概率及严重度的评价标准，定量评分，最终收回问卷统计汇总的所有数据，取平均值；采用此种方法的优点是对于发生概率及严重度尚不能完全确定的事件，理论上得出的数据与真实情况更为接近，因样本量大，各风险事件最终的相对风险值各不相同，排名次序分明。缺点是工作量大，且对充分确定的事件分析结果会造成偏移。②采用集体讨论及现场调查的方法对所有危险事件进行明确打分。优点是工作量小、易于开展，对于有确凿证据的被证实的危险事件发生概率及严重度分析结果明确、真实，但对于发生概率及严重度尚不能完全确定的事件直接明确赋予分值，可能会导致偏差产生，同时，直接量化打分会导致部分风险事件最终的相对风险值雷同，排名相同。通过与艾力彼星级医院评价专家的交流，最终建议将上述两种方法的优点结合，即通过调查能够明确发生概率及严重度的事件，按标准直接赋予相应分值，反之采用发放调查问卷的形式进行统计。

表 2　危险事件发生概率评价标准

单位：分

等级	分值	标准
高	3	本院 1 年内可能或曾发生此类事件 1 次
中	2	本院 1～3 年内可能或曾发生此类事件 1 次
低	1	本院 3 年以上可能或曾发生此类事件 1 次
不适用	0	没有发生的可能性或概率

表 3　危险事件严重度评价标准

严重度	严重度尺度			
	0 分	1 分	2 分	3 分
人员伤害	无影响或不适用	只需紧急处置，无其他后遗症或影响	因意外导致一名人员（含病人、员工、访客等）需额外医疗处置或暂时无法工作	单次事件（可能）造成人员（含病人、员工、访客等）死亡或重伤（造成永久性功能损坏）
财产损失	无影响或不适用	财产损失在万元以下	意外导致财物损失为 1 万～10 万元	意外导致财物损失在数十万元以上
服务影响	无影响或不适用	服务效率降低	部分服务不完全	主要服务作业停止，如手术室停止作业、门诊停诊等
		大楼内 2 个以上的部门受到影响无法运作，但在 1 周内可以恢复正常运作	大楼内 2 个以上的部门受到影响无法运作，且影响持续 1 周至 1 个月	需要疏散整栋大楼或 1 个以上的楼层或区域内所有人员
		轻微影响医院形象	中度影响医院形象	严重影响医院形象
		—	—	大楼内 2 个以上部门受到影响无法运作，且影响持续超过 1 个月
应急准备	不适用	有预案且处理方式和流程明确，但有些措施需要改进	有预案但处理方式和流程不明确	有预案但不适用
				无预案

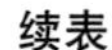

续表

严重度	严重度尺度			
	0	1分	2分	3分
内部反应	不适用	有书面计划,在过去1年中进行过演习,有应急设备,部门对相关事件有管理流程	可能有书面计划,在过去3年中有过评估,有一些应急设备	没有书面计划与训练,在过去5年中,没有应急设备与员工培训
外部支持	不适用	与外部机构(如政府单位、邻近的医疗机构等)签订双向支援协议,或建立紧急事件双向沟通支援机制,或过去1年举办联合演习,成效良好	与外部机构如政府机构、邻近的医疗机构等签订单向支援协议,或建立紧急事件单向沟通支援机制,或过去2年举办的联合演习、过去1年内的联合演习成效普通	未与外部机构(如政府机构、邻近的医疗机构等)签订支援协议

资料来源：艾力彼星级医院评价标准。

3. 数据录入：按照Kaiser模型标准要求，将所有危险事件及发生概率、严重程度分值录入HVA标准表格，并得出各个危险事件的相对风险值。对于相对风险值的计算方法，可直接在标准HVA表格内（见表4）录入数据，此后由系统自动计算。有兴趣者可自行按公式手动计算。计算公式：$R = (P/3) \times (\text{Sum } S) / 18$（$P$为发生的可能性得分，可能性越大，得分就越高，0~3分；S为威胁或影响的严重程度，威胁或影响的严重程度越高，得分就越高，共6项，每项都是0~3分）。

在实际运用过程中我们发现，对于危险事件的排名，可能与预期结果有所出入。同时我们也发现，危险事件发生概率越高，对病人造成的影响越大，排名就越靠前。只要是严格按照要求进行统计分析得出的结果，如有疑问，建议申请医院质量管理部门（特别是事件负责部门）介入，进行针对性的原因分析（RCA）以确定事件的根源及其排名。

表 4　HVA 标准示例表格（含计算公式）

EVENT	PROBABI LITY	HUMAN IMPACT	PROPERTY IMPACT	BUSINESS IMPACT	PREPARED-NESS	INTERNAL RESPONSE	EXTERNAL RESPONSE	RISK
	Likelihood This Will Occur	*Possibility of Death or Injury*	*Physical Losses and Damages*	*Interuption of Services*	*Preplanning*	*Time, Effectivness, Resouces*	*Community/ Mutual Aid Staff and Supplies*	*Relative Threat*
SCORE	0 = *N/A* 1 = *Low* 2 = *Moderate* 3 = *High*	0 = *N/A* 1 = *Low* 2 = *Moderate* 3 = *High*	0 = *N/A* 1 = *Low* 2 = *Moderate* 3 = *High*	0 = *N/A* 1 = *Low* 2 = *Moderate* 3 = *High*	0 = *N/A* 1 = *High* 2 = *Moderate* 3 = *Low or None*	0 = *N/A* 1 = *High* 2 = *Moderate* 3 = *Low or None*	0 = *N/A* 1 = *High* 2 = *Moderate* 3 = *Low or None*	0 ~ 100%
Mass Casualty Incident								0
Mass Casualty Incident								0
Terrorism, Iological								0
VIP Situation								0
Infant Abduction								0
Hostage Situation								0
Civil Disturbance								0
Labor Action								0
Forensic Admission								0
Bomb Threat								0
AVERAGE	0.00	0.00	0.00	0.00	0.00	0.00	0.00	0

资料来源：艾力彼星级医院评价标准。

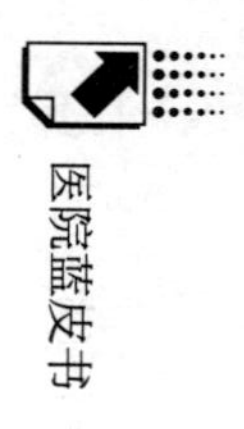

4. 按各危险事件相对风险值进行排序（如表 5 所示）。

表 5　医院灾害脆弱性分析危险事件排名

风险责任部门	危害事件	可能性	严重性						相对风险	风险排名
		发生概率	人员伤害	财产损失	服务影响	应急准备	内部反应	外部支持		
	计分标准	0 = 不适用 N/A	0 = 不适用 N/A	0 = 不适用 N/A	0 = 不适用 N/A	0 = 不适用 N/A	0 = 不适用 N/A	0 = 不适用 N/A	0 ~ 100%	
		1 = 低 Low	1 = 低 Low	1 = 低 Low	1 = 低 Low	1 = 高 High	1 = 高 High	1 = 高 High		
		2 = 中 Moderate	2 = 中 Moderate	2 = 中 Moderate	2 = 中 Moderate	2 = 中 Moderate	2 = 中 Moderate	2 = 中 Moderate		
		3 = 高 High	3 = 高 High	3 = 高 High	3 = 高 High	3 = 低 Low	3 = 低 Low	3 = 低 Low		
设备科	手术室空调系统故障	3	2	2	3	2	2	2	72. 22%	1
医务部	医疗差错事故	3	1	3	2	1	1	1	50%	2
后勤科	雪灾	3	2	2	1	2	1	0	44. 4%	3
预防保健科	辐射意外事件	3	2	1	1	1	1	2	44. 44%	4
药剂科	药品危害事件	3	2	2	1	1	1	1	44. 44%	5
院办	120 急救车事故	3	2	1	1	1	1	2	44. 4%	6
后勤科	停水	3	0	0	1	2	2	3	44. 44%	7
保卫科	内部火灾	2	2	2	2	1	2	2	40. 74%	8
后勤科	极端高温	3	1	2	1	1	2	0	38. 89%	9
保卫科	盗窃案件	3	0	2	2	1	1	1	38. 89%	10
医务部	大量伤患	3	2	1	1	1	1	1	38. 89%	11
医务部	医疗纠纷及群体事件	3	1	2	1	1	1	1	38. 89%	12
保卫科	暴力袭击事件	3	2	1	1	1	1	1	38. 89%	13
设备科	电梯故障	3	2	1	1	1	1	1	38. 89%	14
信息科	信息系统故障	3	0	1	2	1	1	2	38. 89%	15
保卫科	院内病陪人自杀事件	3	2	1	1	1	1	2	33. 33%	16
后勤科	极端低温	3	0	2	1	1	2	0	33. 33%	17

续表

风险责任部门	危害事件	可能性	严重性						相对风险	风险排名
		发生概率	人员伤害	财产损失	服务影响	应急准备	内部反应	外部支持		
	计分标准	0 = 不适用 N/A	0 = 不适用 N/A	0 = 不适用 N/A	0 = 不适用 N/A	0 = 不适用 N/A	0 = 不适用 N/A	0 = 不适用 N/A	0 ~ 100%	
		1 = 低 Low	1 = 低 Low	1 = 低 Low	1 = 低 Low	1 = 高 High	1 = 高 High	1 = 高 High		
		2 = 中 Moderate	2 = 中 Moderate	2 = 中 Moderate	2 = 中 Moderate	2 = 中 Moderate	2 = 中 Moderate	2 = 中 Moderate		
		3 = 高 High	3 = 高 High	3 = 高 High	3 = 高 High	3 = 低 Low	3 = 低 Low	3 = 低 Low		
保卫科	婴儿失窃	1	2	2	2	3	3	3	27.78%	18
后勤科	停电	3	0	1	1	1	1	1	27.78%	19
后勤科	保护故障	3	0	1	1	1	1	1	27.78%	20
后勤科	水灾	2	1	2	1	1	1	1	25.93%	21
后勤科	停气	3	0	0	1	1	1	1	22.22%	22
保卫科	炸弹威胁	1	2	2	1	2	2	3	22.22%	23
宣传科	媒体网络舆情危害	3	0	0	1	1	1	1	22.22%	24
保卫科	交通瘫痪	1	0	0	2	3	3	3	20.37%	25
保卫科	破坏性地震	1	3	3	2	1	1	1	20.37%	26
院感科	医院感染爆发	1	3	2	2	1	1	1	18.52%	27
营养科	食物中毒	1	2	1	1	1	1	3	16.67%	28
后勤科	破坏性雷电	1	2	2	1	1	1	2	16.67%	29
后勤科	内部水灾	1	1	1	1	1	2	3	16.67%	30
后勤科	水源污染	1	2	2	1	1	1	1	14.81%	31
后勤科	高空坠物	3	0	0	0	1	1	0	11.11%	32
院办	通信故障	1	0	0	1	3	1	1	11.11%	33
预防保健科	危化品危害事件	1	1	1	1	1	1	1	11.11%	34
设备科	医用气体故障	1	0	1	1	1	1	2	11.11%	35
后勤科	冰雹	1	0	1	1	1	1	0	7.41%	36

5. 对排名前10的危险事件原因进行分析及提出整改建议

按照相对风险值排序，重点将排在前10位的危险事件进行讨论分析，明确原因（必要时使用RCA工具），优化医院应急管理体系，并制定有效的预防处置措施或应急预案，督促风险责任部门组织针对性培训或演练，医院风险管理小组结合医院灾害脆弱性分析结果进行风险管理相关知识及技能的培训，提高广大员工对风险早期识别、预警、评估及处理的能力，以达到避免危害事件发生或将危害降至最低程度之目的。艾力彼专家建议，对于重要预案要进行演习，如火灾、群死群伤、传染病暴发等；对于次要预案要进行沙盘演练，如信息系统停运；对于一般预案主要进行理论及实践技能的培训。

6. 最后将以上所有内容整理汇编，形成《医院灾害脆弱性分析报告》，在院内公示学习，并将其作为质改部门后期督查的依据以及下次分析的对比资料。

四　分析与讨论

1. 医院灾害脆弱性分析用于对潜在威胁进行风险分层，评估应对这些威胁的能力，并指导备灾。其目的及意义在于明确医院应对的重点风险环节及对自身承受能力、反应能力、应对能力进行评估，从而有针对性地进一步提高、改进。医院灾害脆弱性分析是现代医院进行风险管理的重要手段。

2. 关于医院灾害脆弱性分析参与人员的筛选，部分医院以行政管理人员为主，而我们是对医院各个代表性部门分配名额后随机抽取，且名额分配更倾向于临床一线，同时有专家建议小组成员不能仅限于医院内部员工，可邀请院外人员参与。哪种方案更为合理有待进一步分析。

3. 医院风险并非一成不变，医院发展也是持续性的，因此医院要定期进行灾害脆弱性分析方能达到持续改进与及时应对风险之目的。按照星级医院评价、JCI认证、三级医院评审标准与要求，医院系统性灾害脆弱性分析应每年进行一次，且时间应相对固定。

4. 医院灾害脆弱性分析需要结合医院实际情况，需提前对医院基本情况进行充分的调查评估，且充分利用头脑风暴法对危险事件进行筛查是保证分析结果与医院实际情况相符合的关键步骤。不同医院之间、同一医院不同时段进行灾害脆弱性分析的结果不尽相同。但是，大环境与行业内部共性问题及危险事件是医院进行灾害脆弱性分析的重要参考依据。同时我们建议，各医院灾害脆弱性分析的结果应互通共享，协同参考，对于普遍存在的共性问题可协作寻求最佳解决方案。

5. 文献资料提示有的医院在进行灾害脆弱性分析时未采用头脑风暴法对危险事件进行筛查，而是单纯通过设置一定样本量发放调查问卷的形式进行，两种方法结果的差异对比可进一步讨论。对于危险事件的发生概率及严重度的赋值判定方法正文已介绍，后续亦可进行对比研究。

6. 灾害脆弱性分析最终结果对所有危险事件进行排名，为医院的风险管理工作提供参考。结合我院实际情况及星级医院评价专家建议，我们重点针对排名前十的事件进行分析讨论、制定改进方案并组织培训或演练。具体应结合医院实际情况执行，或参考危险事件的相对风险值而定。另外，每一大类危害事件的发生率及严重度对医院的风险管理工作亦具有参考价值。

7. 灾害脆弱性分析是医院的一项系统性工作，分析的成果要落实到实际行动中才能最终实现其价值。医院灾害脆弱性分析的结果是医院制定各项应急预案的重要依据。没有分析结果作为依据，各项应急预案即为空谈，即便是进行了相关的演练也没有针对性，实际应用效果不佳。

五　结论

医院系统性灾害脆弱性分析是对潜在威胁进行风险分层，明确重点，并评估医院自身应对这些威胁的能力，从而制定改进措施，做好充分应对风险的准备，最终达到降低损害之目的。该方法全面、系统，实际应用效果真实、可靠，是现代医院进行风险管理的重要手段，也是医院等级评审、星级医院评价工作的必备要求，各级医院应该充分掌握并实际执行。

参考文献

[1] 彭磷基:《国际医院标准 JCI 中国医院实践》，人民卫生出版社，2017。

[2] 湖南省卫生厅：《三级综合医院评审标准考评办法》，湖南科学技术出版社，2013。

[3] 香港艾力彼医院管理研究中心、中国医院竞争力星级医院评价评定委员会：《中国医院竞争力星级医院评价认证标准（2018 试用版）》，2017。

[4] 李佳、韩光曙、景抗震、刘志坚:《基于 Kaiser 模型的某三甲医院灾害脆弱性分析》,《解放军医院管理杂志》2017 年第 1 期，第 1 ~3 页。

[5] Joint Commission International, *Joint Commission International Standards Accreditation for Hospitals*, *5th Edition*, Joint Commission Resources, 2014.

[6] 杜元伟、段万春、黄庆华、杨娜:《基于头脑风暴原则的主观证据融合决策方法》,《中国管理科学》2015 年第 3 期，第 130 ~140 页。

[7] Haxby Elizabeth, Shuldham Caroline, "How to Undertake a Root Cause Analysis Investigation to Improve Patient Safety," *Nurs Stand*, 2018, 32 (20): 41 -46.

[8] Saleh Fares, Meg Femino, Assaad, Sayah, "Health Care System Hazard Vulnerability Analysis: An Assessment of All Public Hospitals in Abu Dhabi," *Disasters*, 2014, 38 (2): 420 -433.

B.17

“星”系质量安全，规范授权和文件管理

肖洪涛*

摘　要： 医院规模的扩大，对医院精细化管理提出了更高的要求。根据艾力彼星级医院评价成熟的标准化认证体系，淄博市中心医院结合认证标准要求制定出详细的整改进度表，分层次、按步骤逐步整改落实，对手术授权和文件管理不断进行完善，建立起长效监管机制。本报告主要从手术授权管理和医院文件管理两个方面，对医院质量安全水平的提高提出一些思路和做法，结合艾力彼星级医院评价标准展示如何规范化、标准化医院手术授权和文件管理的流程。

关键词： 星级医院评价　手术授权　文件管理　手术分级

手术授权管理

一　健全管理组织　明确职责任务

调整完善手术医师资格分级授权管理委员会，明确委员会职责。由

---

* 肖洪涛，淄博市中心医院院长。

委员会负责制定手术分级、手术医师资质准入标准及进行最终审核，并组织专业组讨论修订医疗技术分级管理制度、手术分级管理制度、高风险医疗技术分级授权管理制度、手术医师能力评价与再授权制度、麻醉医师资格分级授权与再授权制度，多次召开会议，共同理顺流程，制定授权方案。

手术医师资格分级授权管理委员会办公室设在医务部，委员办公室作为手术医师资格分级授权的具体部门负责日常事务性工作。

委员会下设骨科、普外、神经外科、神经介入、心胸外科、泌尿外科、妇产科等18个手术医师资质准入评定专家组，组长为相应专业组主任，成员为科室学科带头人和主任医师，负责手术（麻醉）医师的考核，包括理论考核、手术评价及手术分级审定。

手术医师资质准入评定专家组下设科室专科手术医师资质评审小组，如骨外科评定专家组下设创伤、关节病骨、脊柱、显微四个科室的专科手术医师资质评审小组，组长由科室主任担任。

二　重审手术分级，修订手术目录

修订手术目录是正式手术授权的基础。依据国家卫计委《医疗机构手术分级目录2014年版征求意见稿》及《山东省医疗机构手术（操作）分类编码及手术分级管理目录（试行）》，医务部组织各手术科室重新核实手术名称和手术级别，建立本科室手术目录。由于医院医疗水平及地域发病率不同，部分手术名称和级别难以界定，我们通过两种方法确定其名称和级别，一是根据临床医师对手术名称及手术分级的认可来确定，二是从医院委员会层面去商讨一些难以界定等级的手术。最终依据《医疗机构手术分级管理办法》的分级原则，根据手术过程复杂性和对手术技术的要求，将手术分为一级、二级、三级、四级。修订手术目录由医务部与各科室主任沟通协调，按照原则，统一不同科室相同手术的名称与级别，同时规范各科室手术范围，对原本混乱的手术目录完成规范整改。

三　明确医师职级，划清手术范围

根据医师受聘职级、学历、从事相应技术岗位年限和临床工作能力，将全院各手术科室医师划分为低年资住院医师、高年资住院医师、低年资主治医师、高年资主治医师、低年资副主任医师、高年资副主任医师和主任医师7个等级。原则上我院根据不同职称及年资来界定医师手术权限。低年资住院医师可在上级医师指导下，逐步开展并熟练掌握一级手术。高年资住院医师可在熟练掌握一级手术的基础上，在上级医师指导下逐步开展二级手术。低年资主治医师应熟练掌握二级手术，在上级医师指导下，逐步开展三级手术。高年资主治医师应掌握三级手术，有条件者可在上级医师指导下适当开展一些四级手术。低年资副主任医师应熟练掌握三级手术，并在上级医师指导下逐步开展四级手术。高年资副主任医师可在主任医师指导下开展四级手术，亦可根据实际情况单独完成部分四级手术、新开展的手术和科研项目手术。主任医师应熟练完成四级手术，特别是新开展的手术或重大探索性科研项目手术。

四　规范授权流程，严格资质审核

科室手术医师按要求填写《手术医师资质准入审批表》，并提供相关支撑材料；科室手术医师资质评审小组根据申请者基本情况、实际操作水平、围手术期管理、患方沟通能力等综合考量，确定手术级别，并由科主任签字确认；专业手术医师资质评审小组根据医师基本情况及手术能力，进行同质化审定，将审定结果提交医务部；医务部审核提交材料的真实性；最后由手术医师资格分级授权管理委员会结合科室、专家组、医务部意见进行最终审定，公示、发文（见图1）。审定后的手术医师资质表一式3份，由本科室、麻醉科、医务部留存。

手术医师提出申请

（根据已聘职称和能力，同时按要求提交支撑材料）

↓

科室手术医师资质评审小组同意（科主任签字）

↓

专业手术医师资质评审小组同意（专业组长签字）

↓

医务部审核

↓

手术医师资格分级授权管理委员会审核

↓

公示、发文

图1　流程

五　实行特殊授权，力促新人成长

根据手术分级管理制度的要求，手术医师应具备相应资质，技术职称是医院进行手术分级授权的基本依据。但由于种种原因，我院部分低年资医师已具备某些专科专项的较高手术能力。虽然职称低，但经过培训学习、外出交流、专科进修等，他们已经具备一定的专业特长。另外部分科室如心胸外科、神经外科等常规开展高级别手术较多，低级别如一级、二级手术较少，现行制度要求与科室实际工作需要存在较大矛盾。为拓展年轻医师的成长空间，我院医疗技术管理委员会讨论决定实行特殊手术授权，为有专长、肯上进、负责任的年轻人搭建更加有利于成长的平台。实施特殊授权首先要求科室或专业小组制定授权标准。在规定时间（如 3 个月、半年、一年）内，在上级医师指导下主刀完成特殊手术的例数不低于 5 例，并且不允许出现严重并发症，申请人以此为标准提交附带特殊手术病案号的支撑材料。除此之外，科室评审小组或专业手术医师资质评审小组还应对申请特殊手术医师进行相应理论及操作的考核，考核合格出具特殊手术考核合格证明并签字，材料提交手术医师资格分级授权管理委员会审核授权并公示、发文。

六　引进星评理念，完善细化授权

为了体现不同手术医师在手术熟练程度与精细化操作等方面个人能力的差异，根据星级医院评价专家提出的指导意见，我院对每位手术医生权限内的每一个手术进行细化授权，在原手术级别分类授权的基础上，增加《医师授权申请审批表》。审批表内容包括申请医师的一般资料及手术操作熟练程度的授权。将全院各科室手术医师根据对手术操作熟练程度不同分为五个级别。

Ⅰ级（大师级）：能够处理所有复杂病人，主要主刀本专业重大复杂手术，不再需要其他专家的帮助，需要具备专业学科带头人资格，这一级别的授权原则上医院会严格限制。

Ⅱ级（专家级）：能够处理绝大多数复杂病人，主要主刀本专业较复杂的手术，具有独立操作和指导下级医师操作的资格，个别情况下可能需要其他专家（包括院外专家）的帮助。

Ⅲ级（熟手级）：能够处理本专业所有常见病人，其资历尚不具备专家资格，绝大多数复杂手术须寻求专家的帮助，有资格进行独立操作，可指导下级医师进行一般性的简单操作，但复杂情况下必须由上级医师指导。

Ⅳ级（新手级）：能够全面处理与本专业有关的简单的病人，可承担值班任务，简单操作可以独立完成，但不具备指导他人操作的资格；复杂手术或操作需要寻求专家帮助。

Ⅴ级（助手级）：大多数情况下需要上级医生的指导。

各科室根据手术操作的难度制定手术操作授权升级标准，每两年授权一次。胃肠外科医师授权情况一览如表1所示。

表 1　胃肠外科医师授权情况一览

序号	手术名称	手术级别	科室人员手术操作权限分级（Ⅰ、Ⅱ、Ⅲ、Ⅳ、Ⅴ）		
			甲医生	乙医生	丙医生
			主任医师	主治医师（低年资）	住院医师（高年资）
1	（腹腔镜下）胃癌根治术	四	Ⅱ		
2	（腹腔镜下）结肠癌根治术	四	Ⅱ		
3	（腹腔镜下）直肠癌根治术	四	Ⅱ		
4	胃大部切除术	三	Ⅰ	Ⅲ	
5	（腹腔镜下）结肠部分切除术	三	Ⅱ		
6	（腹腔镜下）胃部分切除术	三	Ⅱ	Ⅲ	Ⅳ
……	……	……	……	……	……

资料来源：艾力彼星级医院评价标准。

七　注重动态监管，建立长效机制

完成手术医师资格分级授权只是第一步，如何保证授权制度落实到位，事后监管才是重点，为此医院采取了以下措施。

1. 利用手术麻醉系统进行监管。手术授权后我们将每位手术医生的手术权限导入手麻系统中。手术医师在提交手术申请时，只能提交其权限范围内的手术操作，未授权的手术无法提交手术申请，从而有效监督手术医师是否按授权范围进行手术，努力实现资质授权管理由“事后监管”向“事前监管”的转变，有效地杜绝了医师越级手术情况的发生，减少了质量安全隐患。

2. 实施围手术期现场安全核查。由质量主管部门定期进行围手术期安全核查。核查内容包括：是否有越权手术、手术部位标识、麻醉术前访视、术前术后核查、术前讨论及各类安全评估、知情同意文书等。发现安全隐患及时通过参加科室早会，或通过科主任会予以反馈，以便科室及时整改。

3. 定期进行能力评价与再授权。对资质许可授权实施动态管理，确保手术安全。我院将手术医师能力评价时间规定为每两年复评一次，评价考核合格，则授予原级别或高一级别权限，如评价不合格，则取消或降低其手术操作授权或限期整改后复评。同时建立完整的考核评价体系与绩效挂钩，充分调动被授权者的积极性。对非计划再次手术、术后出现严重并发症及发生纠纷的病例进行深入分析，并将监测结果纳入其绩效考核。医务部、质管科定期或不定期抽查手术医师是否存在越权手术行为，除对违规人员收回其相应权限外，还将检查结果纳入科室医疗质量考核。经过1年时间的运行，手术准入授权方案在我院取得了实效，手术分级管理更加规范，在手术台次同比逐渐增加的情况，由手术缺陷所致的医患纠纷逐步减少，有效降低了安全风险。

八　以参加星级评审为契机，力促内涵质量再上新台阶

回顾本次授权，我们打破了“职称决定资质”的传统授权模式，以手术操作医师的能力为主体，围绕对其能力的评定授予相应手术操作权限，增加特殊手术授权，为年轻医师的成长提供良好的平台，让其一展所长。授权后对医师行使医疗权限的行为进行持续追踪和监管，结合对手术医师的手术例数、并发症发生情况、非计划再次手术等质与量的评价要求，实时对其资质进行动态化评价，以保障医师授权的严谨性。

手术授权工作只是我院质量管理的缩影，是质量管理的关键环节，但不是全部。手术授权工作在艾力彼星级医院评审组多位专家指导下，在院领导的大力支持下得以顺利完成。但是质量管理永远在路上，我们的工作还有很多不足。我们希望借助星级医院评审的东风，不断提高我院的内涵管理水平。把各项工作做细、做实，而不仅是“花架子”。通过每三年一度的星级医院评审和复评，不断拓宽我们的管理思路，引进好的管理模式、管理方式，督促我们持续提高管理水平、提升管理品质，早日实现医院党委目标，将我院打造成为群众信得过的“有温度的高水平现代化医疗中心”。

规范医院文件管理

医院文件在医院管理中占据重要的地位，文件的规范管理有助于医院质量持续改进，使其具有可追溯性，同时可以为医院各项行为提供客观证据，使评价质量管理体系具有有效性和持续适宜性。

一　深入调研，明确现状

根据星级医院评价标准 M.4.4 书面文件管理的要求，文件管理需要有明确的管理部门，因此医院确定质量与安全管理办公室（以下简称质管办）为医院文件管理的责任部门。

只有明确现状才能制定出更加合理的管理规程，因此在明确职能后，质管办首先对医院文件管理的现状进行了深入调研。

1. 质量管理文件定义不明确，全体人员对文件管理认知模糊，不理解文件管理的意义和重要性。

2. 医院仅对制度进行了编号管理，职责、应急预案、流程等均未进行编号管理。

3. 文件管理格式杂乱，文件管理流程不规范。

二　深入学习，制定对策

带着对文件管理现状调查的问题，质管办通过线上线下的专家指导、外出参观学习、网上查阅资料、部门协调会议等方式，制定了相应对策。

1. 明确定义

医院文件是指医院质量管理的所有文件的总和，包括制度、规程、职责、诊疗指南及其他操作性文件等。外来文件（如上级发文）不在本定义范围内。

（1）管理性文件

①各部门各科室质量手册（包括形成文件的质量方针和质量目标）。

②程序文件。

③知情同意书、授权委托书等医疗文书。

④其他管理性文件（如岗位职责、管理制度、管理评审报告及相关支持性文件）。

⑤各种记录表格。

（2）技术性文件

①适用的国际、国家、行业的标准。

②医院或部门编制的服务规范、质量控制管理规范、技术标准、检验规范、质量计划、管理规定等。

（3）外来文件

①来自医院外部的法律、法规、标准、上级文件。

②医院与其他单位之间的合同、协议、业务往来文件等。

2. 制定《医院文件管理规定》

通过反复与艾力彼专家沟通交流并结合我院实际情况，用制度明确了医院文件管理的格式、起草、审核、批准、发布、培训、执行、监督、回顾或修改、废除等要求。

3. 明确文件管理的目的及意义

（1）通过对与医院管理相关的文件和资料进行控制管理，确保医疗系统使用文件的适用性、系统性、协调性和完整性，使医疗系统的各项工作有序进行，使其适用于医疗系统医院管理文件和资料的管理和控制。

（2）规范的文件管理可以使医院各项管理制度通过有序的编码构成科学的管理框架，使医院在日常管理过程中能够及时准确地找到相关管理制度，并针对制度落实情况及时做出有针对性的修订，以适应医院的动态管理。

4. 分别组织职能及临床医技科室培训

医院质量管理文件涉及医院的每个科室、每个环节，需要全院每个人的参与。而职能部门与临床医技科室之间认为文件管理的重点是有差异的，为保证培训效果，质管办分别组织职能部门和临床医技科室的文件管理员会议，把管理要求的重点分别进行了解读。

5. 整理医院现有文件

（1）要求医院各职能部门在规定期限内，对本部门所有质量管理文件进行收集整理，按照《医院文件管理规定》的要求，统一格式，系统编码。质管办再将上交的全部文件进行统一整理，纳入质量管理体系。

（2）临床医技科室原则上不再制定科室自己的管理文件，统一使用院级文件。特殊科室可以根据实际情况制定该科室执行的管理文件，但是必须经过相关职能部门的审核通过。

（3）各专业诊疗指南和操作规程必须进行属地化管理，由医务部、门诊部和护理部进行审核。

（4）质管办终审后的管理文件统一以电子版（PDF 格式）公布于院内网专栏，不再使用纸质版。

（5）入电子病历的所有文书，由医务部重新梳理，模板中加入医院 logo 和编码，确保病历文书的合法性和受控性。

三　文件的编写修改、审核和批准

院长全权负责医院文件的审批，可根据实际需要由自己审批或委托分管院领导代理审批，文件审批情况分管院领导每年至少向院务会或质量与安全管理委员会报告一次。

1. 文件的编写修改

（1）医院制度、规程、职责：由医院各职能部门根据国家法律法规、行业标准结合医院实际运行情况进行编写和修订，在过程中职能部门要充分征求相关科室意见。

（2）临床诊疗指南、操作性文件：由临床、医技科室根据权威书籍、国家医疗卫生行政管理法律法规、文献资料、行业标准，结合实际情况进行编写和修订。

2. 文件的审核和批准

（1）医院文件在编写修改后由各职能部门提交相关专业委员会讨论及分管院领导审核，审核后将签字的文件和电子文件交医院指定部门（通常为质管办或院办），由该部门对文件内容、排版进行核定后交院长或指定的院领导进行批准。

（2）医院文件应以电子文件的形式发布，以便于全院人员查询。新文件首次发布时应注明“试行”，试行期为 3 个月，若遇到困难要及时报告分管的院领导，同时对需要重新调整或修改的文件根据实际情况和相应要求进行修改。若无调整或修改，发布 3 个月后正式生效，由职能部门报文件管理部门将“试行”删除。

（3）文件管理部门每年一次将医院所有的文件列出清单后交院长，并将新文件和修改文件的情况向院务会或质量与安全管理委员会提出书面报告。

四　医院文件分类编号及排版规则

1. 分类编号

文件编号为该文件的终身编号，不再更改，一个文件只允许有一个编号。该文件废除后，编号仍保留，新文件使用新的编码。编码方法如下：XX — YY — 001。其中 XX 表示制定部门的英文拼音缩写，YY 表示文件类别的英文缩写，001 表示文件的序号（本部门本类别文件依序排列）。

医院文件制定部门名称及其英文缩写如表 2 所示。

表 2　医院文件制定部门名称及其英文缩写

科室名称	英文名称	缩写
行政部	General Manager Office	GO
	Administration	AD
医务部	Medical Affairs	MA
护理部	Nurse	NU
人事部	Administration and Ministry of Personnel	AP

续表

科室名称	英文名称	缩写
设备部	Equipment	EQ
药学部	Pharmacy	PH
总务部	General Affairs	GA
财务部	Financial Affairs	FA
市场部	Market	MK
电脑部	Information	IN
院感办	Infection Control	IC
物资管理部	Thing Supervision	TS
采购部	Purchase	PU
外来文件	Outside Resource Document	OD
质改部	Quality Control Improver Department	QC

医院文件类别及其英文缩写如表 3 所示。

表 3 医院文件类别及其英文缩写

文件类别	英文名称	缩写
制度文件	Policy	PO
职责文件	Job Description	JD
规程文件	Procedure	PR
文书表格	Form	FO
法律法规	Law and Regulation	LR

2. 排版规则

（1）使用 A4 纸，上下左右边距均为 2.5cm，行间距为 18 磅，首行悬挂 2 个中文字符，字体正文为 5 号宋体，文件题目为 4 号黑体加粗。文件设置页眉，页眉内容包括文件名称、文件编号、文件页码，首页页眉还要包括文件批准人、文件颁布者、文件颁布日期、文件审核日期、文件修改或回顾日期。每个自然段落一个硬回车符。医院管理文件基本内容包括：政策、目的、标准、定义、指南、流程、职责和相关文件。可以插入附件。

（2）其他文件由文件管理部门进行编号。

五　医院文件的管理与发放

1. 医院文件由文件管理部门统一管理，原件归档保存，以电子文档的形式发放，科室使用文件由科室打印。以查阅电子文件的方法比较可靠。对于不同版本文件都要有备份保存。

2. 任何员工不得将医院的管理文件泄露。一经发现，医院将视其情节轻重追究责任，必要时追究法律责任。电脑管理部门要将科室计算机的软驱、USB 接口功能封闭，防止医院文件以电子文件形式流失。

3. 新员工入职后，新的或者修改的文件颁布后应对有关员工进行培训。

4. 医院文件的有效性控制。（1）为确保医院文件的有效性能够得到控制，对其可采用版本号、修改日期来控制。（2）文件管理部门应按医院文件类别，编制最新版本状态的医院文件清单，确保各部门使用最新版本的文件和资料，清单以电子版形式在内网公布，以便于各部门查询。

六　医院文件的回顾和修改

1. 每年度文件管理部门负责组织和落实相关部门对本部门的文件进行回顾和修改。若有发现问题，应进行修改，修改后的文件要满足实际工作需要和相关法律法规。

2. 科室或部门在修改管理文件后要及时把最新的电子文件发送到文件管理部门，以蓝字红下划线标识修改的文字。修改文件必须按照既定程序进行审批后才正式生效。文件管理部门应对各部门修改并审批后的文件及时更新，保证从医院内网下载的是更新后的有效文件。

3. 文件修改应有记录，日期记录在文件首页页眉中的相应位置，同时要更改文件的版本号。旧版本的文件应由电子备份保存。

七　医院文件的废除

对于不符合实际情况的文件，若无法通过修改解决问题时应及时废除。文件废除由各职能部门以书面或内部邮件的形式通知文件管理部门，文件管理部门应及时在废除文件上做文件废除标记，将作废文件打印后交授权院长签字，签字和电子文件均长期保留。

八　今后努力的方向

目前医院文件管理体系已经初步形成，也促使我们向更高的目标进发。我们已经向医院提出文件管理信息系统的需求，不久我们将可以实现手机端查阅功能，在节约资源的同时也能最大限度地服务全院工作人员。我们的设想如下。

（1）文件的审核和签发均可以在手机端操作，根据人员分工设置不同权限，保证文件下发的时效性。

（2）嵌入流程图工具包，解决目前流程图制作难点。

（3）与电子病历互联互通，更好地管理电子病历文书。

（4）设置登录权限，文件下发时就设定好权限，便于各级各类人员查阅。

（5）不存在科室文件，所有的医院文件必须是“受控”的。

（6）医院文件是有版权的，不能随意流失出去，因此我们设定为：所有的文件医院职工都可以查阅和打印，但是不可以下载。

参考文献

［1］史树银、唐献江、吴芳：《手术分级授权动态管理工作的实践》，《中国医院》

2015 年第 6 期，第 39 ~ 40 页。

［2］田静亚、霍春暖：《手术分级授权管理的持续质量改进研究》，《贵州医药》2017 年第 11 期，第 77 ~ 79 页。

［3］徐红蕾：《公立医院 JCI 标准下的文件体系建构实践》，《浙江档案》2014 年第 2 期，第 62 页。

B.18
以星级文化　促患者安全

麦　刚*

摘　要： 大力推进患者安全管理工作，营造人人重视、人人参与患者安全的文化氛围，是构建医院安全文化的核心。本报告主要介绍如何通过构建医院安全文化，在医院树立全院参与的意识，通过品质改进部门、风险评估、危化品管理等方式形成了文化引领，架构支撑，强化执行，并善用工具形成持续改进的新常态。

关键词： 患者安全　质量改进　质量管理　安全文化

国家卫计委于2018年4月发布了《关于进一步加强患者安全管理工作的通知》，大力推进患者安全管理工作，营造人人重视、人人参与患者安全的文化氛围，是构建医院安全文化的核心。

医疗质量管理的实践证明，医院质量安全管理可以有很多抓手，也有各种工具，但是安全文化建设不是一日之功，很难毕其功于一役。德阳市人民医院便与艾力彼正式携手开启了“摘星之旅”。模拟认证时认证官提出了100余项问题，经过前后7个月持续不断的改进，我院在短期内有了质的飞跃，怎么在医院树立全院参与的意识，以及怎么让每一位员工根植于心、外化于行，星级医院评价让我们找到了答案。“摘星之旅”让医院形成了文化引领，架构支撑，强化执行，善用工具的持续改进新常态。

* 麦刚，德阳市人民医院院长。

一　推进患者安全文化建设

在实践中，我们认识到：唯有让员工的认知和价值理念与医院一致，才会真正释放出患者安全管理的效益。趋同是通过培育员工共同认可的安全价值理念和安全行为规范，将安全责任落实到全员的具体工作中，在单位内部营造自我约束、自主管理和团队管理的安全文化氛围。星级医院评价工作启动以后，认证官对全院进行了地毯式的检索，大家突然发现我们在安全方面还有很多工作没有做；原来认为做得不错的其实还有很多不足；有些做得好的地方还能做得更好。习惯性的“盲区”正是我们的薄弱环节，发现问题、专题培训、主动学习、立行立改。在“摘星”途上，掀起了全院的“头脑风暴”，通过培训，大家认识到用指标来测量安全文化，用工具来改进安全质量，习惯用系统性方法来解决困难，强化了非惩罚的氛围。各部门形成了自己的行动小组，跨部门形成了 MDT 团队，员工之间、部门之间、医院与认证官之间高频互动，最大限度激发了大家的学习能力和创造能力。员工从被动地服从制度到主动参与管理进而创造性地持续改进，使医院安全文化在导向和约束基础上产生了凝聚和激励。

二　优化安全管理架构

在星级医院评价中，专门的品质改进部门成立无疑是优化管理架构最大的亮点。在成立“质改部”之前，日常是各个职能部门负责质量控制和考核，没有覆盖全院的医院安全质量改进管理部门。在认证专家的建议下，我院成立了由院长直管的质改部，其由院长授权提供安全质量改进的资源，对全院的品质改进进行协调和管理，统筹全院的品质改进项目，直接向院长负责。

我院质改部成立后，由院长助理兼任主任，配备一名副主任和一名专职工作人员。质改部的工作不是去替代医务部、护理部、院感部的日常考核，其职责如下。

1. 质改部是医院质量与安全管理委员会的常设办公室，把医院一级委员会的工作做实。

2. 负责制定全院质量和安全改进工作的目标、实施方案和发布执行情况，每月提交监测指标、向院长负责、定期向院长报告。

3. 作为医院中层管理的最高级控制层，协调、督导全院各部门各科室（包括职能部门）的质量改进工作，改善流程、提升品质。

4. 组织全院的管理工作培训，提供管理技术支持。

质改部根据三甲医院的要求、医院质量安全现状和医院战略设立监控指标和筛选优先监测指标，每月监控，定期汇报。质改部作为管理层中的一级控制层，有权限对全院所有质量与安全工作进行干预，向各部门贯彻院长的意志，确保执行力和目标的落实。2017 年，医院基于发展的需要，设立了基建改造、设备升级、流程再造、业务拓展四大类 22 个重大项目，由质改部监督管理，取得满意成效，除完成退出的项目外，2018 年共有 29 个项目进入动态管理。从目前的运行情况来看，质改部在日常监管、专项督导、重大项目协调工作中，取得了预期的效果，凸显了在“大质量”“大质改”的格局下品质改进的重要价值。

三　运用管理工具，主动创造价值

（一）保障部门的质变

在星级医院评价中，医院后勤、安保、基建、供应中心等保障部门的变化尤为突出。安全文化深入人心、管理水平显著提升，部门的精神面貌和员工的创造力让人振奋。

1. 配电中心提档升级为医疗安全保驾护航

后勤保障是医疗安全的重要保障。德阳市人民医院原中心高低压配电系统于 1997 年建完并投入使用至今，服役期已 20 余年，服役期已到，设备陈旧，全院用电存在安全隐患。随着近年来医疗业务工作迅速发展，对供配电容量、电能质量及系统可靠性要求日益攀升。中国医院竞争力星级医院评价标准中 M. 6. 5. 1 明确规定“医院公共设施供电系统”要安全可靠的管理是医院安全管理的核心。医院配电中心提档升级项目在 2017 年 6 月艾力彼中国医院竞争力星级医院评价工作启动后得到进一步发展，正式被提上日程。

经过全院各部门近一年的努力和配合，配电中心已然旧貌换新颜，不仅被改造为德阳首家高压三电源供电系统，大幅提升供电可靠性，降低了电能损耗，同时，借助信息化、智能化管控手段，引入“电力系统信息化管理平台”，借助各类智能监测仪表及传感器技术，以“智能化监控、网络化传输、移动式办公、全面安全运行”为核心，辅助相关采集控制终端，实现中心配电系统集中管理、专业运维和一体化集成联动，为配电系统的安全运行提供可靠的保障，使配电系统的安全运营“在控”、“可控”和“易控”，实现预警、报警和远程可视化。

设备监控可实现中心配电系统各开关、保护、发电机组的运行、投切状态及远程实时视频画面监控，以及各类电气参数（电压、电流、有功、无功、温湿度等）的在线监测记录；安全监测能对失电、缺相、过流、超载等重要信号检测报警，对主要电缆、母牌及各类接头、触点温升、漏电情况进行监测，同时实现各种告警信号的实时提醒和云端信息推送；运维管理通过流程化巡检扫码实现巡检记录有迹可循，通过实时视频、照片，实现远程协作办公，同时通过设备巡查、维护自动提醒功能，杜绝遗漏遗忘情况；能耗监测能够实现各终端用电情况的实时监测、记录，实现能耗指标的同比环比分析、节点分析，自动生成能耗分析报表，为节能改造提供依据。

由此开始，医院配电系统的运营管理将向着专业化、精细化、信息化、智能化的方向快速迈进，大幅提升医院配电系统安全可靠性，从而提高医疗设备用电安全，提高医疗服务用电安全，为患者医疗安全保驾护航。此项工程的建设充分体现了“以评促建”。

2. 危险化学品“去危化”管理

危险化学品（简称危化品）的管理在星级医院评价标准中是五星必备

条款，并且在 M 模块和 Q 模块多次被提及。危化品在医疗、科研、教学方面使用广泛，但风险很高，我院对危化品的管理还比较粗犷，管理手段也比较落后。此次艾力彼认证，对我院在危化品审批、采购、储存、使用和销毁等各个环节起到促进作用，使管理更加规范化、制度化、精细化，同时在每位员工心中牢固树立了安全生产的理念。医院配电系统改造前后对比见图 1。

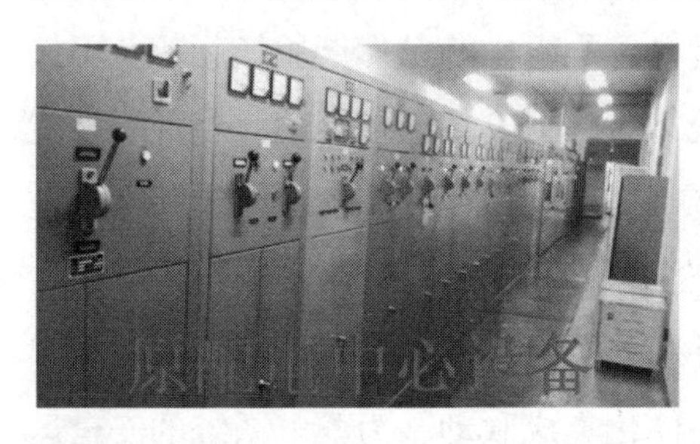

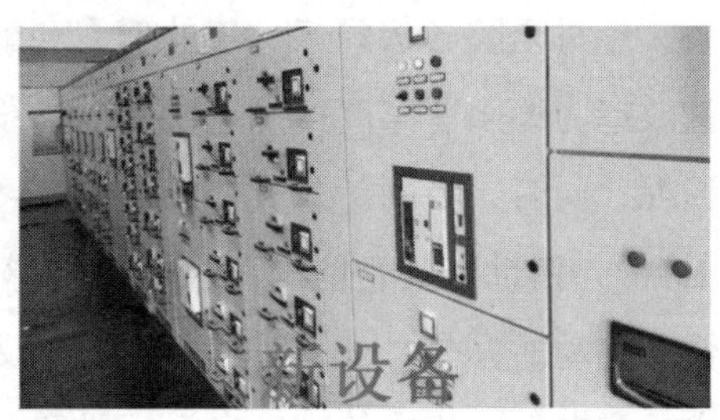

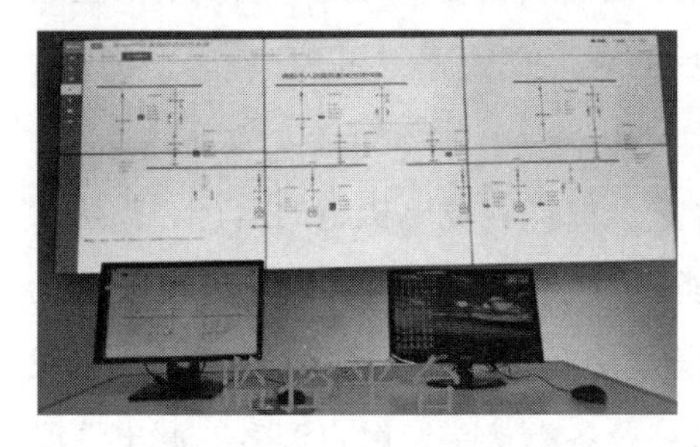

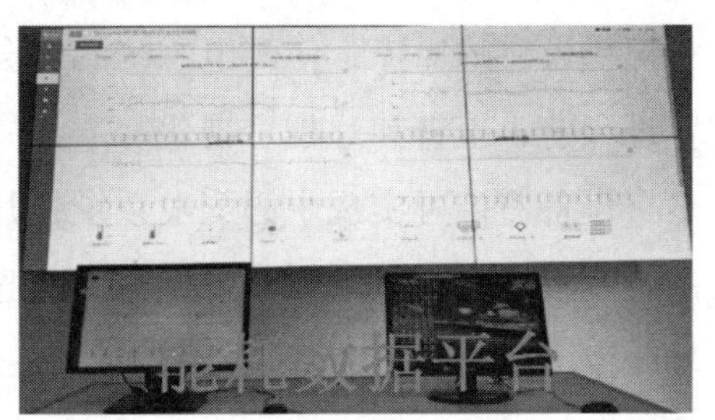

图 1　医院配电系统改造前后对比

资料来源：德阳市人民医院内部资料库。

危化品的管理对专业性要求很强，需要各科室之间加强工作衔接，通力协作，共同推进危化品安全管理工作。保卫部对全院所有科室的危化品进行全覆盖的摸底排查，共梳理出在使用或储存危化品 36 种，涉及 12 个科室，共发现七大问题：①概念、知识、标准不熟悉、掌握不全；②安全意识不强，管理不重视；③设备防护等有问题；④制度未建立，职责、标准、要求不清晰；⑤责任主体部门不明确，管理无序，无台账；⑥随意散乱存放，性质不相容的危化品有混放现象；⑦种类多，用量小，存量与使用量反差大。

根据“谁使用、谁主管、谁负责”的原则明确各科室的职责，院领导带头落实工作，归口部门直接抓，使用科室具体抓，切实做到横向到边、纵向到底、责任到人，确定保卫科为危化品安全管理归口部门，确定后勤保障科为危化品采购、销毁归口部门，明确各归口部门和使用科室的职责、分工，各科室分别同步梳理采购、储存、使用、处置、防护等方面的标准、要求、流程，形成一套统一的管理体系。要求各使用科室对危化品的数量、存量和采购量等数据进行收集、分析，确定各科室一周危化品存放最大限量，要求各科室按照危化品废弃流程分类回收危化品废液及包装物，并将其存放于专门设置的库房内。同时，医院每年与有资质的公司签订危险废物安全处置委托协议，统一处置危化品废液及包装物。

在后勤保障部门全面培训和运用6S管理是后勤、安保、基建、供应中心迅速提升管理品质的重要措施。①整理：统计院内所有危化品，单独管理。②整顿：将危化品按危险系数、特性等分类，按照规定的要求存储，并加以标识。③清洁：清除并防止危化品储存室内的脏污，保持其干净整洁，防止安全事故发生。④规范：将危化品管理的工作制度化、程序化，并将工作责任落实到人。⑤素养：养成自觉遵守危化品规章制度、要求、操作流程的良好习惯。⑥安全：贯彻“安全第一、预防为主、综合治理”的方针，所有的工作应建立在安全的前提下，在危化品验收、领用、使用、销毁工作中确保人身、设备、设施安全，建立起安全生产的环境。

参照国际公认的标准，将我院36种危化品制定《安全数据表》（Safety Data Sheets，SDS）。建立危化品管理清单，确定了类型、位置和数量；制定危化品出入库记录表，危化品储存柜内放置安全技术说明书，以便于使用人员了解化学品的名称、性质、类别和应急措施等情况。

加大硬件设施的投入，确保消防安全。建立了危化品仓库，按照危化品储存要求，避免混存危化品，不同的化学性质，防护、灭火方式相互抵触的危化品不得在同一储存柜内存放。通过各种渠道联系厂商，并购置了一系列防腐、防爆、双锁、分格的专用储存柜以用于分类存放危化品，保障危化品的储存安全。张贴统一警示标识；根据相关标准选用防爆电器，安装监控报警装置，配备消防设施和采取相应的消防安全措施；安装视频监控系统；安装通风管网，保持危化品仓库干燥，夏季采取隔热降温措施。

深入、全面地开展安全隐患排查。首先，使用科室每周对危化品的保质期、警示标志、储存条件、应急物品、台账等进行自查，发现问题及时整改。其次，每月保卫科不定期对危化品库、危化品废弃库、酒精库、危化品柜、实验室、各使用科室危化品安全管理工作等进行专项安全检查，对查出的隐患和问题立即整改，确保安全、稳定的就医环境。

3. 基建部门全面引入风险评估机制

在认证专家的指导下，基建部门对所有在建新建工程项目进行工程项目院感风险分析（ICRA）、工程项目施工前风险分析（PCRA），对重大项目进行失效模式及后果分析（FMEA），确保医院运行状态下的施工项目和医院2017年22个重大项目顺利实施。

（二）护理管理打破固有思维，勇于创新

我院护理质量一直获得全省同行的认可，但艾力彼星级医院评价标准不全同于“三级综合医院评审标准”，它部分借鉴JCI的标准，在医院评审基础上对精细化管理、人文关怀提出了更高的要求，因此，护理部立即组建艾力彼星级医院评价迎评小组，将艾力彼星级医院评价作为首要工作，负责制定并实施整改措施。我们在实施中遇到诸多困难，困难一：虽然“6S”管理在一个科室实施并不难，但实现全院覆盖，就需要每一名员工实施整改行动并自觉遵守规范后的标准化管理。这不仅是行动短暂的运动式改变，而且应使一种自觉的长期管理文化形成。困难二：艾利彼标准非常重视急救车的管理，而我院原有急救车必须整改。经测算，更换全院共75台急救车全部费用需60万元。不仅如此，按照现有审批采买流程，购买新的急救车时间也不允许。困难三：艾力彼非常重视患者全方位、个性化的生理、心理评估，而我院仅心身科进行心理评估，疼痛、营养评估也仅在部分科室的部分患者中进行，因此，达到标准，我们不仅需要改变大家对评估的认识问题，还需多部门（医务部、营养科、信息科）共同协作才能完成，这将是对医院团队文化的又一次挑战。困难四：全院未接受I－SBAR沟通的培训，缺乏标准流程。

1. 攻坚克难，进行6S精细化管理。护理部专门组织一个小组率先深入

学习 6S 管理的要求，透彻理解整理、整顿、清洁、清扫、素养、安全的内涵。流程如图 2 所示。

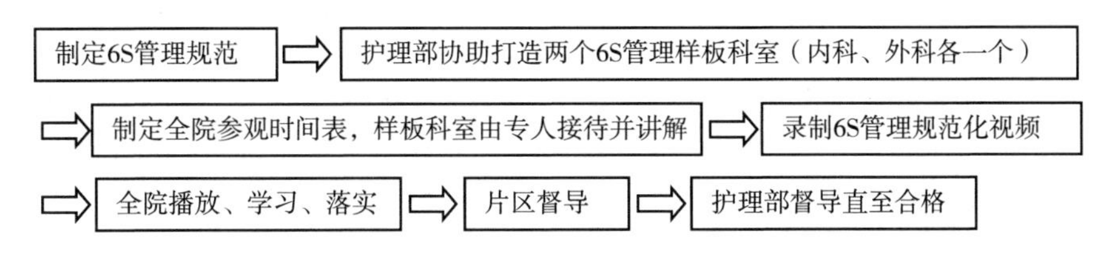

图 2　流程

由于我院大部分设备较陈旧，实现 6S 管理存在较大布局上的困难。护理部特制定了“6S”管理原则：因地制宜，达到既不额外增加医院的经济耗费，同时方便护士日常工作的目的。于是全院护理人员立即落实到行动中，对病区护士站、治疗准备室、库房等区域进行全面改造，如无菌物品、液体、药品等分类定点放置，且标识清楚、醒目；通过“左进右出”或“前拿后放”实现 FIFO 原则效期管理；仪器设备由专人管理，班班交接，定位放置；严格执行消毒隔离制度，严格划分区域，控制医院感染风险，保证护理安全。通过 6S 管理，培养了护理人员的精细化管理思维，大大提升了病房管理质量，为患者创造了安全、舒适、清洁的就医环境。

2. 急救车的小小改变，凝集创新与智慧。我院 95% 的急救车均为老式急救车，无放置除颤仪及氧气筒的位置，在时间、财力受限的情况下，迎评小组成员通过头脑风暴法，对老式急救车进行改造升级：①增加除颤仪、小氧气筒、医疗垃圾桶及锐器盒的放置位置；②使用一次性编码锁，锁扣一经开启或疑有损坏，立即按基数重新核对、清点，核对无误后封存并登记；③制作“儿童心肺复苏（CPR）换算表”，粘贴于急救车顶层面板上；④绘制全院除颤仪分布图，固定张贴于急救车顶层面板上，便于在除颤仪出现故障时就近借用，保障抢救及时有效开展，确保患者安全。改造后的急救车具备新式急救车（8000 元/台）的所有功能，为我院节约了 60 万元（75 台）的支出，得到认证官的一致好评。物品摆放整改前后对比见图3。

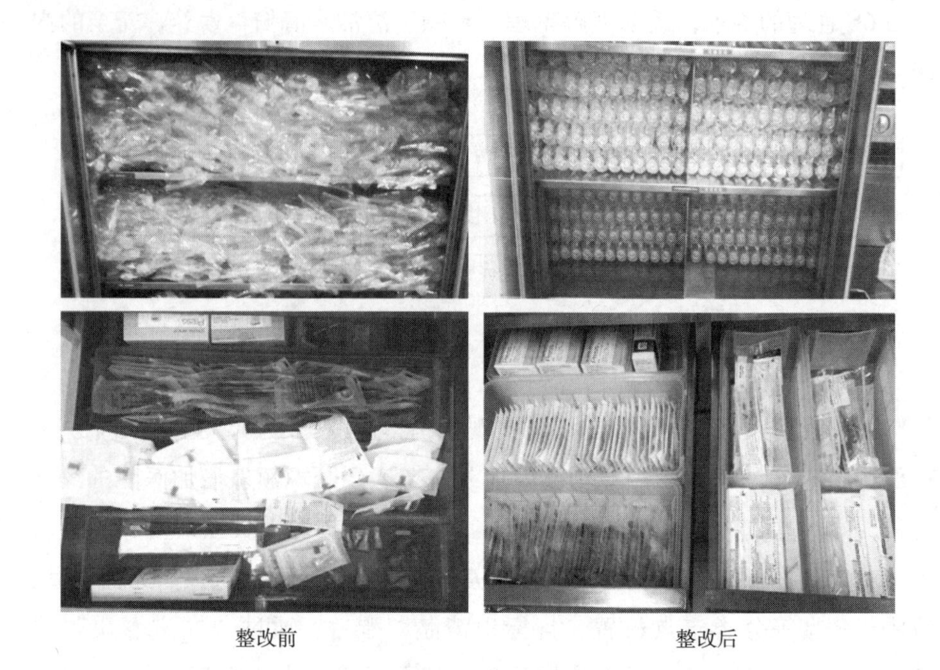

整改前　　　　整改后

图3　物品摆放整改前后对比

资料来源：德阳市人民医院内部资料库。

3. 以点带面，全院推广护理评估。艾力彼认证前，因考虑到护士工作量及医护合作的问题，我院仅小部分科室进行疼痛及营养评估，这导致我院护理评估只注重高危风险病人而忽略了普通病人，因此，护理部通过与营养科、医务部、信息科等多部门协作，结合已有经验，在全院推广疼痛、营养护理评估，并开展特殊人群及自杀等风险评估，及时识别风险、处理风险，全方位地关注患者身心健康，切实保障患者医疗安全。

4. 与时俱进，开展I-SBAR交班。I-SBAR交班模式是一种标准化、结构化的沟通模式。为规范我院危重病人重点环节管理（如转科、术后交接、床旁交班等），使病人得到更安全的护理，迎评小组积极查阅I-SBAR标准程序相关资料，结合各科实际情况及赴台湾学习经验，制定了I-SBAR交班流程及督导清单，并将I-SBAR交班模块植入电子交班系统。护理部牵头，联合医务部和党办集全院力量拍摄了标准化医护沟通视频，并将其发放至全院学习（该视频被艾力彼评审专家转发到多家医院学习）。通过 I-SBAR 交班让护士认识到准确、完整的信息沟通对于医疗安全的重要意义，提高了护士病情分析及沟通能力，做到了“沟通零距离、交流无障碍”，为患者提供及时全面的优质护理服务。急救车改进前后对比见图 4。我院自主录制的标准化医护通视频见图 5。

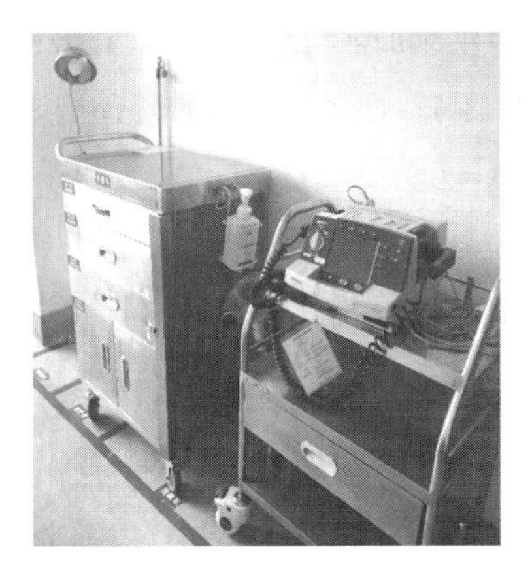

整改前

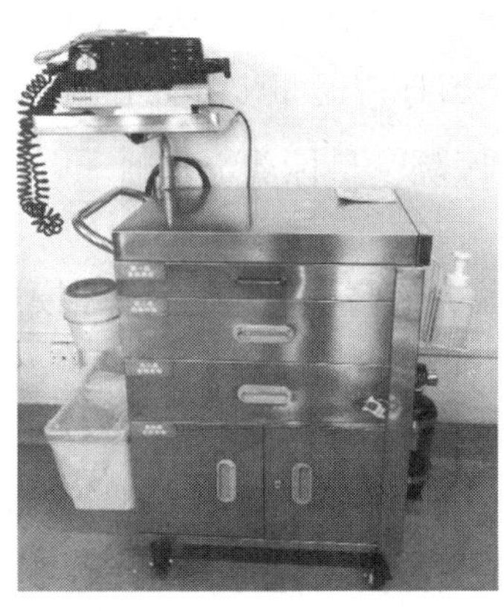

整改后

图 4　急救车改进前后对比

资料来源：德阳市人民医院内部资料库。

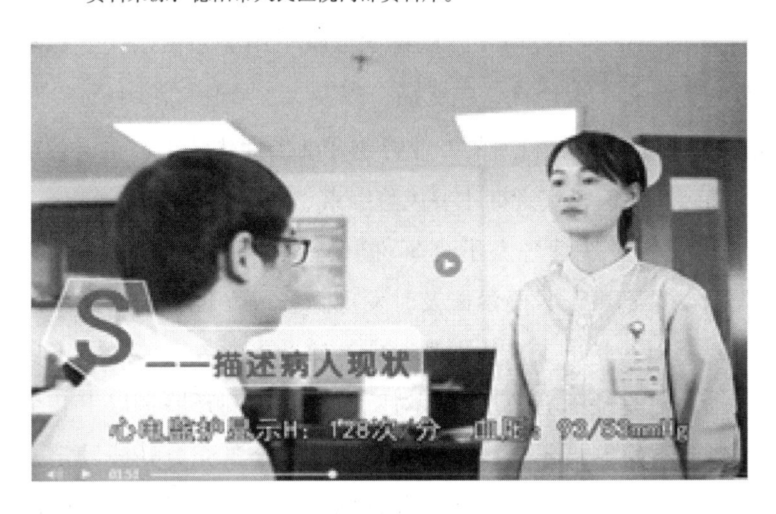

图 5　我院自主录制的标准化医护通视频

资料来源：德阳市人民医院内部资料库。

经过四个多月的不断努力，我院护理团队从完善质量与安全体系建设入手，进行了全方位、多角度，覆盖各个护理单元的改进，效果明显。通过艾力彼星级医院评价项目，不仅提升了我院护理内涵质量及服务水平，而且有效塑造了我院护理团队的星级医院评价文化。以评促建，以评促管，未来我们将不断巩固现阶段已经取得的成果，继续加强精细化管理、提升护理人文关怀，全力打造质量安全、服务一流、高效便捷的德医护理品牌，为实现“第五代医院”目标奠定基础。

（三）整合医疗安全管理模式，为患者安全保驾护航

我院一直重视患者安全管理工作，包括不良事件管理、多学科协助（MDT）、日间手术管理等都取得一定成效，特别是航空呼救信号“Mayday”在危重病人抢救流程的引用，更是为急危重症患者的安全救治铺平了道路。医院自艾利彼星级医院评价以来，对不良事件、MDT、Mayday 计划等与 RRT 系统、应急代码系统进行有机整合，进一步完善了不良事件上报、干预流程，基本形成了患者安全管理的闭环系统。

1. 将患者安全文化根植于临床科室，建立相关知识的认知体系，让医务人员明白是什么、为什么、怎么做，以及怎么克服工作中的“傲慢”行为、“鲁莽”行为。结合科室的专业特色开展个性化培训，主要包括不良事件上报的基础知识、科室近期主要风险因素、典型案例分享。

2. 强化不良事件管理。不良事件管理最常见的问题是上报率不高，这并不表示没有隐患，只是没能及时发现隐患或发现了未重视。根据 RCA 分析，主要原因一是员工未认识到不良事件上报的意义，二是不良事件报告程序烦琐，三是缺乏有效反馈。对此，我们主要开展了以下几个方面的工作：一是到科室开展不良事件专题培训，让全员充分知晓其定义、意义和报送流程；二是不断简化报送流程，剔除无关环节和内容，确保界面友好、适用；三是做到事必跟进，事毕回复，实现了报送者和管理部门的有效互动。

3. 提升急危重症处置能力。患者安全管理的实质就是风险管控，管理水平与急危重症处置能力密切相关。我院自 2016 年开始启动 MDT 和 Mayday 计划，搭建资源共享平台，能在短时间内调集全院优势资源，确保患者能获得个性化、连续性、高质量的诊疗信息和诊疗措施。

4. 取得实效。艾力彼评价前后医疗纠纷发生例数对比见图 6。

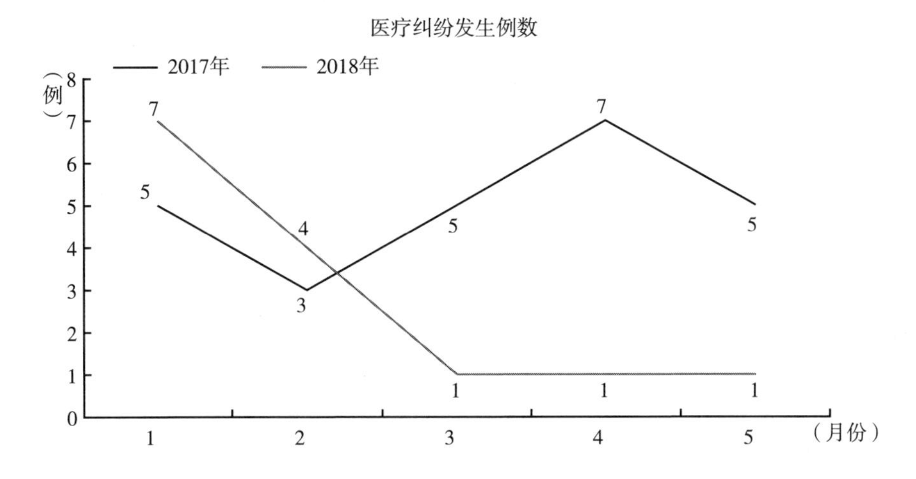

图 6 艾力彼评价前后医疗纠纷发生例数对比

资料来源：德阳市人民医院内部资料库。

（四）预防血源性职业暴露更加人文化

2018 年，我院的灾害脆弱性分析结果排前三位的分别是跌倒、血源性职业暴露、地震。血源性职业暴露高居第二，可见员工对此的重视和畏惧。从 2012 年开始，我院实施并建立职业暴露报告机制，制定处置流程。在此后的实际工作中，针对设计不合理的环节、对职工操作不便捷的地方不断改进、予以完善，最终制定了适合我院职工操作的《血源性病原体职业暴露预防 SOP》及应急预案。艾力彼星级医院评价时，专家针对我院血源性职业暴露管理工作取得的成绩予以肯定，但也对存在的问题提出了宝贵的建议，使我们在预防员工血源性职业暴露以及对暴露后的处理均更加

人文化。

医院增加和引入更加科学、先进和安全的个人防护用品，特别是在高危患者、高危操作、高危手术时。预防保健科改变工作形式，除开展全院统一培训外，还下科室进行抽查，对于操作不规范的医护人员进行现场指导。制定每两年一次的重点岗位人员体检计划，对手术室、麻醉科、新生儿监护室等 14 个重点岗位工作人员进行健康体检。对于乙肝抗体阴性的医护人员，医院免费注射乙肝疫苗。秋冬交替流感高发季节为全院职工接种流感疫苗，做到双向保护，在保护医护人员的同时也保护了患者。

以前我院职业暴露处置表为手工填写，填写以后由医护人员本人交至预保院感科。医护人员工作量大，填写不及时，填写字迹不清楚甚至不填，导致预保院感科不能及时地掌握暴露者的信息，资料收集也不完整。为了减少医务人员的负担，简化暴露后上报流程，我院在 OA 系统中植入《医务人员血（体）液职业暴露处置》，通过信息系统的使用，方便了医护人员的填写，提高了填写的准确性，减少职业暴露漏报，便于预保院感科对职业暴露及时干预，及时对医务人员进行保护，尽可能减少伤害。

由于医护人员临床工作繁忙，忽视后续追踪的时效性，甚至“失联”，我院针对这一问题修订流程：由预保院感科专职人员为暴露人员量身定做追踪方案，根据不同情况电话通知暴露者并进行随访，确保每一位职业暴露者能被定时追踪。

（五）强化应急管理能力

质改部除了要善于使用 PEST 分析、SWOT 分析等工具外，更是医院风险和应急管理的“总开关”，守好这道门，能极大地降低医院安全事故的发生频率。艾力彼星级医院评价后，质改部牵头，重新审核与回顾了与医院应急处理相关的管理制度与应急预案，通过开展系统风险的灾害脆弱性分析（HVA）、确认了医院内外各种灾害时间对医院可能构成的潜在危害，根据 HVA 分析的结果，修订了现有的应急计划，完善了应急预案。

在新版的应急预案中，根据认证官的建议，医院引入了应急代码系统，对于我院来说，这是一个从无到有的改变。“火警红色代码，心脏呼吸骤停蓝色代码，婴儿被盗粉色代码，内部灾难/危险品泄漏橙色代码，快速反应小组绿色代码，大规模伤亡事件/危险环境暴露/传染病暴发灰色代码，内部暴力事件黑色代码，围产期妇女大量失血威胁生命紫色代码”，通过反复的培训，将代码系统的理念扎根在各个岗位工作人员心中，又通过演练，不断强化，即演练—总结—修订—培训—演练，艾力彼认证后，科室和部门的演练已被纳入日常质量与安全管理工作中，医院已经组织过 5 次大型演练，并邀请公安、消防、防震减灾中心、红十字会等机构开展联合演练。灰色代码演练场景见图 7。

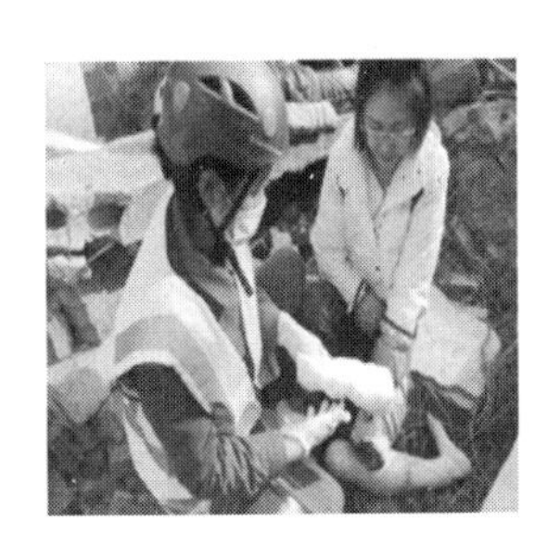
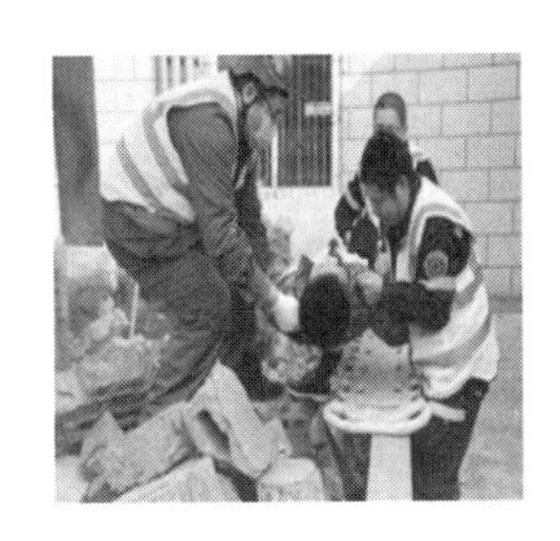
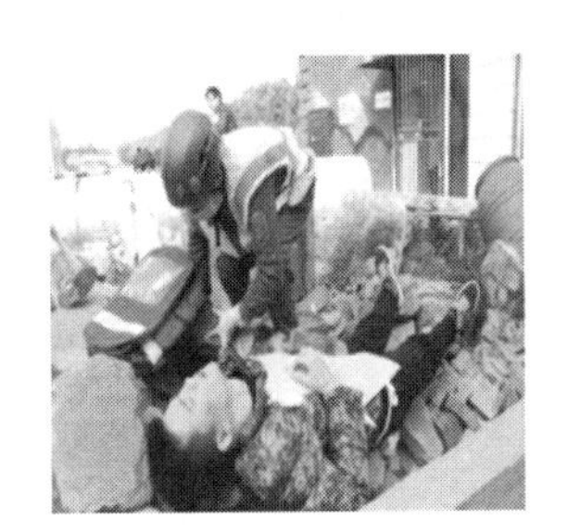

图 7　灰色代码演练场景

资料来源：德阳市人民医院内部资料库。

“持续改进，永不达标”是麦刚院长在医院开启星级医院评价时对每一位员工的要求，也是在医院得到“五星”认证时对大家的要求。上述的案例仅是撷取认证过程中的少数案例。星级医院评价一旦开始，就不会停步。她的先进理念也会通过德医人的集体智慧融入我们第五代医院的设计中。安全的价值、患者的价值是我们质量管理不懈追求的目标。

参考文献

[1] 高国兰:《现代医院6S管理实践》，人民卫生出版社，2015。
[2] 高士华:《浅谈6S管理在医院临床护理管理工作中的应用》，《航空航天医学杂志》2011年第6期，第736~738页。
[3] 郑尚英:《论6S管理方法在医院管理中的应用》，《中国卫生产业》2015年第2期，第118~119页。

B.19
星级医院后勤管理评价

刘 玲　周淑芳　王一博*

摘　要： 医院后勤管理涵盖对医疗一线的后勤支持、对医院所有员工的后勤支持，同时也包括处理医院各项安保、消防、医疗废物、危化品管理等事务，覆盖范围广，是保障医院工作顺利运行的重要部门。本报告主要从后勤管理的角度出发，探讨如何落实精细化管理理念，有效降低医院成本消耗，保障各项工作顺利进行。

关键词： 后勤管理　精细化管理　星级医院评价　消防安全

医院后勤管理涵盖对医疗一线的后勤支持、对医院所有员工的后勤支持，同时也包括处理医院各项安保、消防、医疗废物、危化品管理等事务，覆盖范围广，是保障医院工作顺利运行的重要部门。

2017 年 4 月南皮县人民医院进行中国医院竞争力星级医院评价以来，香港艾力彼医院管理研究中心将精细化的管理理念成功运用于医院后勤管理中，有效降低了医院成本消耗，保障各项工作顺利进行。

一　完善规章制度，明确岗位职责

（一）新医改和艾力彼医院管理研究中心强调“建立严格有效的医药卫

---

* 刘玲，南皮县人民医院院长；周淑芳，南皮县人民医院星级医院评价办公室主任；王一博，南皮县人民医院办公室主任。

生监管体制”，“强化医疗卫生服务行为和质量监管，完善医疗卫生服务标准和质量评价体系，规范管理制度和工作流程，加快制定统一的疾病诊疗规范，健全医疗卫生服务质量监测网络”。政府还将“加强医疗卫生机构的准入和运行监管，尤其要加强对生活饮用水安全、职业危害防治、食品安全、医疗废弃物处置等社会公共卫生的监管”列为医改重点。这些措施不仅对医疗机构，还对医疗后勤服务提出更高的要求。我院根据实际情况，由主管院长牵头成立了医院环境安全管理委员会、医院感染管理委员会等11个委员会，定期召开委员会议，研究、协调解决有关院感、环境安全等方面的重大事项。

（二）后勤服务涉及医疗活动各方面，很大程度上需要承担医疗安全事故的连带责任，例如，医疗放射废物的丢失直接可导致辐射事故的发生；电梯维修不及时，可直接影响到临床的各项救治工作。南皮县人民医院针对以上事例明确岗位职责，根据各班组的工作特点，建立健全工作制度和岗位职责。推行班组长负责制，提升服务理念。

（三）树立安全第一的观念，制定安全操作规范，开展安全操作教育，通过规章制度来约束、规范职工的行为。通过和星级医院评价专家沟通交流，我院后勤完善和制定安全操作流程及各项职责、制度70余项。努力做到有章可依，违章必究。加大监督和检查力度，一旦出现与实际情况冲突的情况，必须及时修改和完善。

二　增强消防安全意识，消除安全隐患

俗话说：水火无情。一旦发生火灾，后果不堪设想，因此，消防安全管理是一项只有开始，而永远没有结束的工作，这项工作关系到所有人的生命、财产安全和所有人的切身利益，消防安全管理工作，任重而道远。

医院消防安全管理，每年要接受消防大队、卫计局、安监局等上级机关的多次检查，医院的等级评审、复审等也必不可少地涉及消防安全方面。说到星级医院评价，消防安全管理更是五星必查，方方面面足以证明消防安全

管理工作的重要性。

（一）制订详尽细致的消防安全工作计划，对于消防安全管理工作是必不可少的。计划内容应该涉及日、月、季度、年等各项计划，有了工作计划，就有了工作的大方向。完善各项制度、预案，各项制度、预案在明确工作方向的同时规定了正确的工作方式，因此各项制度、预案的制定力求做到详尽，细致到每个部门，而每个部门之间又相辅相成、互相关联。

（二）对于消防设施的维护保养，应与具备合格资质的消防设施维保单位签署相关消防设施的维保合同，委托具备合格资质的单位对消防设施进行系统维护保养。

标识的设置应做到详尽细致，并且一目了然，如此方可提高工作效率。标识的设置包括名称、路线指引、方向指引、警告提示、状态显示、操作方法等。

（三）标识的设置可以有效地起到警示、提醒、指引作用，对于避免误操作、遮挡设施、损坏设施可以起到积极的作用，在发生火灾时，即使一个未经过培训的人，也可以短时间学会部分灭火设施的使用方法而进行紧急灭火，避免火势蔓延，即使在火势蔓延之后，对于被困人员的安全疏散也会起到积极的作用。

（四）消防巡查管理。每日、每个部门都要对本工作区域进行消防安全巡查，内容包括：①用火、用电有无违章情况；②安全出口、疏散通道是否畅通，安全疏散指示标志、应急照明是否完好。发现问题，立即上报，并及时解决，坚决不留火灾隐患。月巡查内容包括灭火器、消火栓、消防管道、消防泵房、消防水箱、末端试水等消防设施，并制定对应的巡检卡，将消防设施的运行工作状态详细记录。对于灭火器的巡查应认真对待，当发生火灾时，优先使用的就是灭火器，因此灭火器保持正常工作状态尤为重要。根据不同工作区域、工作性质、火灾性质，严格分类配备适合本场所的灭火器，例如：普通场所配备造价较低的干粉灭火器，CT、超声、空调机房、配电机房等部门配备 CO_2 灭火器，计算机房配备七氟丙烷灭火系统设施。严禁不同类型灭火器混放、混配。着重检查干粉灭火器的压力情况，确保压力表指针处于绿色安全区域；应对 CO_2 灭火器进行称重检查，详细记录重量，在每月巡查的同时进行对比，确保其处于正常工作状态。对于泵房的巡查包括湿式报警阀、水力警铃、消防、喷淋泵工作压力、备用泵工作状态，需进行消防、喷淋泵的手动、联动测试，将各设施的工作数据、工作状态详细记录，发现问题，立即解决。季度巡检主要针对消火栓，每季度对在用的全部消火栓进行一次压力测试，确保消火栓处于正常的工作状态。

（五）消防安全工作，是一项全民性工作，每个人都必须参与，对于消防安全知识、技能的培训尤为重要。

医务工作者日常工作繁重，集中进行培训并不现实，因此，消防培训应该是小规模、多频次、多样式的。以科室为单位，在不影响正常工作的前提下组织进行培训。各科室采取传帮带的培训方针，每个部门确定一定人数的义务消防员，在系统培训的同时对各部门义务消防员加强培训，然后由义务消防员带动本部门其他人员，由消防安全管理员进行监督、考核，做到人人都能掌握 RACE、PASS、消火栓的使用等各项技能。建立义务消防员微信群，对全部义务消防员进行系统管理，及时发布各类消防安全知识、通知，录制 PASS、消火栓等相关操作视频，通过微信群进行传播。组织各部门以知识、技能竞赛的模式，加深对消防安全各项技能的掌握。

消防培训应该是全员性、社会性的，医院作为公益机构之一，除了负责与本单位消防相关的培训外，同时还肩负向社会进行消防宣传的使命，在进行员工培训的同时，对于与医院有关的物业公司、超市、餐厅等部门人员，制订相对应的培训计划，对其进行有针对性的培训；在对各科室进行培训的同时，对于门诊、住院患者、顾客进行消防安全知识的传播，这对于降低医院火灾指数、消除火灾隐患、服务社会也同样重要，因此，消防培训工作是没有区域限制的。

（六）每一项预案制定完毕，都需要进行相对应的演练，从而验证预案各个细节的合理性和实用性。针对不同科室、部门，例如新儿科、骨科、核磁、危化品仓库、超市、餐厅厨房、高层建筑等，制定不同的消防安全管理预案，针对不同的预案进行对应的演练，制订演练前的培训计划、演练计划，经过培训、演练之后，进行相关总结，通过演练去发现问题、提出问题、解决问题，将消防安全管理预案不断完善，员工应切实掌握各项消防技能。

三　优化就医基础建设，提升患者就医环境

为保障病人的生命安全，要求水、电、气等基本供应 24 小时不间断。科室制定了《突发停水应急预案》《突发停电应急预案》等，以突发停电应急预案为例，根据停电的范围不同，制定多级应急预案，对局部范围的停电、单线路全院停电、双线路全院停电，分别制定相应的应急方案。我院拥有双高压线路电源，还拥有备用发电机作为手术室、ICU、中央机房、中心试验室、医办室、消防控制室等重点科室后备应急电源，并与加油站签订了优先供油协议，最大限度保证电力安全供应。

（一）我院修建了备用水池，在市政供水中断的情况下，有备用水源保障基本用水，并对水池进行定期清洗，保障水质安全。今年，科室对工作人员进行了专业性培训，高低压电工、水工、电梯维修、制冷维修人员等均有相应专业技能和专业资格，一改之前后勤人员懒散、无作为的面貌，得到了临床科室同事的广大好评，并为医院节省巨大开支。例如，科室历时一个月，加班更换院内 800 多张病人陪床皮套，安装病房隔帘 100 多套。

（二）制定和完善公共设施管理制度、作业标准和工作流程。根据国家相关法规、政策，并结合医院的实际状况修订与公共设施日常维修和管理相关的制度，使医院的各项制度符合法律规范，并严格按制度办事，2018 年以来，科室在星级医院评价专家的指导下，制定和完善了公共设施管理制度，内容主要包括设施巡视检查、维护保养、应急处理

等。按照每类公共设施的运行特点、标准化作业程序，通过详细的作业标准指引工作。在工作中按照“制定标准—执行标准—查核标准—改进标准”的工作方式，完善作业标准，例如，对排水系统清污分流，污水经处理达标后排放，对污水处理、污水排放检测等都进行记录。对氧气瓶进行分类管理，氧气瓶的接收、运输、储存和使用都有明确的管理制度。

在医院领导的重视下，按照环境安全巡查表中的内容进行巡查，完善了医院内部的警示标识及指示标识，例如，医疗废物、禁止吸烟、禁止进入、消防电梯、消防通道等。改进了巡查中发现的问题。①对医院所有的防护栏进行了加高，厕所加装了扶手，解决了安全隐患。②对儿科、新儿科、手术室、ICU等个别重点科室实行门禁制度，刷卡进门，加强了婴幼儿被盗被拐的管理措施，增强了病人的隐私性，极大地增加了病人的安全性。③对科室加装摄像头，使全院监控系统得到了完善，消防中心配有远程监测系统，并由24小时人员值守。④高层楼房窗户的设置限宽为11厘米，更好地防止病人高空坠落，增强了安全性。⑤增加了医院的保卫人员，加强了对病人的人身和财产的保护。

（三）完善科室工作中不足之处、增加标识。①管理制度按照统一的标准模式制定，张挂在具体管理部门和使用设备场所的墙上，便于随时查询。②注意事项和工作流程张贴在设备旁，能够及时指引。③设置发电机的油标尺标警戒线，一旦油线达到警戒线即可进行柴油补充。④线管分色标识，如给水管、消防水管分颜色标识，并用箭头表明流向；医用气管包括氧气正压管、吸痰负压管、空气管，应标明名称，用箭头表明流向。避免线管混乱、因不能识别而引起差错。⑤所有电柜、电箱编号标识并张贴警示标志。⑥在重要设备（如电梯机房内的电梯主机）附近地面标示安全线，提高员工安全防范意识。病人可直接使用的设备，如饮水设备、淋浴设备等，应制作温馨提示牌，以指导使用和进行安全提示等。⑦在机房、氧气房等设备间安装防爆灯，去除安全隐患。

（四）科室工作人员每周对临床科室进行巡检，听取临床科室人员实际需求及建议，及时发现问题及时处理，解决了存在的安全隐患，又提高了临床科室的满意度。2018 年以来，科室开展主动服务活动，通过制定主动服务方案，分配科室人员到临床巡查，发现问题及时记录并进行维修，受到了各临床科室的欢迎和好评。今年我们加强了对设备的巡查，并进行记录，整齐、有序、清晰、完善的档案，可以帮助随时了解设备的运行使用情况，及时发现异常，正确对设备进行评价。通过分析记录，可以有效地提高设备运行效率和运行安全性，为医院节约资金，同时更好地保障病人的生命安全。

四　加强医疗废物管理，确保院感安全

（一）为了加强医疗废物的安全管理，有效预防和控制医院感染，确保医疗安全，防止由医疗废物导致传染病传播和环境污染事故发生，保障人体健康。根据《医疗废物管理条例》等相关法律法规以及星级医院评价相关标准，我院对医疗废物进行严格管理。

1. 为加强医疗废物管理，根据《医疗废物管理条例》《河北省医疗卫生机构医疗废物管理规范（试行）》，我院明确了院长为第一责任人，并制定了医疗废物的收集、运送和处置等各种制度；建立了医疗废物管理意外事件应急预案、工作流程和要求，医疗废物管理责任到人，医疗废物存放、转运、交接实施全程监督。

2. 为落实《医疗废物管理条例》及相关文件，我院组织了对各级各类人员进行医疗废物管理相关知识的培训，努力提高了医疗废物管理意识，杜绝院内交叉感染。

3. 医疗废物管理由专职人员负责指导，检查医疗废物分类收集、运送、暂存及处置过程中各项工作的落实情况，职业卫生安全防护工作以及医疗废物流失、泄漏、扩散和意外事故发生时的紧急处理工作，指定专人负责收集医疗废物及进行医疗废物暂存间管理，严格进行医疗废物登记和档案资料的规范管理。

（二）对于医疗废物分类收集、运送与暂时储存，应根据《医疗废物管理条例》对医疗废物实施分类管理。

1. 加强了医疗废物收集、运送、交接管理，全院今年新购进医疗废物收集运送专用箱，做到标识清晰、分类符合要求，每天由专人对各科医疗废物进行收集，运送至医疗废物暂存间，并做好记录。

2. 医疗废物收集容器符合有关部门的要求，所有废物盛装量不超过容器或包装袋的3/4，使用有效的封口方式，使包装物封口紧实、严密，同时粘贴医疗废物标识。将损伤性医疗废物（如针头、手术刀等）直接放入耐穿刺、防渗漏的锐器盒中，锐器盒标记开始使用时间，使用时间不超过48小时，外运时必须严格密封。

3. 在每个科室设置医疗废物暂存点，并配备专用医疗废物回收箱，以用于暂存科室内已经封口的达到3/4满的医疗废物包装袋。

4. 安排医疗废物转运专职人员，并对其进行医疗废物处理流程、医院感染控制、自身防护、意外事故处理等知识的培训。转运专职人员工作时能够严格按照病区防护要求做好防护工作。

5. 根据要求，重新设计密封的医疗废物转运车，专职人员每天按照规定的时间、路线及时清运。对运送工具、暂存间等及时清洁，遇污染时及时用含氯消毒剂消毒。

6. 医疗废物转运专职人员收集医疗废物时，与科室做好交接工作，并认真记录，内容包括医疗废物的产生科室、种类、重量、交接时间、科室交接人员签名。登记资料至少保存3年。

7. 新建医疗废物暂存间，设有明显的医疗废物警示标识和“禁止吸烟、饮食”的警示标识。按照医疗废物分类目录重新规划医疗废物存放区域，购入医疗废物周转箱、病理性医疗废物存储冰箱，安装紫外线消毒灯。每日对暂存间进行消毒。

对医疗废物的规范管理，使我院的医疗废物能够有效地无害化处理。我院还会继续努力落实相关管理制度，持续加强医疗废物管理，更好地保护环境，保护患者和职工的健康。

五　加强危化品管理，杜绝事故发生

根据星级医院评价要求，为进一步加强对医院危险化学品的安全管理，防止安全事故发生，结合医院实际情况进行整改。

（一）设置危化品储存库，专库保管，专人保管，分类存放，并实现温湿度实时监测。建立完善的危险化学品安全管理制度，按照“谁使用，谁负责”的原则，明确科室管理职责，使工作制度层层分解、层层落实、责任到人，让全院所有科室、员工参与到危化品安全使用中。使用科室对所有危化品做到统一登记，单独存放，分类存放，标签明晰，定期清理。为重点科室购入危化品专用柜以用于存储危化品。

（二）加大宣传力度，加强人员培训工作，增强安全意识。为积极应对可能发生的危险化学品事故，迅速有效地组织和实施救援，制定了危险化学品溢出与暴露应急预案。

（三）严格控制采购和存放数量。危化品的采购数量在满足科室需要的前提下，不得超过 1 个月的使用数量。

（四）加强危险物品的安全防范工作，配置防火沙、灭火器。安装防爆开关、防爆灯、摄像头等监管设施。

（五）本次整治逐步建立健全并落实了安全管理制度，使医院进一步摸清危险化学品的分布情况，消除了事故隐患，健全了防范措施，有效遏制了危险化学品的安全事故。

六　强化服务意识，增强大局观

可将后勤维修服务分为日常维修与预防性保养检修：一方面设立后勤维修服务中心，由专人专线 24 小时全天候值班，及时解决来自临床及各科室的需求，做到迅速及时，对提出的问题及要求做到件件落实，一时无法解决的也有回音，极大地方便了各临床科室；另一方面，对医院的设备设施，建立计划维修保养档案，使职责落实到人，定期上门进行预防性保养检修，提高设备、设施的使用年限，降低维修成本。另外，后勤人员经常深入临床科室了解一线需求，听取临床科室的意见及建议，在情况允许时想方设法满足他们的要求，坚持下收下送，尽可能减轻临床工作负担，做好服务。从等工作上门到主动上门找工作，同时在工作中注意自身形象，举手投足均要为对方着想，如工具的使用、维修现场环境等尽可能考虑临床工作方便，从根本上改变了后勤工作的态度。

我院后勤管理的改革和发展，仍需在实践中不断地探索和完善，以使后勤管理这个广阔平台更加有效地为医院医疗、科研、教学服务。

参考文献

1. 王永学、刘聪、哈怡：《精细化管理在医院后勤管理中的应用》，《中国卫生产业》2017 年第 26 期，第 115 ~ 116 页。
2. 诸葛立荣：《国内外医院后勤管理对比评述》，《中国医院建筑与装备》2017 年第 4 期，第 37 ~ 41 页。
3. 常伟、赵永波：《浅谈医院后勤管理工作中存在的问题与对策》，《中国卫生标准管理》2017 年第 10 期，第 14 ~ 16 页。

B.20

通过医院评价　提升就医体验

张守仁*

摘　要： 医院应当通过优质高效全面的医疗服务，让病人不仅身体恢复健康，还能有良好的就医体验，提高病人满意度和忠诚度，从而提高医院的竞争力。本报告主要阐述如何加强优质服务内涵建设，从患者的角度审视医院的管理和服务，通过患者的抱怨寻找和分析医院发展中存在的不足，同时阐述如何建立反馈和处理机制，将患者反馈作为医院考核科室和员工服务质量的重要依据和指标，通过服务补救促进医院良性发展，构建和谐医患关系。

关键词： 就医体验　星级医院评价　患者满意度　诊疗服务

近几年，山东省莒南县人民医院从三级综合医院创建到艾力彼星级医院评价成功摘星，不断创新服务，深刻领悟星级医院患者服务与就医体验（S）模块的内涵和精髓，以患者随访和满意度调查为切入点，延伸服务链条，加强精益管理，建设“百姓家门口的五星级医院”，打造区域医疗服务创新标杆医院。

一　制定服务战略　打造服务品牌

星级医院评价标准的S方面强调关注医疗服务与病人就医体验，医院应

---

* 张守仁，山东省莒南县人民医院院长。

当通过优质高效全面的医疗服务，让病人不仅身体恢复健康，还能有良好的就医体验，提高病人满意度和忠诚度，从而提高医院的竞争力。通过第三方评价机构——艾力彼医院管理研究中心专家团队，为医院“问诊把脉”，对照认证标准找差距、找问题，全院凝心聚力，同频共振，认真落实标准，聚焦患者随访和满意度调查工作，做到意见有回应、建议有落实，全力打造“爱心服务、快车服务、便捷服务、安全服务、智慧服务”的链条，锁定“把小事做成精品，把细节做到极致”的服务标准。

二　成立随访中心　持续改善服务质量

星级医院评价标准 S. 1 要求服务中体现优质服务和缺陷补救：定义并执行优质服务标准；有服务缺陷补救程序；有程序主动调查和发现服务方面的问题，并采取改进行动。以条款为导向，我院加强优质服务内涵建设，将患者的意见和投诉视为送给医院“最好的礼物”，从患者的角度审视医院的管理和服务，通过患者的抱怨寻找和分析医院发展中存在的不足，建立反馈和处理机制，将患者反馈作为医院考核科室和员工服务质量的重要依据和指标，充分发挥随访服务补救功能，通过服务补救促进医院良性发展，构建和谐医患关系。

1. 山东省莒南县人民医院成立出院患者随访中心，并引进了随访软件，配备电脑、电话等设施，招选 6 名二级随访员，实现全院出院患者的一级随访和二级随访。

2. 出台《莒南县人民医院出院患者随访管理办法》，规定随访范围、随访时间、随访方式、随访内容、随访要求等。

（1）随访对象。全院出院的所有患者，对重点疾病、需定期复诊患者及病情康复较慢的患者必须进行跟踪随访。

（2）随访内容。①健康评估：患者病情反馈、用药情况，日常生活习惯，心理及情绪反应，健康知识的认知水平。②健康行为指导：根据随访对象存在的健康问题，有针对性地进行相关指导，包括病情解释、饮食指导、康复指导、门诊复查、用药指导等。③收集意见或建议：征求患者在住院期间对医护质量、服务态度、就医流程、诊疗环境、收费管理、医德医风等方面的满意度及意见建议并做好答疑解释工作。④心理支持：出院恢复的患者可能由于病程长、不能工作等原因出现情绪低落等现象，随访员会根据对方的叙述分析其心理问题，并且给予正确指导，帮助患者调整好心态，积极面对生活。

（3）随访模式。临床科室负责一级随访，由主管医师负责，随访办公室负责二级随访，并且督查一级随访情况。

（4）随访方式。电话随访、短信随访、信函随访、接受咨询随访、家庭随访等。

（5）随访要求。遵循实事求是的原则，原原本本记录患者的建议，同时对患者疑问给予专业的指导和客观的解释，态度温和，言语规范。

3. 随访成效：2016 年一级随访率为 54.64%，2017 年一级随访率为 66.59%，比 2016 年增加 11.95 个百分点；2016 年二级随访率为 74.09%，2017 年二级随访率为 82.19%，比 2016 年增加 8.1 个百分点。执行随访奖惩机制，医务人员服务意识逐渐增强，2017 年下半年比上半年随访问题减少，受表扬人次显著增多，服务质量逐渐提升。

4. 完善反馈机制，落实整改行动：对医疗技术水平、护理服务质量、就医流程、医疗费用、住院环境、保洁等情况进行客观调查和评价，将反馈问题分类整理，由各分管院长牵头督导整改。将反馈问题以督办单的形式下发至相关科室，分为一周整改小问题、两周整改中问题、一月整改大问题，督促科室整改，如不能整改需说明原因，纳入下一个整改环节。2017 年星级医院评价模拟认证期间，专家提出医院需完善病人投诉和抱怨的反馈和处理机制，妥善处理医疗纠纷。我院积极采取整改措施，增加模糊投诉处理方式，对于同一个岗位三次反馈督办未整改的服务态度问题，将问题以模糊投诉督办单形式发放，科室进行查实、申诉、处理并报告服务部后，该岗位无类似投诉事件发生，对其他医务人员也有预警作用，规范了职业行为，改善了服务态度。2017 年上半年、下半年随访反馈建议对比见图 1。

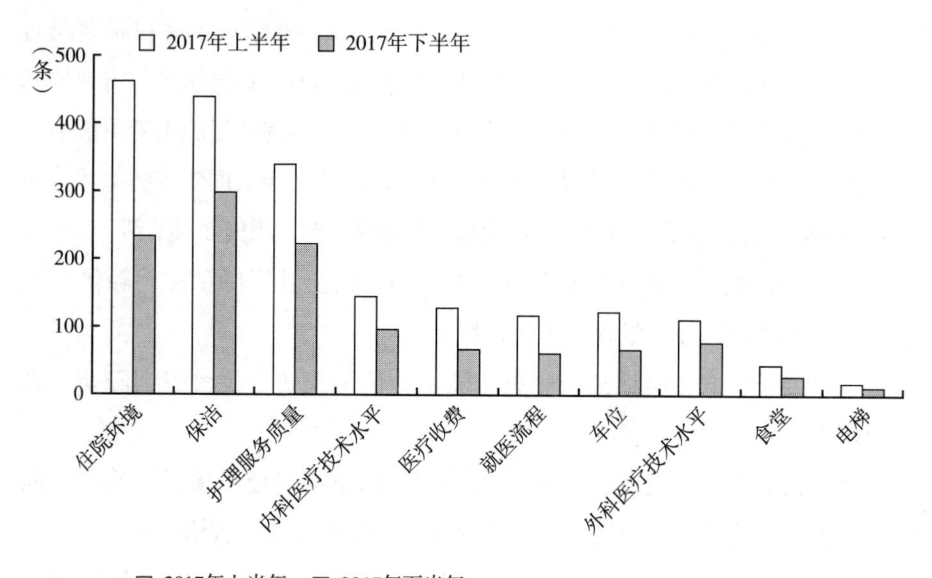

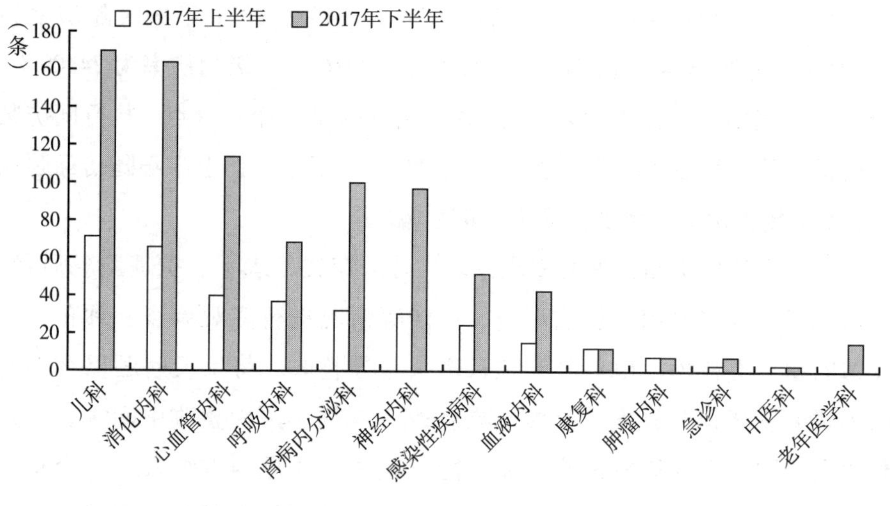

图1　2017 年上半年、下半年随访反馈建议对比

注：随访率 = 随访人数/出院人数。

资料来源：山东省莒南县人民医院内部资料库。

5. 提供考核依据，纳入绩效管理：2018 年将随访质量（生活指导、用药指导、康复指导等）纳入科室优质服务奖内容，保证优质服务执行力。每月统计一级随访质量考核前 3 位及后 3 位科室，予以绩效奖惩；将保洁反馈建议纳入物业绩效考核，与保洁员月度绩效直接挂钩；定期召开随访质量改进会，对全院随访质量后位科室进行重点督导；对在随访中实名表扬者进行月度统计，全院前 30 名被设为本季度服务明星，给予奖励，并通过 OA 和微办公平台进行公示。

三　倾听群众心声　延伸服务链条

星级医院评价倡导患者至上的服务理念，患者是评价医院服务水准的权威者，他们的反馈意见是对医院各个服务环节的真实体验。

我院成立服务部，将服务工作移动到导诊前台，为患者提供咨询、问诊、分诊、助诊、预约挂号、投诉受理等服务，免费提供轮椅、担架、热水、纸杯、充电器、创可贴、雨伞、针线剪等便民物品。免费为社区居民测量血压，每天平均测量血压 200 余例，受到了社会各界的好评。在每层楼设置了导医人员，导引患者就诊。全院践行院长倡导的服务理念：“医学是有温度的，服务是医院的一张名片，传递着服务的内涵；服务是一种礼仪，是尊重、礼貌、文化、修养的结合。”

积极落实 S. 6. 1 及 S. 2 条款：就诊区有明显易懂的标识。医院更新门诊标识系统，依据星级医院评价五大要求——一个中心、两个原则、三类标识、四级指示结构、五个平衡，做到规范、醒目、易懂，让患者无须找熟人引领，便可到达要去的位置，受到认证专家的好评。

执行首问负责制（S. 6. 1），接待患者时站立面带微笑，热情礼貌，使用文明用语，避免语言生、冷、硬，耐心回答患者询问，正确引导患者到各科就诊。有些患者年龄较大，听力差，咨询时往往需要我们多说几遍。理解患者多一些，解答患者耐心一些，尽力帮助每一位患者。

从“患者要我做什么”到“我要为患者做什么”，树立主动服务意识，随时观察门诊大厅及门前的人流动态，发现有步履蹒跚、行动不便的患者，主动靠前询问是否需要帮助，及时提供轮椅或担架，必要时协助就诊、取药、检查等；大厅内发现轮椅、担架上的患者，主动上前询问并协助；一旦突发应急事件，立即启动应急代码，并积极参与抢救等工作；掌握门诊医生应诊时间，巡视候诊患者，优先安排老、弱、残患者就诊，维持就诊秩序。

为适应日益增长的门诊量，满足患者日益增长的需求，提升患者就医体验，实施门诊流程优化，尽量减少病人的流动距离和地点，方便病人并确保安全（S. 2. 1）；就诊环境舒适、清洁，保护患者隐私（S. 6. 2）。

1. 门诊重新布局：门诊一楼为普通门诊，二楼为专家门诊，增设了老年病门诊、多学科会诊中心。产科、儿科门诊自门诊楼分离，减轻了门诊楼的压力。门诊各诊室采取数字化管理，既方便患者快速找到就诊科室，也给门诊导医的指引工作提供了简洁而明确的方式。

2. 搭建产科一站式服务：为适应日益增长的产科门诊量，为孕产妇提供最大的方便，打造产科门诊一站式服务。以信息化技术为支撑，以自助服务为载体，搭建起预约挂号、自助充值缴费、看诊、采血、胎心监测、测量血压、化验单打印、营养监测、健康教育指导等服务功能，开办孕妇学校，同时建立独立产科 B 超室，使孕妇减少来回奔波，同时也减轻了门诊楼超声科的压力，搭建了产科便民服务的快车道。

3. 完善儿科门诊功能：儿科门急诊自成一区，布局紧凑、交通便捷、管理方便，设置多间普通门诊、专家门诊、儿科急诊、儿保门诊、抢救室、留观室、输液观察室、儿科预检分诊处、24 小时挂号充值缴费处，实施电子叫号，保证一人一诊室。同时设立了哺乳区，保护了妇女的隐私，解除了妈妈哺育时的尴尬，设立开水间、儿童专用厕所，努力营造“家庭式”的温馨环境。

4. 优化超声科就诊环境：完善 B 超室布局，将两间诊室改造成候诊大厅，安装液晶叫号显示器，优化了 B 超叫号功能。增加 1 部空调机、30 张长椅，可以容纳 100 余人候诊，走廊吊顶提高采光度，改善候诊区条件，提供人性化候诊环境。

成立住院服务中心，不断完善住院、出院管理制度和标准（S. 3. 1），为患者提供入出院指导、轮椅担架、书籍报刊、复印病历及各种相关证件、邮寄病历与病理报告单、电话预约、出院患者中长期预约等便民服务。

将新生儿疾病筛查室、采血室、测听力室整合在住院服务中心，将新生儿服务功能融为一区，并优化流程：儿童保健室完成新生儿建档→新生儿听力筛查完成听力测试→新生儿疾病筛查完成采血→出生医学证明中心开具证明→在住院处领取生育补助。让家长走最少的路办更多的事，照顾了宝宝，也减少了拖家带口的不便，真正享受到一站式服务带来的便捷。

四　“降低”患者满意度　提升患者就医感

对于星级医院评价标准病人满意度管理（S.7），医院内部进行的病人满意度调查的核心目的是质量改进与病人安全，如果调查结果显示病人的满意度过高（如满意度在95%），则需要对调查问卷的内容进行重新调整，无改进空间，或者病人已经非常满意的问题应该撤换。近几年我院满意度均在95%以上，处在“高顶”运行状态，医院服务提升空间似乎不大。我们重新思考医院服务是否真正达到了群众满意的标准，如何突破满意度瓶颈期，寻找服务管理突破口，成为当前医院服务战略的重要课题，艾力彼星级医院评价倡导全新的服务理念使我们豁然开朗。为此，在认证专家的指导下，我院引进汉化版HCAHPS满意度问卷，查找医院内部管理、服务配套、流程设置等方面的细节问题，重新调整调查问卷内容，主动“降低”患者满意度，进一步拓展服务空间，提升患者就医体验感。

医院消费者保健计划评估调查（Hospital Consumer Assessment Of Healthcare Providers and System Survey，HCAHPS）问卷，是美国最为主流的医院满意度测评方法之一，是用来调查住院患者对住院期间所接受的医疗服务满意程度的一项标准化工具，主要包括护患沟通、医患沟通、患者需求回应、疼痛管理、用药沟通、出院说明、医院环境、医院整体评价八个方面。参照HCAHPS住院满意度问卷，结合2018年1~2月门诊满意度后三位的项目，我们重新设计了莒南县人民医院门诊满意度问卷。

（一）HCAHPS 满意度实施

1. 在门诊、病房进行满意度预调查，结合实际情况，进一步完善问卷内容。在门诊满意度问卷中增加了患者年龄、通过何种方式找到就诊地点与问卷调查时长问题，在病房满意度问卷中增加了患者年龄和问卷调查时长问题。

2. 探索问卷调查方法，合理把控问卷调查时长，保障问卷效果，8 分钟左右是较合适的选择。满意度调查小组成员积极建言献策，学会了使用倾听、共情、提示、阐明、反问等沟通技巧。

3. 以正性回答率作为统计分数，统计“总是如此”的选择，得出的百分比即为这一题的满意度。为了保障问卷信效度，剔除问卷内容不全者，双人录入分数。2018 年 3 月共发放门诊满意度问卷 87 份，其中有 5 份问卷内容不完整被计为无效问卷，实际有效问卷为 82 份，满意度为 43.02%。2018 年 3 月共发放住院满意度问卷 100 份，其中有 1 份问卷内容不完整被计为无效问卷，实际有效问卷为 99 份，满意度为 51.78%。

4. 满意度分析

（1）门诊患者满意度分析。

（2）住院患者满意度分数。

（二）借助 HCAHPS 满意度问卷，改进医院服务质量

2009～2010 年美国 HCAHPS 发布的患者满意度数据显示，67% 的被调查者认为其所在医院最好（9～10 分），一项关于 12 个国家的 HCAHPS 满意度调查显示，我国患者满意度接近 50%，一项关于我国 9 个省、自治区、直辖市的 181 所二、三级综合性医院的 HCAHPS 满意度调查显示，各项医护服务平均满意度为 51.51%。2018 年 3 月门诊满意度平均为 43.02%，住院满意度为 51.78%，与国内平均分数持平。门诊患者满意度见图 2。

针对门诊和住院满意度后三位的问题，在星级医院评价过程中，全院齐心协力，进行全面的质量安全改进：开辟 120 专用通道，统一规划停车

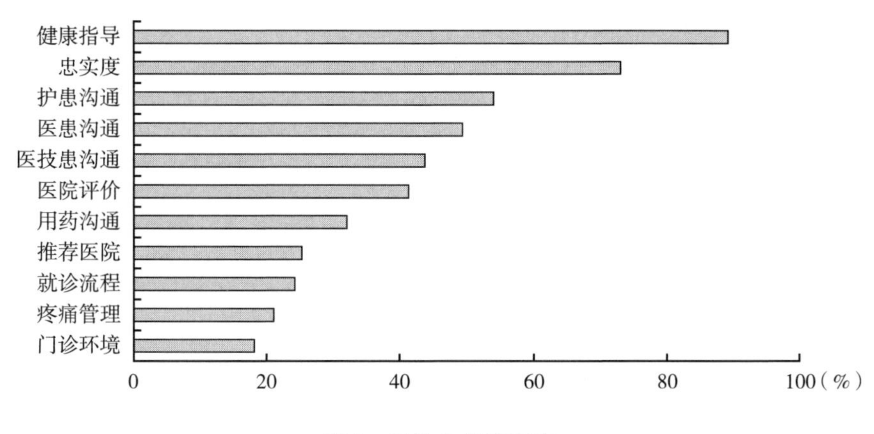

图 2　门诊患者满意度

注：①从图中可以看出，患者满意度后三位的是门诊环境、疼痛管理、就诊流程，门诊环境、疼痛管理、就诊流程是目前亟须改进的医疗服务环节。

②门诊环境满意度为 18.30%，项目包括诊室、卫生间的清洁程度和医院停车状况。其中诊室和卫生间的满意度为 35.37%，与保洁员打扫不及时有关；停车状况满意度最低，仅为 1.22%，与医院车位紧缺、疏导不畅有关，很多患者直言在医院难以找到停车位。

③疼痛管理满意度为 21.43%，项目包括疼痛得到有效关注和医护人员尽其所能减轻疼痛。其中疼痛得到有效关注满意度为 28.57%，医护人员尽其所能减轻疼痛满意度为 14.29%，与医护人员的关心程度以及处理疼痛的相关知识和技能有关。

④就诊流程满意度为 24.39%，项目包括排队等候时间和就诊秩序、快速找到地点、隐私保护。其中快速找到地点满意度为 31.71%，排队等候时间和就诊秩序满意度为 25.61%，隐私保护满意度为 15.85%，与患者集中在上午看病和部分医生未严格执行一人一诊室有关。

资料来源：山东省莒南县人民医院内部资料库。

位，加强交通疏导；门诊、病房积极推行 6S 管理，重点改造洗浴间和卫生间；推行门诊护理评估，使用 MORSE 跌倒风险评估量表、面部表情疼痛量表，筛查跌倒和疼痛高风险患者；为患者提供微信支付、支付宝等多种支付方式；每层楼配置自助缴费机，实现分层挂号、缴费；配置 CT 磁共振自助取片机，减少患者排队时间；使用自动发药机保障用药安全，缩短取药等候时间；重点加强用药宣教，尤其加强对新药、药理作用及副作用的指导；全院推行 SBAR 交班，保障患者安全；加强专科建设，与北京大学第一医院、中国中医科学院西苑医院等知名医院合作，成立北京名医

莒南工作室，专家定期来院坐诊、查房、手术、讲座。通过以上整改措施，4 月门诊满意度比 3 月增长 8.15 个百分点，住院满意度比 3 月增长 6.93 个百分点。住院患者满意度见图 3。

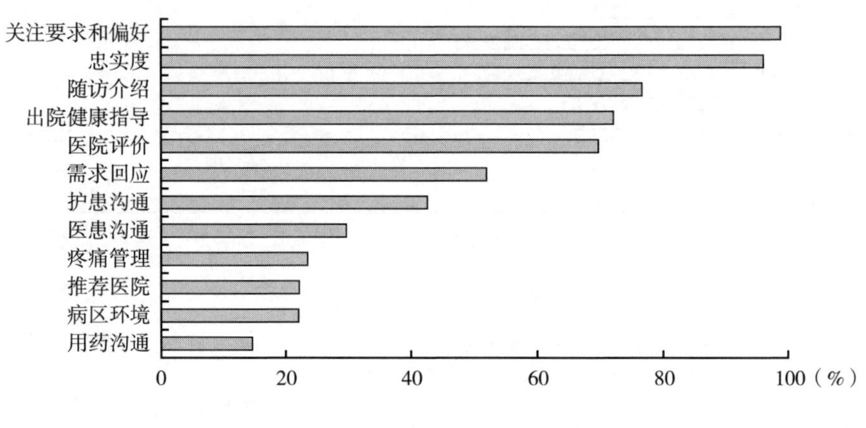

图 3　住院患者满意度

注：①从图中可以看出，住院患者满意度后三位的是用药沟通、病区环境、推荐医院，用药沟通、病区环境、推荐医院是医院服务质量的薄弱点。

②用药沟通满意度为 14.92%，项目包括解释药物的疗效和副作用。其中解释药物的疗效满意度为 20.82%，解释药物的副作用满意度为 9.02%。调查中发现，大部分患者不了解药物的副作用，主要原因在于医务人员门诊人次多、工作繁重，缺少对患者用药的沟通交流，尤其忽略对药物副作用的指导说明。

③病区环境满意度为 22.22%，项目包括房间、卫生间的整洁和夜间环境安静。其中房间、卫生间的整洁和夜间环境安静的满意度分数均为 22.22%。调查中发现，患者不满意的主要是卫生间设施陈旧、异味大、保洁员打扫不及时。

④推荐医院满意度为 22.2%，22.22% 的患者选择绝对推荐我院。由于地域因素，距离市级医院较近，交通便捷，部分专科水平与市级医院存在一定差距，当病情变化时，患者往往选择转诊市级医院。

资料来源：山东省莒南县人民医院内部资料库。

（三）关注患者需求　改善服务品质

通过开展 HCAHPS 患者满意度调查，我们发现医院服务与体验者期望之间的差距。根据不同需求点，找到医院服务环节中存在的薄弱点，明确医院服务范围，更好地为每位患者提供个性化医疗服务；根据薄弱环节修改随访问卷内容，不断完善随访管理，从而持续改进服务质量。HCAHPS 患者满意度调查既为医院服务持续改进计划建立一个基准，又可以检测改进策略是否达到预期的效果。通过定期检测，我们看到服务水平变化的趋势，为医院发展提供更全面客观的评价。2018 年 3 月、4 月门诊满意度、住院满意度对比见图 4。

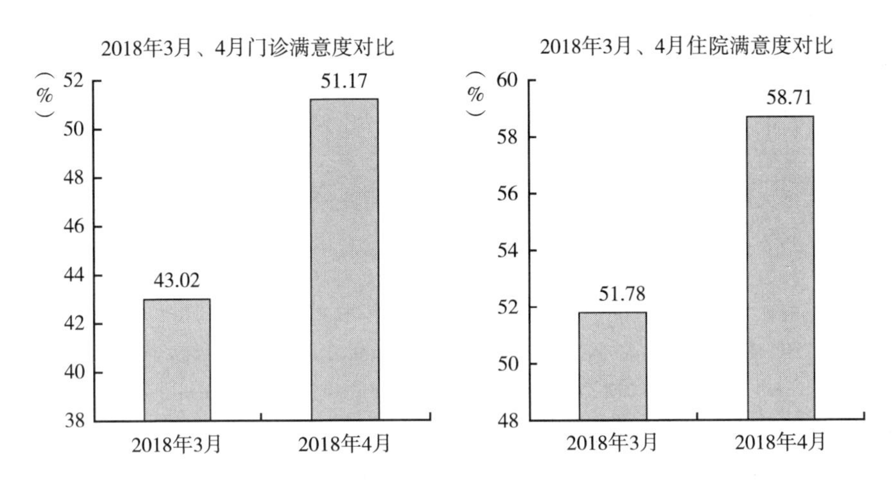

图 4　2018 年 3 月、4 月门诊满意度、住院满意度对比

资料来源：山东省莒南县人民医院内部资料库。

患者需求是我们努力的方向，患者建议是医院发展的宝贵财富。正如马云所言“未来 30 年，是用户体验的竞争，对他人关怀的竞争”；历经 8 个月的“摘星之旅”，医院综合实力得到全面提升，成功实现了零的突破、质的飞跃、量的提升，在患者服务方面，我院坚持医疗服务战略，聚焦患者随访和满意度，推行院前、院中、院后一体化医疗服务模式，全力构建“无障碍就医”的一站式服务流程，微笑服务、主动服务于每一位患者；借助随访保证患者诊疗连续性，倾听患者心声，构筑全方位服务体系，打造崭新的患者就医体验；采用 HCAHPS 满意度问卷，考核服务之品质，补充随访之不足，注重服务之细节，持续改进服务质量，不断增强核心竞争力。服务只有起点，满意没有终点；以终为始，以“五星级医院”作为医院发展的新起点，持续改进，让星级医院文化深入人心。我们将秉持“心系患者利益，情系百姓健康”的服务理念，以护佑鲁东南百姓健康为使命，竭力实现建设一所技术先进、服务优良、员工幸福、百姓放心的现代化三级综合医院的美好愿景。

参考文献

[1] 吕晶、王景娃、赵永德：《从出院患者回访中探讨医院的服务补救》，《中华医院管理杂志》2015 年第 2 期，第 113 ~ 115 页。

[2] 李文峰、李飞：《HCAHPS 与我国医院满意度调查的对比分析及启示》，《中国病案》2013 年第 7 期，第 41 ~ 42 页。

[3] 吴力力、蔡永新、潘可平：《应用 HCAHPS 对某医院患者就医体验的调查与分析》，《医院管理论坛》2017 年第 4 期，第 25 ~ 27 页。

[4] HCAHPS，Summary of HCAHPS Survey Results Table，http：//www. hcahpsonline. org/Files/HCAHPS% 20Hospital% 20Characteristics% 20 Comparison % 20Charts% 20July% 202009 – June% 202010% 20discharges. pdf.

[5] 程倩秋、刘可、尤黎明等：《全国二、三级医院住院患者满意度及其影响因素的研究》，《中国护理管理》2016 年第 11 期，第 1482 ~ 1488 页。

B.21
他山之石　可以攻玉

郜　勇　戴百良　赵映敏　吴春燕　包章艳　彭根英　麻妙群
陆骊工　王茂生　车斯尧　朱万寿　郝保乾　王增海　赵焕平*

摘　要： 艾力彼星级医院评价以独立客观、数据说话为核心原则，从医院的专业化管理（M）、医疗质量与安全（Q）、患者服务与就医体验（S）、财务管理与费用控制（F）四方面为医院做综合评价。本报告主要结合协和洪湖医院、靖江市人民医院、丽水市人民医院、珠海市人民医院、高州市人民医院、武安市第一人民医院的医院认证经验，简要梳理艾力彼星级医院评价的认证过程及对医院医疗质量和患者安全水平的提升情况，阐述医院持续改进的经验，从医院的角度展示医院评审认证带来的"改善"。

关键词： 质量安全　星级医院评价　院感　持续改进　6S 管理

创建五星级医院经验分享——整改前后对照

协和洪湖医院（洪湖市人民医院）

2018 年 6 月协和洪湖医院顺利通过艾力彼五星级医院评价，成为湖

---

* 郜勇，协和洪湖医院（洪湖市人民医院）；戴百良，协和洪湖医院（洪湖市人民医院）；赵映敏，靖江市人民医院副院长；吴春燕，靖江市人民医院护理部主任；包章艳，靖江市人民医院普外肝胆科护士长；彭根英，丽水市人民医院感染管理科；麻妙群，丽水市人民医院；陆骊工，珠海市人民医院院长；王茂生，高州市人民医院党委书记、院长；车斯尧，高州市人民医院副院长；朱万寿，高州市人民医院副院长；郝保乾，武安市第一人民医院院长；王增海，武安市第一人民医院；赵焕平，武安市第一人民医院。

北省首家通过五星级医院评价的县级医院。对照《星级医院评价标准(2018版)》，逐条梳理，细化责任，统筹兼顾，制定了详细的改进行动计划书，分层次、按步骤进行整改落实，采取“请进来，走出去”的方式，苦练基本功，经过反复的培训、自查、模拟认证、整改落实，医院各项工作有了明显的改善，尤其是医疗护理质量、急救水平、消防措施及患者安全管理、就医环境得到了极大的提升。下面就开展创建活动中6S管理经验与大家分享。

1. 为什么要做6S管理?

医院内部环境卫生整理是医院的基本要求之一。但是由于每日诊疗量大，很多医院难以保持后勤环境干净整洁，医疗器材、药品堆放不合理，存在医院感染风险（见图1）。因此，保证医院卫生安全势在必行，6S管理尤为重要。

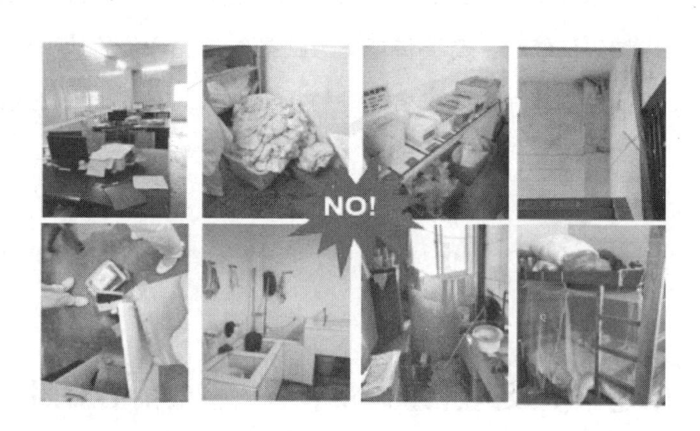

图1　协和洪湖医院物品堆放（整改前）

资料来源：协和洪湖医院内部资料库。

2. 做6S势在必行

运用PDCA管理工具来做6S，6S管理工作按照如下步骤进行。

（1）做出计划。

（2）实施计划。

（3）检查实施效果。

（4）将成功的纳入标准。

（5）将不成功的留待下一循环解决。

3. 医院制定 6S 管理实施方案及考核标准，各科室组织学习，并按照质量管理要求，设定各区域达标值。

4. 前期问题摸底，全部不达标

5. 找出原因，进行根本原因分析

6. 拟定整改思路

（1）特邀湖北大学卫生政策研究与评价中心专家讲解“6S 管理助力医院跨越发展”。

（2）选派职能科室负责人到黄石市中心医院与武汉普仁医院参观学习。

（3）重新修订了考核标准。

（4）样板先行，以点带面：设立内分泌、ICU 为样板病房，从样板病房开始整改，并重新修定了 6S 管理标准，各科室成立了 6S 推行小组，做到责任到人。

7. 对照标准，认真学习，逐一整改

（1）全院各科室按照新的标准整改，实行护士长责任制，到样板科室参观学习，根据科室的情况进行整改。

（2）院长、职能部门主任及小组成员多次到各个科室与科室一起按标准进行整改。

（3）组织全院大检查，检查结束后，将检查的问题汇总并反馈到各科室以进行整改并追踪。

（4）运用质量管理工具进行效果评价，检查结果显示：全院各区域的 6S 管理中仍有 2 个区域不达标。

（5）每个人对单纯的文字标准的理解可能存在一定的偏差，于是小组继续完善 6S 管理规范，并配上图文解释各条规范。

8. 有形成果

（1）通过检查，全院各片区全部达标。

(2) 成果展示。

协和洪湖医院常用药品柜、急救车药品柜、医生办公室、库房（整改前和整改后）如图2所示。协和洪湖医院改善前和改善后的卫生整洁情况如图3所示。

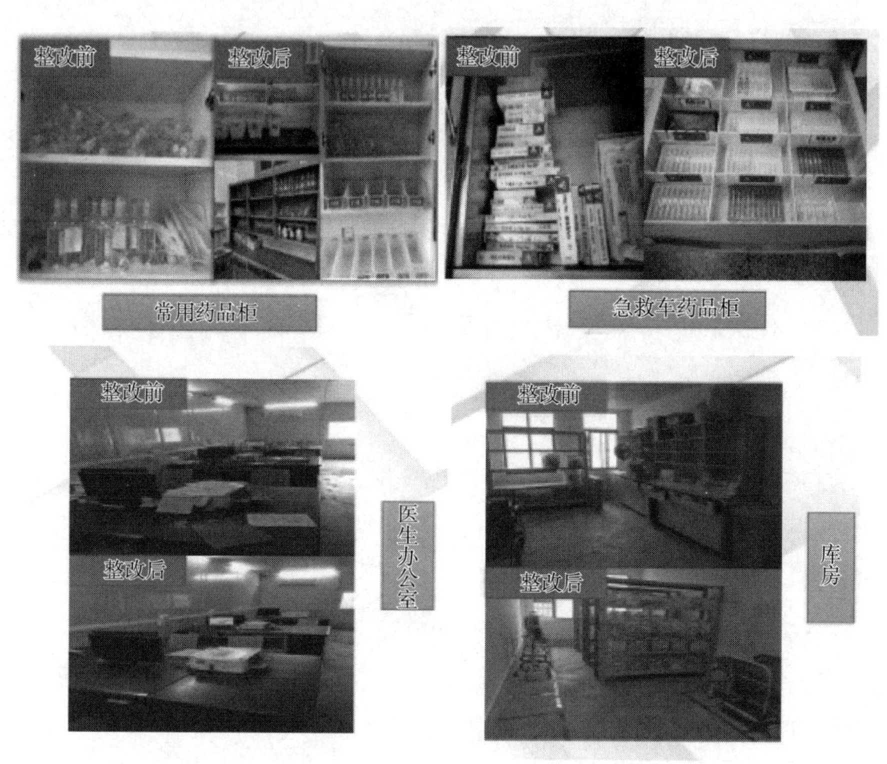

图2　协和洪湖医院常用药品柜、急救车药品柜、医生办公室、库房（整改前后）

资料来源：协和洪湖医院内部资料库。

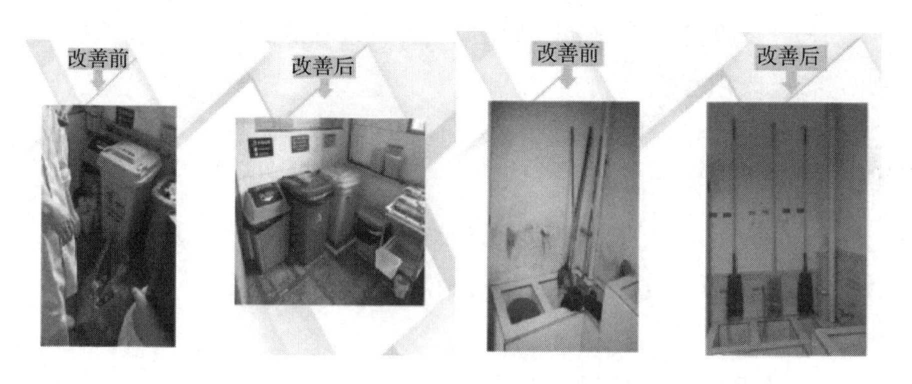

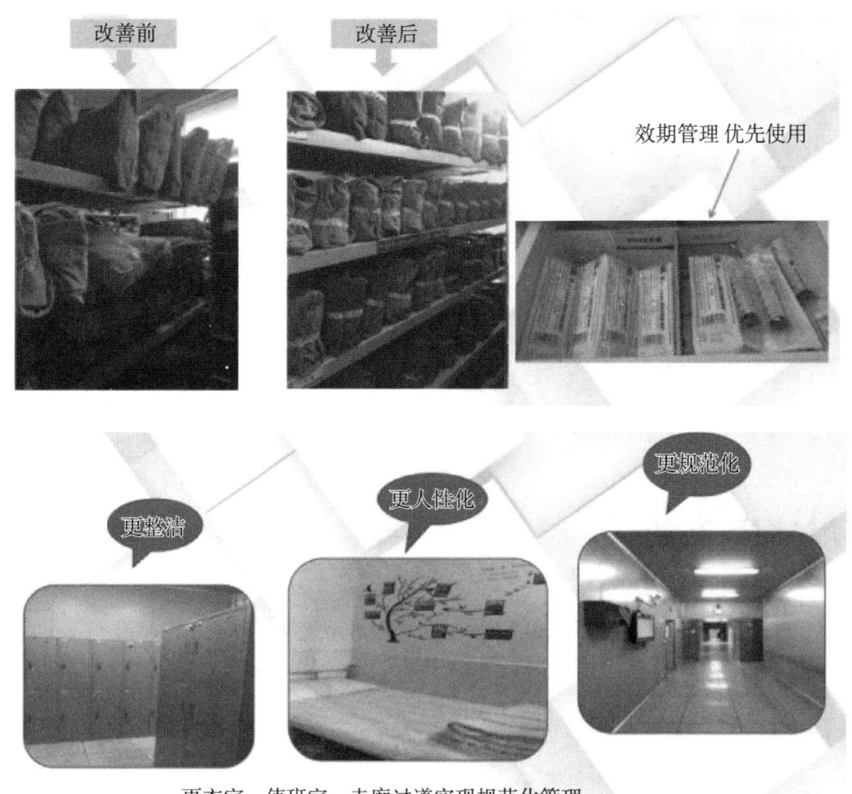

图 3　协和洪湖医院改善前和改善后的卫生整洁情况

资料来源：协和洪湖医院内部资料库。

9. 无形成果

医院通过 6S 管理对医院内部进行大力整改，取得了明显的成果（见表 1 和图 4）。

10. 6S 管理活动体会

（1）改善了病区环境，舒缓了患者的心情，愉悦了医护工作者的心情。

（2）节省了护士的取物时间，提高了工作效率，护士有更多的时间服务患者。

（3）形成了良好的工作习惯，提升了职业人文素养。

（4）确保了医疗护理安全，减少了差错，避免了医患纠纷。

（5）提高了员工及患者的满意度，提供了更优质的服务。

表1　医院改善前后医护人员自我评价对比

单位：分

评分项目	改善前		改善后		活动成长
	总分	平均	总分	平均	
工作积极性	60	3	100	5	2
责任心与自信心	70	3.5	100	5	1.5
解决问题能力	55	2.75	85	4.25	1.5
沟通协调能力	70	3.5	85	4.25	1.5
PDCA 管理工具的运用	65	3.25	70	3.5	0.25
工作质量	25	1.25	70	3.5	2.25

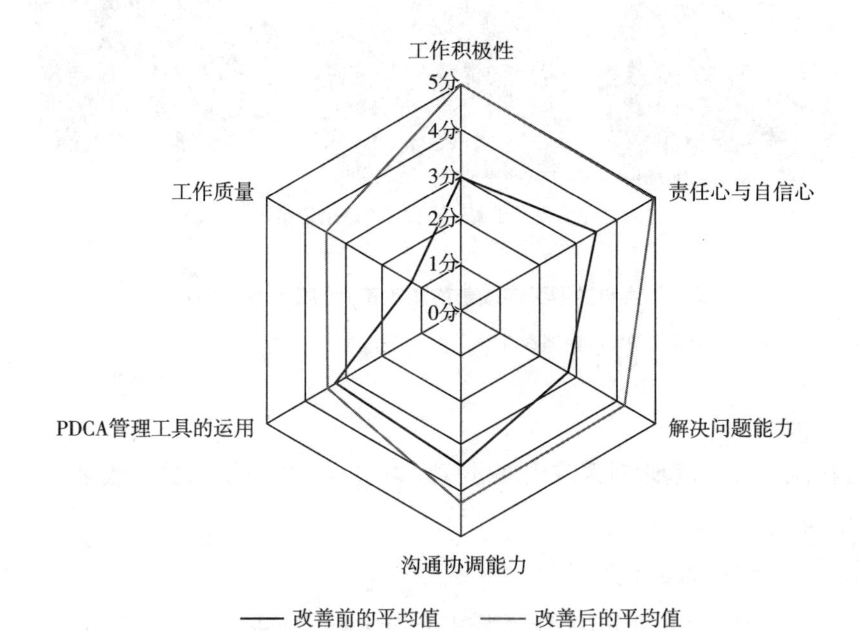

图4　无形成果

资料来源：协和洪湖医院内部资料库。

SBAR 交流模式应用实效——星级优秀护理改进案例

靖江市人民医院

“星级医院认证”以独立客观、数据说话为核心原则，从医院的专业化管理（M）、医疗质量与安全（Q）、患者服务与就医体验（S）、财务管理与费用控制（F）四方面为医院做综合评价。为改善医院的品牌形象和患者的就医安全提供了指南，尤其是在医疗质量、急救流程、应急能力和患者安全管理方面，靖江市人民医院自 2017 年 8 月底开始启动艾力彼星级医院认证，全院职工统一思想，齐抓共创，以高度的责任感和主人翁精神全身心投入星级医院的认证工作中，对照认证标准中 234 个条款逐条梳理。标准沟通程序（SBAR）包括 Situation（现状）、Background（背景）、Assessment（评估）、Recommendation（建议），是星级医院评价中的一个重要内容，在初评中，认证的专家发现医院未能执行标准沟通程序，对医疗安全工作来说存在隐患。初评后，医院高度重视，立即组织人员对照评审标准，并组织全院学习，制定各科室 SBAR 交流模板，将 SBAR 沟通模式应用于科室晨交班报告、病情汇报、护士交接班工作中，保证医护患之间有效沟通，提升了医患对护理工作的质量评价水平和对护士的职业认可度，为医疗工作的安全起到了实质性的促进作用。现将具体实践过程总结如下。

一　组织全院医生、护士培训

召开全体护士长会议，由分管院长进行动员，并传达到每一位医生、护士，充分认识应用 SBAR 交流模式的必要性和优越性，组织全体医务人员对 SBAR 交流模式进行学习，内容包括理论授课、案例分析及情景模拟训练等。通过微信群下发学习课件及典型案例的 SBAR 交班模式，并在群内上传台湾医院应用 SBAR 模式进行医护沟通、护士交班及部门间转接的视频，让医疗组，尤其是护士对 SBAR 交流模式有了具象的认识，并通过学习进行巩固和强化。

二　制作专科交流模板

为了进一步指导每位护士规范进行 SBAR 交流的运用，各科室根据专科特点制定了有专科特色的 SBAR 交流模板，内容包括病情汇报、典型案例的交接班、部门间转接等，由护理部审核后下发至病区，提供给护士一个临床思维的模式，指导护士在汇报病情、交班过程及患者转运等工作中有效运用 SBAR 交流模式。

三　实践运用能力测评

主要检查护士对 SBAR 交流模式的掌握和落实情况：通过临床实境考核护士在患者病情变化时能否有效与医生沟通；在交班报告中能否根据患者的实际情况写出想要交班的内容；部门间转接时能否按照 SBAR 的内容执行。护理部组织评审小组下病区进行现场评审，评价标准为：病情评估系统全面；能够及时发现病情变化并报告医生；表达思路清晰、语言组织有序；患者得到及时处置。

四　规范践行获得实效

实施 SBAR 沟通模式提高了护理工作的安全性和延续性；提高了护士的沟通能力和评判性思维水平；建立医护之间协调合作关系；提升护士的专业形象和社会认可度。使用自制的护士综合素质考核量表，在 SBAR 实施前后，分别在大内科、大外科、急诊科邀请医生、护士，护士长及护理部主任各发放 33 份问卷，通过问卷获得医、护、患及护理管理者对护士综合素质的评分，并制作考核表，在 SBAR 实施前后，在大内科、大外科及急诊科各检查 90 例，以调查交接班及部门间转运患者信息传递的完整度。结果显示：SBAR 实施后，医、护、患及护理管理者对护士综合素质的评价均高于实施前；交接班及部门间转运的信息传递的完整度也明显提高，具体见表 2 和表 3。

表 2　同行评议（N = 33）

时间	护士综合素质考核			
	医生评议	患者评议	护理管理者评议	护士评议
实施前(分)	91.1 ± 2.38	94.6 ± 3.01	93.2 ± 2.48	92.9 ± 1.86
实施后(分)	94.3 ± 2.87	98.8 ± 2.98	96.7 ± 2.23	97.1 ± 1.92
t	4.93	5.69	6.03	9.02
p	<0.01	<0.01	<0.01	<0.01

资料来源：靖江市人民医院内部资料库。

表 3　交接完整度检查（N = 90）

时间	交接班及部门间转运患者信息传递的完整度	
	交接班	部门间转运
实施前(%)	92.2	88.9
实施后前(%)	98.9	96.7
χ^2	4.709	4.063
p	<0.05	<0.05

资料来源：靖江市人民医院内部资料库。

在 2018 年 1 月的星级医院正式认证过程中，认证官对靖江市人民医院的医院管理、病人服务、医疗质量技术、财务状况等方面进行全方位综合评价，一致认为，医院达到了星级医院评价标准，同意授予江苏省靖江市人民医院“中国医院竞争力五星级奖牌”，其中 SBAR 交流模式的运用也得到了评审人员的充分肯定，靖江市人民医院团队的高效执行力给认证官留下了深刻的印象。普外科病情交接见表 4。呼吸科病情交接见表 5。

表 4　普外科病情交接（SBAR）

	项目	具体内容
S	现状(Situation)	日期:2017－5－18　床号:5 号　姓名:季×　性别:男　年龄:35 岁　住院号:171345 诊断:急性阑尾炎　现状:术后 35 分钟腹引管引流出 60ml 血性液体 班次:夜班　交班护士:朱丹　接班护士:朱欣涵
B	背景(Background)	简要病史:患者因转移性右下腹病 25 小时急诊入院 既往史□是(请说明)________　■否 过敏史□是(请说明)________　■否 入院时 T:37.2℃;P:98 次/分;R:18 次/分;BP:138/98mmHg 已行治疗:急诊在全麻下行 LA 术,术后予以吸氧、心监、补液抗感染治疗,术后已输入 600ml 液体 专科异常体征(包括主诉):腹部疼痛评分为 5 分;P:101 次/分;BP:139/96mmHg 腹腔引流管引流出 60ml 血性液体,暂未发现血凝块 特殊用药:消炎痛栓 100mg 塞肛;蛇毒血凝酶 1KU 静推及肌注
A	评估(Assessment)	患者可能存在腹腔内出血(理由:引流液颜色为血性;患者腹痛明显)
R	建议(Recommendation)	密切观察患者生命体征(包括 BP、P、R)的变化,每隔 15 分钟测一次 BP、P、R,尤其是心率的变化 观察患者引流液的变化,注意有无血凝块 必要时配合医生复查血常规及腹部 CT 关注患者主诉及腹部体征的变化 适当加快输液滴速,必要时备血及行手术准备

表 5　呼吸科病情交接（SBAR）

	项目	具体内容
S	现状(Situation)	日期:2018－2－15　班次:夜班　患者姓名:刘××　住院号:1803187 床号:23　诊断:1. 慢性阻塞性肺病伴急性加重; 2. 慢性肺源性心脏病;3. Ⅱ型呼吸衰竭 现状:患者尔后出现呼吸困难,口唇紫绀,指脉氧下降,氧流量 2L/分 交班护士:宋婷　接班护士:王红
B	背景(Background)	简要病史:因"反复咳、痰、喘 17 年,加重一天"入我科治疗 既往史:有"高血压"史 过敏史:无 入院时:T 36.3℃,P 100 次/分,R 20 次/分,BP 132/88mmHg,已进行心电监护、抗感染、止咳平喘、无创呼吸机辅助通气等治疗 专科异常体征(包括主诉):患者呼吸困难,口唇紫绀,少量出汗,不能平卧,P 120 次/分,R 28 次/分,BP 137/85mmHg,SpO_2 8%

续表

	项目	具体内容
A	评估(Assessment)	患者可能存在:活动后氧耗增加,导致机体缺氧
R	建议 (Recommendation)	1. 继续予以无创呼吸机辅助呼吸,氧流量由2L/分调至4L/分 2. 观察生命体征及 SpO_2 的变化 3. 观察咳嗽、咳痰情况 4. 配合医生查血气分析 5. 遵医嘱予以平喘治疗 6. 做好使用呼吸机的相关护理

医院认证助推感控　加固医疗安全屏障

丽水市人民医院

“上管天，下管地，中间还要管空气”，这是从事医院感染管理工作人员的口头禅。2018 年 1 月，丽水市人民医院经历了艾力彼认证官的现场认证评审和总结反馈，几乎撼动了我院在本地级市领域医疗机构院感管理中的领头羊地位，几乎否定了多年来的院感防控工作，更是把医院感染防控工作重重地推向了整改的风口浪尖，从此，院感科就踏上了“星”路征程。

一　分工合作，责任到人

院感管理工作涉及范围广，人员多。对从内科到外科、从临床到行政后勤、从各诊疗活动到环境的清洁消毒，再到垃圾的分类处置进行全方位管理；对从医生护士到行政后勤和保洁人员，从病人到陪护人员和医院范围内来往的社会人群进行全员管理。对从高精尖的诊疗技术到环境的清洁、从消毒药械的采购到使用、从工程建筑的布局设计到装修材质的评估、从医疗用气到诊疗用水及污水污物的排放、从诊疗器械的清洗消毒灭菌到保洁工具的用后处置进行全流程管理，因此，院感科根据星级医院评价标准，结合科室专职人员少（我院实际开放床位 1437 张，院感专职人员共计 3 名）的特点，科室内专职人员按医院各部门所处地理位置进行分片分工，如外科楼 1 名责任人，门诊医技楼 1 名责任人，内科楼、感染科楼和 1 号楼 1 名责任人，责任到人，限期完成。每周一召开晨会，对上周工作情况进行汇总、分析，对共性问题进行统一整改方案，集中分层分片落实。

二　加强宣教，发动群众

院感科筹划并组织开展以“感染防控，你我行动”为主题的感染防控系列活动，如手卫生舞蹈、手卫生现场演示及培训和资料发放、感染防控知识有奖竞答、常见感染性疾病防控知识宣教、专家讲座、院感防控 PDCA 案例比赛、出院病人床单终末消毒比赛、医院感染暴发报告与应急处置预案演练等。修订院、科两级医务人员、行政后勤人员医院感染防控知识、技能培训计划，开展多层次（医生和护士、行政后勤人员、保洁人员）、多角度（医疗、护理、后勤保障）、多形式（集中、分散、随机）、全方位（医疗、护理、后勤、从入院到出院）的培训与考核，不断提高全院职工的院感防控意识，提高其院感相关理论水平与操作技能。星级医院评价过程中院感相关知识集中培训、考核 11 次，各科室院感相关业务学习每月 1 次。专职人员每周到临床科室 2 ~ 3 次，进行随机提问与现场考核，参加培训与考核 1600 多人次，合格率达 94%。

三　充分发挥“桥梁作用”，开展多部门协作

充分发挥各部门院感监控员的桥梁作用，要求各部门监控员负责督导本部门的医院感染监测、院感质控自查、手卫生依从性调查和手卫生方法考核、医疗废物管理、消毒隔离制度的落实等工作，院感科专职人员每次到科室向监控员了解星级医院评价工作进展情况，同时对存在的问题进行反馈并提出整改建议，由监控员在次日晨交班时向全科人员反馈、落实，院感科专职人员追踪整改效果。

四　完善制度流程，规范行为标准

院感科秉承制度、流程规范操作行为，便捷、明了地提高人员依从性。根据相关法律法规、星级医院评价标准，结合临床工作实际，修订并完善院感管理制度及操作流程，对新制度和流程进行培训，将常用制度及流程上墙，共计330多个，如在每幢楼的医生办公室内选统一位置张贴“医院感染病例报告流程、多重耐药菌诊断报告与防控流程、医院感染暴发报告与应急处置流程”，每个医生尤其是轮转医生即使是调科室人员，也能及时发现学习并能按统一流程操作。在各科室医疗废物暂存间张贴“医疗废物管理制度、医疗废物分类目录、医疗废物处置流程、暂存间及运送工具清洁消毒流程、医疗废物扩散流失泄漏应急处置流程、职业暴露处置流程”，每个员工都能按统一要求对医疗废物进行处置。

统一设计院感相关标识，各标识醒目，做到规格大小、形状统一，定点、定位粘贴，近10000张标识全部由院感科专职人员张贴。对全院各部门的危化品和治疗室、抢救车、换药室、污物间的医疗废物、生活垃圾、脏污织物实行分类收集、定点放置，标识清晰，方便医护人员、保洁人员操作，整个环境整洁、规范，统一管理。

五　开展多部门协作，努力达到星级标准

院感管理涉及医疗、护理、总务后勤、采购中心、保洁公司、医疗废物回收处置公司、洗涤公司等，需要院领导及各部门的支持与配合，如消毒灭菌设备设施的投入、医疗用房的改建扩建、医疗废物容器的规范和暂存点改造、医用织物周转库及运送工具、库房（尤其清洁物品、消毒灭菌物品、一次性医疗用品）的6S管理等，院感科主动与相关部门对接，提出书面整改建议及整改计划，追踪整改结果，通过各部门的共同努力，绝大部分达到标准要求，顺利通过现场认证。

六　定期总结，持续改进

科室内定每周一召开集中碰头会（口头汇报会）一次，每月科务会议上增加星级医院评价工作专题分析内容，在每次会议上每个专职人员汇报各自分管片区认证中存在的问题及难点，科室人员进行探讨，提出整改方案，再抓落实。如本科室不能解决的问题由科长协调，或由科长汇报创建办甚至直接汇报院领导，由上级主管部门进行协调解决，做到持续改进，尽量做到符合认证标准，不达目的不罢休。

七　完善管理，保障安全

根据星级医院评价标准要求，院感科制定并落实了院感环境安全巡查制度及建筑工程项目施工前后院感风险评估（ICRA/PCRA）制度及相关表单，并于2018年2月开始进行每月院感环境安全巡查1次；全院所有改建、扩建、装修等建筑工程项目前半月通知院感科，尤其是在工程项目进行施工前由总务处召集院感科、工程部、医务处、护理部、信息处、保卫科召开协调会，并进行建筑工程项目施工前后的院感风险评估，提出感染防控措施，并加强对施工过程中防控措施落实情况的督导，避免了以往我院院感环境安全巡查和建筑工程院感风险零评估的现象，控制了因环境、建筑工程施工存在的感染隐患，降低了患者、医务人员、工程人员的感染风险，筑起了一道安全防护屏障。

6S管理在星级医院评价中的应用

珠海市人民医院

一　开展目的与存在的问题

通过整理、整顿、清洁、清扫、素养、安全的“6S”管理模式，优化工作环境、物资管理、工作流程，提升全院人员整体素质，消除威胁医院安全运营因素，提升医院现场管理效能，提高医院竞争力，促进医院持续发展。

我院普遍存在以下问题。①东西多而摆放无章，闲置物品未及时清理，找物品花费时间。②全院对物品放置未做统一要求，标签未做统一规范，总体缺乏系统管理。③物品使用后未及时归位，员工未形成良好素养。

二　成立“6S”管理小组，有计划推行管理

（1）制定《珠海市人民医院2018年“最美病区”评选方案》并有计划推行。

（2）制定“最美病区”评选的考评标准，并对标准及时修订及更正。

（3）定期组织小组成员对全院各科室、部门进行检查及评比，建立考核奖励机制。

（4）定期组织全院交流分享，对反馈的实施过程中存在的问题，共同商讨后确定问题的解决方案。

三　管理成效——外树形象，内强素质

推行“6S”管理，首先，明显体现在环境的改变上。整理工作场所物品，清除不需要的物品，区分必需品和非必需品，对必需品进行分类管理，及时处理非必需品，腾出空间，防止误用、减少库存、节省成本；合理利用空间，保障物品使用的有效性，塑造清爽舒适的工作场所。其次，对工作场所进行清扫，保持清洁，预防院内感染的发生；改善工作现场和就医环境，提高工作效率，提升医院品牌和形象，整齐、清洁的工作环境不但能让患者改善就医体验，而且也能增强员工自信心。开展“6S”管理后，无论是心理上还是视觉上，都使医院焕然一新。

推行“6S”管理，工作效率显著提高。“6S”管理的效益之一是提高工作效

率。对物品进行有目的、有计划、有方法的科学定制管理，采用整顿中的“三定”（定位、定量、定容）和“三易原则”（易见、易取、易还），体现在：①对所有物品的取用采取“先进先出，左存右取”的原则，以保证先放进去物品先被使用，避免物品因积压存放而过期；②对各科室、部门的药品、物品等规定存放数量，建议各科室通过设定限量标识线的方法进行可视化管理；③严格要求耗材等的纸皮外包装不进入库房。为规范耗材库房以及被服管理，护理部及时出台了《医用耗材库房管理制度》以及《被服布草类管理制度》，使库房管理工作有章可循、有据可依，避免了管理过程中的人为因素。

推行“6S”管理，运营效率显著提高。通过对物品的整理、整顿，减少物品库存，腾出空间，减少运营资金的积压，有利于减少浪费，大幅度提高运营效率，达到成本最优化。

推行“6S”管理，使医院管理逐步规范化，没有实施“6S”管理之前，物品杂乱无人归整，各种医疗设备及用品摆放位置不固定，设备仪器不按规范维护，员工在工作中未养成良好的工作习惯，规章制度执行未落到实处也未获肯定。最根本的一点就是员工未培养形成良好的职业素养。而通过“6S”管理的整改，建立标准化机制，给员工不断灌输责任感和纪律性，人人都能自主管理。

推行6S管理，降低医疗事故和纠纷的发生概率。医务人员遵守各项规章制度，保持设备仪器正常运转，物品有序，减少失误，减少大意事件的发生，减少安全隐患。普及员工安全教育，提升员工安全素养，让其养成认真负责的习惯，主动发现安全隐患，防患于未然，减少医疗纠纷。

四　创新亮点

1. 艾力彼星级医院评价专家在对我院进行初次评审时提出了污衣桶设置以及管理问题，我院“6S”管理小组马上针对这一问题举行了小组会议，根据专家给我们提供的建议及参考意见，对污衣桶的款式、大小、颜色、使用方式、摆放位置、标签设置及对污衣收送等方面做了一系列的讨论，最终确定了大小合适的、方便医务人员以及患者使用的踩踏款式的污衣桶，同时进行颜色区分，绿色收纳非感染污衣，黄色收纳感染污衣，而且配置相应颜色的污衣袋，方便洗衣中心人员辨认及收送，并且，全院统一规定摆放位置以及设置统一标签。这一项目的改进，不仅达到了预期的污衣管理的效果，解决了各科室污衣管理问题，而且得到了专家的高度赞扬与认可。

2. “6S”管理开展前，要求医院各科室、部门对周围环境拍照存证，在推行“6S”管理后，再拍照对比，发现成效显著，让人眼前一亮，达到的效果超过预期，这得益于各科室、部门的支持与全身心投入。“6S”管理中整理、整顿、清洁、清扫是基础，重要的是让员工形成习惯，提升素养，其中要营造科室文化。“6S”管理从整体布局到细节要求全院统一，同时也要求求同存异，打造科室特色布局，营造科室文化。各科室发挥奇思妙想，科室人员上下一心，齐心协力，共同寻找科室布置物品，亲自上阵刷墙、粘贴照片墙，商讨出科室格言并布置上墙，这使科室环境赏心悦目，科室氛围更活跃。当然，营造良好的科室文化氛围是一个长久过程，但是，各科室有了一个好的起点，相信我院的“6S”管理会越走越好，达到一个新高度。

五　提升素养，持续改进

管理并不是“6S”的最终目的，素养才是“6S”管理的精华所在。希望通过简单易行，反复地做整理、整顿、清洁、清扫等工作，潜移默化，改变已有的不良习惯，养成良好的工作习惯，能主动发现问题、改善问题，从中获得成就感与荣誉感，并在此基础上，不断改进。

星级医院评价过程实录

高州市人民医院

一　星级医院评价的认识

为进一步了解医院管理能力情况，高州市人民医院以艾力彼星级医院评价的标准为基础，承担持续改进医院管理质量和服务质量的责任，通过全员培训、标准解读、持续改进等方式对照星级医院评价标准进行自查整改，医院进一步关注管理职业化与绩效可持续性改善、医疗质量提升及患者安全保障、医疗服务流程与患者满意度、医院财务流程、全成本管理、费用控制及财务透明等情况。通过模拟认证找出了医院管理中存在的不足，各科室对医院管理中存在的问题进行积极整改。

二 星级医院评价过程

2017年年中，艾力彼认证官对医院现场模拟星级医院评价工作进行总结，收到反馈建议208条，其中书面反馈建议165条，如视具体情况考虑建立并启用应急代码系统、以书面公开的形式告知病人的权利与义务、加强对化学危险品的安全管理、制定统一格式和要求的住院病人诊疗计划书、建议组建快速反应小组、对全院的人员进行心肺复苏培训、加强保护病人隐私的意识和完善相关设施、加强医院对院外专家进行授权管理等。

医院以创建"五星级医院"为目标，根据专家反馈的问题，制定"星级医院评价改进行动计划书"，根据现场模拟认证中发现的问题、专家改进建议、医院改进行动计划、主管领导、牵头负责人、相关负责人、改进计划开展情况等进行详细汇总分类，对存在的问题进行认真梳理分析，分责到人，逐条整改，逐条落实，中期各部门做总结汇报。定期召开星级医院评价改进推动会议，医院每周要求牵头负责人上报改进情况，将改进难点、建议形成报告报送主管领导，主管领导在班子会上对星级医院评价改进行动进行讨论。

为进一步提高星级医院评价改进工作的水平，艾力彼专家特为医院建立微信群，在整个改进过程中，医院得到专家们的大力支持，交流信息3000多条，发送指导性文件100多份。通过与艾力彼专家进行沟通交流，对改进行动中的难点、疑点进行认真分析、处理，进一步完善医院管理工作，提高医院的管理认知水平，如建立质改部门、开展质量管理工具的运用培训、建立医院联合安全巡回检查制度、建立优先监测指标体系、构建医院应急代码系统、开展应急演练、建立 SBAR 标准沟通程序、开展“6S”管理、建立危重症患者快速反应小组、建立危化品安全管理体系、签订医药技人员的岗位说明书、明确科室的诊疗范围、统一全院知情同意书、完善不良事件上报管理系统、改进新生儿独立住院号、公布病人的权利和义务、对医疗质量管理相关制度进行整理汇编、完善抢救设施、组织行政后勤职能科室对全院进行灾害脆弱性分析（HVA）、组织全院各科室进行高级生命培训及基本生命支持的培训考核等。

三　星级医院评价的结果

经过艾力彼星级医院评价开展模拟认证、正式认证等，医院于 2017 年 12 月 28 日成功获评“五星级医院”。

香港艾力彼医院管理研究中心执行主任、广东省卫生经济学会副会长王兴琳指出，“高州市人民医院的价值不但在于实现了大病不出县，而且体现在担负了区域医疗中心的任务”，“中国如果有 100 所类高州市人民医院，能解决区域群众就医问题，那么大病不出县就容易实现了”。其认为高州市人民医院从能力内涵建设到评价方面也能治大病治好病，对于我国大部分地区特别是西部地区有借鉴意义。

星级医院评价历程纪实

武安市第一人民医院

2017 年，武安市第一人民医院按照全国第三方专业评价机构——香港艾力彼医院管理研究中心要求，正式启动星级医院评价工作。在 8 个月的创建时间里，全院干部职工统一思想，齐抓共创，舍小家顾大家，以高度的责任感和主人翁精神全身心投入星级医院认证工作中。

我院认证办公室根据《星级医院评价标准（2018 版）》，逐条梳理，细化责任，统筹兼顾，制定了详细的改进行动计划书，分层次、按步骤进行整改落实。医院通过微信群保持沟通，得到了艾力彼专家的大力支持，微信沟通交流信息近万条，发送指导性文件 78 份、示例照片 254 张。经过反复的培训、自查、模拟认证、整改落实，与全院各部门一同努力，星级医院评价工作取得了显著成绩。

1. 医院管理。对医院管理组织架构图及医院质量与安全管理委员会组织架构图进行修订，对 200 余种知情同意书及医疗文书规范并统一编码，管理更加科学规范。

2. 应急管理。启用应急代码，开展院级应急演练 18 场、科级演练 200 余场，进行灾害脆弱性分析，培训 11 场，明确医院年度十大院级应急预案，十大院级预案知晓率为 100% 。

3. 人力资源管理。规范人力资源配置计划、科室用人需求表、员工手册，定期进行员工满意度调查及分析，完善个人专业技术档案，增加了专业技术方面的考核、医师授权等材料，同时积极上线人力资源信息管理系统，实现档案的信息化管理。

4. 信息化建设。建立以集成平台为核心的系统架构，信息模块覆盖全院，消除信息孤岛；上线协同办公系统，降低行政办公成本，提高办公效率；开展“互联网 + 医疗”，优化流程，提高工作效率。

5. 医疗设备管理。建立设备清单，设备标签统一规范；建立设备配置、采购、安装、使用、保养维护、维修、校准、报废等制度；规范铅衣管理；规范除颤仪调配管理，3 分钟内到位；规范氧气站管理。

6. 后勤管理。①库房实行 6S 管理；对全院水、电、气设备进行日常安全核查。②注重全院消防安全，全员普及、知晓消防知识，开展“消防应知应会、灭火器和消火栓操作使用、如何处置火警和疏散逃生”等消防培训 65 次，全员熟练消防实际操作规范，组织“灭火器和消火栓灭火、火警处置、疏散逃生”等消防演练 5 次。③注重患者安全，安装防烫标识、防滑地垫，病房卫生间安装安全扶手、一键报警装置，对体重秤安全扶手进行改造，窗户限宽改造，配置便民安全储物柜。④投资上百万元，安装1000kW的柴油发电机组，确保在双路高压断电情况下手术室、ICU、急诊、病区工作站、收费、药房等关键区域工作能正常运行。

7. 危化品管理。配置危化品专用存储柜，完善危化品清单、SDS安全数据包，配置危化品泄漏处理工具箱。

8. 质量管理。①完善体系建设。建立三级质控体系，开展三级质控指标检测，委员会常态化运作。②开展质量管理培训，开展QCC品管工具培训和比赛，PDCA、质量知识考试全院覆盖率为100%，医院质量管理工作持续改进，质量管理成绩全面提升。③全院广泛开展医疗法规、核心制度、技能操作培训，实行医师电子化注册管理，开展普通医师上岗前处方权考试、授权，全院手术、麻醉医师诊疗操作授权。④修订住院病人诊疗计划书、知情同意书，规范医师交接班记录本。⑤加强高危病人高风险诊疗服务、镇静治疗管理。⑥组建快速反应小组，相关医务人员取得AHA认证。⑦加强医务人员培训，全员掌握心肺复苏技能。⑧开展单病种、临床路径管理，合理控制费用。⑨上线危急值管理系统，通过手机和电脑推送给医生、护士，让急危患者得到及时有效的治疗，提高了医疗质量，也可以预防医疗纠纷的发生。⑩病案存档规范管理。

9. 医疗安全（不良）事件管理。修订《医疗安全（不良）事件管理规定》，明确了警讯事件和幸免事件的定义，每月定期分析。

10. 院感管理。①手卫生设施改造，改进干手纸巾，规范快速手消毒液、抗菌药皂、感应式水龙头，提高手卫生依从性。②改造病区处置室，洁污分区明确，利器盒3/4满时及时更换，注明开启时间及失效时间，有效时间为48小时。③组织多重耐药菌防控知识培训，进行了传染病暴发应急演练。④新建符合标准的感染性疾病科病区。

11. 护理管理。①规范抢救车管理，规范放置小氧气筒、除颤仪，规范药品种类，新增儿童抢救用药量表，新增儿童喉镜，改用一次性密码锁。②病区实行6S管理，物品、药品分类管理，物品、药品标签张贴整齐规范，统一清晰。③开展护理健康宣教，加强护理重点环节质控。

12. 药事管理。①改善基础设施，筹建静配中心，2017 年 11 月动工，静配中心建成前使用生物安全柜对抗肿瘤药物集中配制；完善药品储存条件，建立阴凉库，各个库房提高加湿器调整湿度，冰箱加装远程报警装置，科学划分区域，粘贴药品标签，药品储存分隔，分区域存放，避免发药差错。②上线合理用药管理系统，事前干预制定用药规则，事中干预对临床用药进行实时干预和评价，事后干预对临床用药情况进行统计，从而弥补我院在临床用药事前干预、事中干预的空白，大大提高了事后干预的效率。③健全特殊药品管理，增加和修改了多个麻醉、精神药品“账册”，病区配置麻醉、精神药品专用保险柜，规范药品管理，设立麻醉药品专用库，为未使用完药品建立回收机制。

13. 就医改善。①设立爱心直通岗方便患者，使其通过自助服务终端快捷办理业务。②加强患者隐私保护，注重患者权利与义务告知。③开展健康教育，如专家下乡义诊、健康小屋专家讲座等公益性活动，全国首创“白求恩式健康小屋”，健康惠及基层群众。④提高患者满意度，回访中心以科室为单元汇总本月满意度和满意度得分情况，并上报院领导进行全院通报。对患者提出的意见、建议及时记录整理，将其反馈给相关科室和主管领导，相关科室根据情况拿出存在问题的整改措施，视情况决定是否通报，年底对患者提出的点名表扬按次数排名参与评先评优。

14. 财务与诚信。预算管理水平持续改进，印发武安市第一人民医院预算管理制度，成立预算管理委员会和预算管理办公室，召开预算管理委员会会议，收集科室数据，编写 2018 年预算。

参考文献

［1］李建萍、钱火红：《SBAR 沟通模式在护理工作中的应用现状》，《解放军护理杂志》2016 年第 15 期，第 36 ~ 38 页。

［2］费杏珍、孙丽丽、邓仁丽等：《基于 SBAR 交接模型的急诊患者转运交接单的设计和应用》，《护士进修杂志》2016 年第 3 期，第 229 ~ 232 页。

［3］吴越、李洁琼、胡婷等：《SBAR 沟通模式在手术室巡回交接班中的应用分析》，《中国医学伦理学》2015 年第 2 期，第 197 ~ 199 页。
［4］董卫国、陈静、史登平：《建立医院感染风险评估机制预防控制医院感染》，《中华医院感染学杂志》2015 年第 12 期，第 2865 ~ 2867 页。
［5］赵霞、王力红、张京利等：《ICU 医院感染风险评估》，《中华医院感染学杂志》2013 年第 20 期，第 5016 ~ 5017 页。
［6］王小艳：《浅谈 6S 管理在临床护理管理中的运用》，《中国卫生产业》2017 年第 1 期，第 13 ~ 15 页。

附　　录

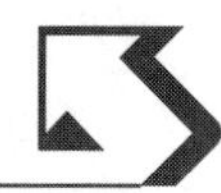

Appendix

B.22
中国医院竞争力星级医院评价标准简介

庄一强　刘先德　刘　莎*

艾力彼医院管理研究中心于2015年编制了第一版星级医院评价标准，并于2018年修订完成第二版，标准主要包括四个模块：专业化管理（M）、医疗质量与安全（Q）、患者服务与就医体验（S）、财务管理与费用控制（F），为了方便医院能够对星级医院评价标准有更进一步的认识，我们将在本报告分别简述四个模块内容。

一　Management——专业化管理（M）

专业化管理模块包括六个小节，分别是有效领导、依法执业、人力资源管理、信息管理、医疗设备管理、后勤管理，共44个条款、275个检查要

* 庄一强，艾力彼医院管理研究中心主任；刘先德，艾力彼医院管理研究中心星级医院评价部总经理；刘莎，艾力彼医院管理研究中心认证资源部副经理。

点。本部分将主要呈现“专业化管理”模块各个小节设置依据，以“M. 1. 2. 6 医院及职能部门领导对风险和应急管理负责”条款为例，简述专业化管理模块关注的方向（见表 1）。

表 1　M. 1. 2. 6 医院及职能部门领导对风险和应急管理负责

条款编号	检查要点	设置依据
M. 1. 2. 6 医院及职能部门领导对风险和应急管理负责	1. 医院建立有风险和应急管理组织体系和程序 2. 医院有开展系统风险的灾害脆弱性分析(Hazard Vulnerability Analysis, HVA)并对医院存在的各类风险进行评估 3. 医院有应急指挥系统组织架构图(Hospital Incident Command System, HICS),员工明白在应急处理时的角色及职责 4. 医院有应急处理计划(Emergency Operation Plan, EOP) 5. 医院有基于灾害脆弱性分析(HVA)结果的应急准备,如应急计划、应急代码和应急处理预案 6. 医院有针对大规模伤亡事件(每年一次)、急性传染病暴发(每年一次)、火灾等重大事件(每年两次)的演习计划,并按计划进行演练	1. 医疗风险管理和突发事件应急管理体现一个医院的管理水平,完善的应急管理体制能够帮助医院从容应对风险和事故,树立良好的品牌形象 2. 在医院管理中,职能部门缺少利用管理工具对风险和应急事件进行管理的能力,且较难清晰地处理 3. 从制度上、流程上帮助医院形成风险和应急处理体系,形成规范 4. 通过培训—演练—评估要求,设置应急代码等,提升医务人员对突发事件的处理应对能力,及时处理突发事件

第一章各小节内容简介见表 2。

表 2　第一章各小节内容简介

小节名称	内容简介	设置依据
1. 有效领导	该小节主要关注医院组织架构、服务范围、愿景和使命、战略规划、会议决策制度,明确职能部门参与对院内医疗质量等实施监管及持续改进的责任及方法等	医院建立起一套完整的管理规范,并形成管理体系,做到任何决策、管理行为都有据可依 1. 组织架构:从院领导、职能部门到临床科室明确各自的职责范围及分工,以“链式”管理方式加强职能部门与临床科室间的联系 2. 服务范围:医院应严格按照服务范围开展诊疗活动,对于超出诊疗范围或能力的疾病应及时转诊,降低医疗风险,保障患者安全 3. 愿景和使命:其是医院的宗旨,以构建医院的价值体系 4. 战略规划:强调标准,医院战略规划设置应与医院发展目标、实际情况相一致,并对规划进行定期的回顾与分析 5. 会议决策制度:规范医院管理行为,做到事事有来源,有依据 6. 职能部门之间、临床科室之间普遍存在管理效能不高的现象,星级医院评价标准的设定希望明确职能部门在诊疗过程中的角色和职责,担负起应有的监管责任,参与和促进持续改进

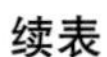

续表

小节名称	内容简介	设置依据
2. 依法执业	该小节主要关注医院的运行和管理是否符合国家、地方相关部门的法律法规和行业标准，对医院的诚信经营提出"一票否决四要素"要求	1. 明确医院的执业许可与开展的诊疗活动是否一致，诊疗项目的技术准入是否得到妥善的管理 2. 医院的诊疗行为是否以病人为中心，提供适宜的诊疗方案 3. 医院在医疗费用、宣传等方面是否有相应的管理措施
3. 人力资源管理	该小节主要关注医院人力资源管理制度、人员配置计划、人员资质及培训、医务人员授权管理及员工职业安全	1. 医院的人力资源管理应有完整的制度，人员配置、招聘、培训及聘用都要有明确的职责规定，如科室的人员需求应由使用科室根据岗位需要，将所需人员职称、工作经验等上报人事部门，再由人事部门负责完成招聘流程 2. 医院对于人员的执业资质应有明确的规定，通过制定员工岗位说明书等方式规范医务人员授权管理，特别是对有技术准入的岗位，进行定期评估 3. 医院按照规定为员工缴纳社会保险、公积金等，保障员工权益；对高危的岗位，强调医院应有合适的职业安全防护措施，并得到有效执行
4. 信息管理	该小节主要关注医院信息化、信息的互联互通、病人信息保护及管理、医院文件管理	1. 通过认证标准了解信息系统安全性、医院信息化程度是否满足实际需要、互联互通情况及整体效果，如远程会诊和移动医疗 2. 病人诊疗信息，如病例保管，应有明确的规定，以保障病人隐私，同时促进病人就医连续性 3. 统一医院书面文件管理，从制度上规范文件收发文
5. 医疗设备管理	该小节主要关注医疗设备的配置、采购、使用、维护、召回及报废，特别是生命支持类设备，关注设备的预防性维护与资产管理	1. 从制度上规范医疗设备管理程序 2. 有计划地配备设备，对设备采购进行成本效益分析 3. 规范医疗设备的使用、评价、预防性维护、时间校准、更新制度 4. 规范生命支持类设备的种类、数量、分布位置、有效使用等
6. 后勤管理	该小节主要关注医院环境安全、消防安全、公用设施管理、危化品及医疗废物管理	1. 后勤管理应有统一的流程、规范及行业标准 2. 通过"6S"管理方法改善医院环境 3. 对医院危化品、医疗废物、布草类用品应有书面的管理制度及明确的处理流程，避免安全事故及院感事件发生 4. 公共设施，如氧气瓶、医疗气体等的管理可有效避免不良事件发生

二 Quality & Safety——医疗质量与安全（Q）

医疗质量安全是星级医院评价标准的核心内容，通过提升医疗质量来更好地保障患者安全是艾力彼星级医院评价的主要目标。该模块共包含八个小节，分别为医院质量改进与安全、住院诊疗管理、手术与麻醉管理、重症医学与急诊管理、辅助科室管理、护理管理、药事管理及病人安全，共124个条款、826个检查要点，本部分将以“Q. 1. 1. 3 不良事件报告”条款为例，简述医疗质量与安全模块的内容（见表3）。

表3 Q. 1. 1. 3 不良事件报告

条款编号	检查要点	设置依据
Q. 1. 1. 3 不良事件报告	1. 医院建立不良事件报告体系，对不良事件有明确的定义和范围界定 2. 不良事件集中报告到医院质量改进管理部门，同时报告给主管部门，主管部门能够及时收到不良事件的报告，并组织调查和分析。对于认为重要的不良事件，质量改进管理部门对不良事件报告进行整体监督和协调，必要时参与调查和分析；主管部门对不良事件的调查分析结果都向质量改进管理部门报告 3. 不良事件报告应为质量改进优先级选择时考虑的内容 4. 医院对警讯事件有明确定义、报告和处理程序 5. 医院对不良事件的报告采取鼓励政策，员工能积极报告，并参与调查分析和改进行动。除主观故意等因素外，原则上不针对人为因素进行惩罚，尤其是对警讯事件，原则上要从系统管理上找出根本原因，采取改进行动 6. 医院对幸免事件（Near Miss）有明确的定义，并能及时报告，有调查分析和改进行动 7. 在质量改进和病人安全计划中要包括不良事件的报告	1. 医疗安全是医院的首要责任，对于不良事件的上报，不仅能够及时发现问题、解决问题，也能够有效预防重大医疗安全事故发生。通过贯彻全面质量管理要求达到持续改进的目标 2. 不良事件上报管理需要贯穿“上报—处理—持续改进”整个过程，医院应建立完善的不良事件上报制度，包括不良事件级别、分类、定义、可能造成的伤害等，对医务人员要进行培训，及时识别事件，按照医院既定程序处理，对警讯事件等持续开展原因分析

第二章各小节内容简介见表4。

表4　第二章各小节内容简介

小节名称	内容简介	设置依据
1. 医院质量改进与安全	该小节主要关注医疗质量持续改进、医疗风险预防评估及处理、疼痛管理、医院感染	1. 医疗质量关乎医院的发展，是医院管理的关键环节，认证标准从制度、流程、计划、监测等环节关注医疗质量，并要求有明确的责任部门对此负责 2. 通过风险管理提前识别和预防重大不良事件发生，标准中要求建立快速反应小组（RRT）等，提高医院对病情变化患者的早期识别与及时处理能力 3. 疼痛评估帮助医务人员了解病人情况，安排合理诊疗计划与镇痛措施，同时，体现医院对病人的人文关怀 4. 通过院感管理规范化减少院内感染发生
2. 住院诊疗管理	该小节主要关注临床科室管理、病人评估、医疗核心制度执行、病人转科或转诊、新生儿病室管理	1. 明确临床科室管理制度、责任人，职能部门应参与临床诊疗工作 2. 病人评估关系到诊疗计划及病人安全，特别关注诊疗计划的整体性、预见性与可操作性 3. 高度重视医院在执行以核心医疗制度为代表的制度、标准方面的实际效果 4. 病人收治应与医院服务范围相一致，对于超出服务范围或诊疗能力的病人，医院在转出过程中也需要进行评估，帮助做好衔接工作
3. 手术与麻醉管理	该小节主要关注手术室的建设、布局和管理，手术室人员资质，病人病情评估	1. 手术室人员资质，特别是中深度镇静人员，要有相应的执业资格和对其进行定期评估 2. 病人手术前后评估、复苏，术后治疗应有书面计划及记录 3. 手术知情同意程序与实施标准化，保障患者权利，减少医疗纠纷
4. 重症医学与急诊管理	该小节主要关注急危重症病人的处理能力与规范化，急诊分诊制度、流程、标准等的制定，院前急救、病人留观；ICU 病人准入制度、人员配置、设备配备、病人病情评估等	1. 急诊患者标准化分诊能够有效缩短病人就诊时间，急、慢分级能够提升危重病人抢救成功率，提高急诊科的系统工作效率 2. 拟定合理的 ICU 病人转入转出标准，有效评价收治患者的适宜性及临床诊疗质量

续表

小节名称	内容简介	设置依据
5. 辅助科室管理	该小节主要关注检验、医学影像、病理的操作制度、流程、质控、职业安全、与临床科室的沟通协调机制等，以及病案室管理	1. 医技科室的流程管理、标准化服务（如报告时间、与临床的沟通协调机制），能够充分了解临床需求，缩短检查报告时间 2. 检验、病理、放射都会涉及危化品、放射物质，或医疗废物的问题，完善的质控、操作制度和职业安全防护是必需的 3. 病案管理及病历的质控能够有效提高病历质量和管理水平
6. 护理管理	该小节主要关注护理管理制度与程序、护理评估、人员配置、消毒供应中心的管理	1. 从制度层面规范护理从业人员的管理、培训、评价 2. 对病人的初步评估能够有效识别病情严重程度，帮助医生制订合理的诊疗计划 3. 人员资质、数量应有合理的计划 4. 消毒供应中心对物品的消毒、处理程序关系到医疗安全的基本问题
7. 药事管理	该小节主要关注处方审核、药品调配、发放、召回，抗菌药物使用规定，特殊药品管理，药物使用追踪及药品储存，PIVAS的设置	1. 发挥临床药师的作用，提升用药安全 2. 抗菌药物使用合理化，特殊药品管理规范化 3. PIVAS设置能够有效节省医院成本，同时，提高病区护士工作效率，保证静脉用药安全
8. 病人安全	该小节主要关注患者身份核对、紧急情况下医嘱和检验结果的有效沟通、不良事件评估与上报、应急代码设置	1. 医疗质量持续改进的最终目的就是保障病人安全，在具体的临床诊疗过程中，对于病人身份的核对是诊疗计划实施的前提 2. 应急代码是针对在紧急事件时，能够迅速调动医院人员处理，如心肺复苏应急程序，能够有效提高病人心肺复苏成功率

三　Service——患者服务与就医体验（S）

患者服务与就医体验模块包括七个小节，分别是病人服务，门诊流程管理，住院、转科、转院流程管理，病人与家属的权利，来访接待管理，就诊环境管理，病人满意度管理，共26个条款、172个检查要点。本部分将以“S. 5. 1 落实《医院投诉管理办法（试行）》，实行‘首诉负责制’”条款为例，简述患者服务与就医体验模块的关注点（见表5）。

表5　S.5.1 落实《医院投诉管理办法（试行）》，实行“首诉负责制”

条款编号	检查要点	设置依据
S.5.1 落实《医院投诉管理办法（试行）》，实行“首诉负责制”	1. 医院由统一的一个部门接受和处理来自内部、外部的投诉或建议 2. 有投诉与反馈管理制度及流程 3. 有明确的投诉与反馈处理时限并得到严格执行 4. 有完整的投诉与反馈登记，体现处理的全过程 5. 实行“首诉负责制”，科室、职能部门处置投诉的职责明确，有完善的投诉协调处置机制 6. 建立健全投诉档案，包括书面、音像资料 7. 医院建立医疗服务质量缺陷主动调查制度，定期（每周或每月）有“神秘顾客”（如社会监督员、义工等）以患者身份体验医院服务流程，或主动向住院病人、门诊病人、周围群众调查医院服务病人体验情况，对病人的表扬要宣传鼓励，对病人提出的批评意见要认真调查研究，寻求改进方法 8. 建立社会监督员参与制度，医院邀请社区各行各业热心群众担任医院社会监督员，定期或不定期收集社区群众对医院的反馈意见 9. 对社交媒体反映出来的问题和病人的就医不良体验，医院要有启动调查、分析和改进的程序，培训医院员工正确面对各类媒体 10. 定期对投诉资料进行归类整理、分析，提出改进建议并将其提供给相关管理部门和科室	1. 根据《进一步改善医疗服务行动计划（2018—2020 年）》在全国范围内进行患者满意度调查，重视患者就医体验 2. 明确投诉机制、流程，及时处理可改善医院病人服务，提高病人就医体验，树立优质品牌形象，打造医院知名度及美誉度

第三章各小节内容简介见表6。

表6　第三章各小节内容简介

小节名称	内容简介	设置依据
1. 病人服务	该小节主要关注病人隐私保护、人身及财务安全、营养需求、转运管理及健康教育	1. 重视病人权利与义务，病人信息保护体现了医院的服务文化 2. 诊疗计划中应包含饮食医嘱，提供营养支持 3. 规范病人转运机制，保障病人安全
2. 门诊流程管理	该小节关注门诊服务及流程管理	以病人为中心，减少病人的流动距离和地点，减少等待时间，方便病人并保障安全
3. 住院、转科、转院流程管理	该小节主要关注病人住院、转科、转院机制、流程、安全保障及信息传递	为病人提供适宜的诊疗技术，对于超出诊疗能力或服务范围的病人的转科、转院应从制度、流程上保障，信息传递可确保病人诊疗连续性

续表

小节名称	内容简介	设置依据
4. 病人与家属的权利	该小节主要关注病人及家属权利、对终末病人关怀、参与诊疗计划制订	1. 以病人为中心的观念要求医院摈弃过去医生主导模式,充分尊重患者、家属权利,让其参与到诊疗计划中 2. 对终末病人的关怀体现医院的人文文化
5. 来访接待管理	该小节主要关注参观人员接待、医疗纠纷防范和处理	1. 医院医疗纠纷处理,及定期满意度测评能够帮助发现、了解病人的关注点和需求 2. 标识系统让病人在使用中感到方便、自然
6. 就诊环境管理	该小节关注就诊环境整洁程度、标识、私密性等	
7. 病人满意度管理	该小节主要关注病人满意度调查制度、时限、结果处理及运用	

四 Finance——财务管理与费用控制(F)

财务管理与费用控制模块是艾力彼星级医院评价标准中区别于其他认证或评审标准的特点，该模块共包括八个小节，分别是经营环境分析与战略决策、财务制度健全、财务决策规范、成本核算与管理、资产与负债管理、价格管理、社会医疗保障管理、商业医疗保险管理，共 26 个条款、138 个检查要点，本部分将以“F. 3. 1 有规范的经济活动决策机制”为例，简述财务与控费模块关注点（见表 7）。

表 7 F. 3. 1 有规范的经济活动决策机制

条款编号	检查要点	设置依据
F. 3. 1 有规范的经济活动决策机制	1. 有经济活动决策机制和程序,相关的财务人员知晓决策流程与自己的职责,例如医院有证据显示,医院大型设备的购置、医院开设新的科室或开展新的诊疗项目、医院的改扩建、医院的其他重大投资,有财务分析和财务数据作为决策的基础;在经济活动的决策过程中,有财务人员的参与 2. 医院有证据显示,医院的财务决策有实用效果,例如财务决策为医院管理决策提供依据、项目资本的选择;财务决策为医院财务风险管理提供依据、减少或避免管理决策风险;财务决策收到了预期的经济效果等 3. 对经济活动决策实行权限管理、分级负责 4. 对重大经济项目有评估分析与报告 5. 对重大经济项目实行跟踪评价,有成本效益分析	1. 财务决策应有完善的决策程序,避免财务风险 2. 把医院经济项目评估作为设备购买、基建等的决策依据之一,规范医院的经济活动

第四章各小节内容简介见表8。

表8　第四章各小节内容简介

小节名称	内容简介	设置依据
1. 经营环境分析与战略决策	该小节主要关注内外部经营环境	充分了解医院所处经营环境,识别和预防运营管理活动中的机遇和风险
2. 财务制度健全	该小节主要关注财务制度、人员资质、岗位设定	1. 财务管理要求有规范的管理架构、制度、流程,预算管理适合医院实际情况 2. 人员和岗位设置应符合医院财务管理需要,且对人员资质进行审核
3. 财务决策规范	该小节主要关注内部财务决策程序、成本效益分析、内部审计	财务决策做到有据可依,及时了解内部财务状况,识别和评估财务风险
4. 成本核算与管理	该小节主要关注医院成本核算与管理	成本管理要求构成清晰,核算分摊合理,杜绝浪费,提高成本效益
5. 资产与负债管理	该小节主要关注医院资产、负债管理制度、设备清查、债务评估	及时了解医院资产、负债情况,把控运营风险
6. 价格管理	主要关注物价管理、社会医疗保险及商业保险的规范性	1. 医疗服务价格应符合相关政策要求,并公示 2. 医疗保险作为主要的支付方式,关系到医保支付方、医院、病人的利益,需要保障其规范性
7. 社会医疗保障管理		
8. 商业医疗保险管理		

五　结语

艾力彼医院管理研究中心是独立的第三方认证评价机构，星级医院评价作为第三方医院认证体系，广泛地借鉴和吸收了国内外医院认证的科学内涵，结合本机构十多年从事医院管理咨询的经验与数据，秉承“先进性与实用性平衡原则”和“质量与成本平衡原则”，为我国医院管理和变革注入新的活力。其内容具有客观性、公正性特点，标准紧扣国家医疗政策、医院运营和社会效益，将医院的人、财、物等制度化、标准化、规范化。目前已经为几十家三级、二级医院提供了服务，受到广泛好评。医疗质量与患者安全是医院管理的核心，星级医院评价以多维度视角量化评价指标，注重患者就诊体验，提高医疗质量，帮助医院达到以评促建的目的。

Abstract

"Annual Report on China's Hospital Evaluation (2018)" is written by Hong Kong Ailibi Hospital Management Research Center. Editors are Zhuang Yiqiang and Liu Tingfang. Deputy editors are Wang Xinglin, Liu Jilan and Liu Xiande. This study mainly adopts a combination of quantitative and qualitative methods. The quantitative method is mainly based on the comprehensive evaluation of data analysis and mining while the qualitative method mainly summarizes the health policy environment, market prospects and competition situation related to the third-party evaluation of Chinese hospitals. The book consists of five parts, which are General Reports, Technical Reports, Accreditation Reports, Standardized Management Reports and Case Reports.

General Reports include three articles, which are "The current situation and prospect of Chinese Hospital Evaluations", "The Developments and Achievements of Tertiary Hospital Accreditation in China" and "The Development and Achievement of Chinese Hospital Informatization Evaluation". This part mainly studies the historical development and achievements of Chinese hospital accreditation and evaluation from the macro level. It reviews the development history of Chinese hospital accreditation and evaluation, and expounds the overall situation of Chinese hospital evaluation.

Technical Reports include two articles, which are " Indicator System and Methodology of Hospital Evaluations at home and abroad" and "Management Intervention-the input and output of on-site hospital evaluation". It displays the specific index system of hospital evaluation at home and abroad, provides a horizontal comparison perspective, shows the similarities and differences between different hospital evaluation systems, and demonstrates the inspection method of Ailibi Star Accreditation in on-site evaluation from the technical application level.

Accreditation Reports include six articles, which are "The Environment and

Development of Hospital Accreditation and Evaluation Policy", "Ailibi Star Accreditation: the Local Practice of International Standards", "Practice of Star Accreditation: the Application, Outcome and efficiency of Emergency Code", "The Positive Significance of JCI Accreditation to Improve Hospital Quality Management", "The Report of HIC Accreditation Development" and "The Importance of HIMSS Analytic on Chinese Hospital Informatization". It studies five domestic mainstream hospital accreditation systems, such as National Grade Hospital Accreditation, Ailibi Star Accreditation, JCI Accreditation, Ailibi HIC Accreditation, and HIMSS , and explores the focus of different hospital accreditation systems in detail.

Standardized Management Reports include four articles, which are "The Policy Environment and future development of Hospital Standardization Management", "Standardized evaluation of hospital performance management", "The Application and outcome of Quality Control Circle in China" and "Standardized Management of Medical Quality". It focuses on the standardization of hospital management, explores the overall development of hospital standardization management, and studies how hospitals use management tools to develop and implement standardized processes in the management process to create a secure medical environment.

The last part is Case Reports, which include six articles. It shares the experience of the hospital before and after the hospital accreditation and covers from the hospital disaster vulnerability analysis, document authorization, logistics management and other aspects to show how the hospital improves healthcare quality and patient safety in the accreditation process, and demonstrates the significant improvement that the hospital accreditation evaluation brought to the hospital.

I hope "Annual Report on China's Hospital Evaluation (2018)" can through quantitative scientific analysis and theory, provide certain help for the health development of hospital evaluation and hospital standardization management in China.

Contents

Ⅰ General Reports

B. 1 The Current Situation and Prospect of Chinese Hospital Evaluations *Zhuang Yiqiang*, *Zheng Huirong* / 001

Abstract: The aim of hospital evaluations is to promote improvement of healthcare quality and patient safety and to provide a systematic solution for hospitals. International hospital evaluations has a history of more than 80 years since it began, while Chinese hospital evaluations has a history of about 30 years. So far, third-party hospital evaluations such as Ailibi Star Accreditation, JCI accreditation have developed steadily in China. With the release of rights of health department, third-party hospital evaluation would develop with the same importance of official hospital evaluations . Meanwhile, with the development of information technology, intelligence hospital would be the final end of hospital development. Therefore, the evaluation for hospital's information technology would focus more on the degree of the hospital's informatization. Besides, hospital rankings is also a way to evaluate hospitals.

Keywords: Hospital Evaluation; Hospital Accreditation; Information Evaluation; Ordering Evaluation; Standardization Management

B. 2 The Developments and Achievements of Tertiary Hospital Accreditation in China

Chen Xiaohong, Zhang Yanli / 016

Abstract: The paper reviewed and concluded main development stages and achievements of tertiary hospital accreditation in China. Tertiary hospital accreditation development stages were explicitly elucidated from several aspects: history demanding, policy evolving, accreditation contents, exploring phase, current effects etc.. On the basic of this background, further explanations were targeted at new way of accreditation—problem tracking method, and new contents of accreditation—four-dimension accreditation. Final explorations would go through the accreditation achievements, referring to four core ideas: quality, safety, service and efficiency.

Keywords: Hospital Accreditation; Developing Phrase; Achievement Analysis

B. 3 The Development and Achievement of Chinese Hospital Informatization Evaluation

Xia Huimin, Ding Chunguang and Cao Xiaojun / 031

Abstract: This chapter mainly introduces the history, development status, achievements and future prospects of hospital informationization evaluation in China. Through Informatization evaluation, on the one hand, it will improve the standardization and standardization of hospital information construction in China, and on the other hand, promote the development of hospital Informatization in China.

Keywords: Informatization Evaluation; Informatization Evaluation Standards; Achievement; Prospect

Ⅱ Technical Reports

B. 4 Indicator System and Methodology of Hospital Evaluations at Home and abroad

Wang Xinglin, *Tang Honglei* / 039

Abstract: This article mainly introduces the index, method and development trend of the evaluation system of the world-famous medical and health institutions. The first part deals with the review and accreditation system standards at home and abroad: including JCI in the United States, KTQ in Germany, ACHS in Australia, hospital accreditation in China, Ailibi star accreditation, etc. The evaluation system of informatization construction includes HIMSS in the United States, standardized maturity evaluation of hospital information interconnection, and Ailibi HIC certification. The second part introduces the main domestic and foreign hospital order evaluation index system, including the United States Best Hospital Ranking, Thomson Reuters Best Hospital, Ailibi China Hospital Competitiveness Ranking, Fudan University Hospital Management Institute hospital ranking, the ranking of the Chinese Academy of Medical Sciences, and their respective evaluation indicators and methods. The third part introduces the methods of hospital standardized management, which is of great significance to improve medical quality and ensure patient safety.

Keywords: Hospital Evaluations; Evaluation System; JCI Star Accreditation; Degree Hospital Evaluation

B. 5 Management Intervention—the Input and Output of Onsite Hospital Evaluation

Liu Xiande, *Shan Tao and Shi Jibin* / 058

Abstract: The core of Ailibi Star Accreditation is to improve hospitals' healthcare quality and ensure patient safety. With the innovative view of onsite hospital evaluation, this report is to provide some cases to show the common problems discovered in the accreditation with the use of system trace method. The report is to show how Ailibi Star Accreditation provides help and solutions for hospitals' continuous improvement.

Keywords: Ailibi Star Accreditation; Management Intervention; Continuous Improvement

Ⅲ Accreditation Reports

B. 6 The Environment and Development of Hospital Accreditation and Evaluation Policy *Zhang Zhenqing*, *Zhuang Yiqiang* / 068

Abstract: Hospital Accreditation is a internationally common method to evaluate and supervise a hospital. By looking back the history, it is found that its development is related to the policy environment. The Chinese hospital accreditation began in 1989 by Chinese official department has gone through two periods. Now the policy is developing into third-party hospital accreditation.

Keywords: Hospital; Evaluation; Policy

B. 7 Ailibi Star Accreditation: The Local Practice of International Standards *Zhuang Yiqiang*, *Liu Xiande and Liu Sha* / 079

Abstract: As a third-party organization, Ailibi Hospital Management Center developed " Star Accreditation Standards (2015)" in 2015 and revised it in 2018. The standards consists of four chapters, including Hospital Management (M), Quality and Safety (Q), Service and Patient experience (S) and Finance (F). With healthcare quality and patient safety as the core, the standards is to promote the improvement in management and medical process and therefore improve patient experience and ensure patient safety. By August 2018, 63 hospitals has applied for

Star Accreditation, of which 28 hospitals had been accredited.

Keywords: Star Accreditation; Healthcare Quality; Patient Safety; Third-party Evaluation

B. 8 Practice of Star Accreditation: The Application, Outcome and Efficiency of Emergency Code *Yang Zhiguo* / 090

Abstract: With the rapid changes in the social environment and the rapid development of medical and health services, there is also a rapid growth trend of various emergencies in hospitals n. When an emergency event occurs, it has become a prominent problem in the management of hospital administrators to quickly and effectively handle and control the incident, prevent the spread of the incident or cause chain accidents, and minimize the impact on personnel, property and the environment. In this paper, a comprehensive analysis of various potential emergency events is carried out, and the " outcome and efficiency" of the emergency code in hospitals are summarized.

Keywords: Emergency Code; Star Accreditation; Hospital Management; Rapid Response Team

B. 9 The Positive Significance of JCI Accreditation to Improve Hospital Quality Management *Li Zhong* / 103

Abstract: As an effective means of hospital quality management and improvement, hospital quality assessment has won the attention of all countries in the world. JCI Accreditation Standards for Hospitals is based on the fundamental concept of continuous improvement, focusing on healthcare quality and patient safety, emphasizing respect for the rights of patients and their families, providing them with thoughtful and high-quality services, and standardizing hospital management. JCI Accreditation Standards for Hospitals is the most scientific healthcare quality assessment system recognized by the world. The JCI assessment standard guides the systemic quality of patients and the construction of patient safety management, which is embodied in the construction of hospital safety culture, the establishment of hospital quality improvement evaluation system, the improvement of medical staff's participation in hospital quality improvement and patient safety, and the provision of a safe medical environment.

Keywords: JCI; Hospital Evaluation; Continuous Improvement; Quality and Safety

B. 10 The Report of HIC Accreditation Development

Chen Zhong, Luo Yongjie and Chen Peidian / 111

Abstract: The healthcare service systems of all countries in the world are expecting to improve the quality of medical care through informatization, so various informatization evaluation standards have been born. HIC Accreditation is the research result of the research center of Ailibi Hospital Management Research Center. It helps the hospitals to effectively use each system in the process of informatization construction through multiple dimensions such as "MQSF" . And it also have comprehensive evaluation for intelligent support to accelerate the standardization of the construction of China's smart hospitals, and promote the construction of healthy China.

Keywords: HIC Accreditation; Informatization Evaluation; Management Outcome and Efficiency

B. 11 The Importance of HIMSS Analytic on Chinese Hospital Informatization *Liu Jilan* / 120

Abstract: As the world's largest non-profitable professional organization in healthcare IT, HIMSS and HIMSS Analytics have played a vital role in advancing the global HIT undertaking. Since its inauguration, HIMSS Greater China has driven the progress of HIT development in its jurisdiction with EMRAM and O-EMRAM validations in focus and yielded exceptional results. The maturity models such as EMRAM and O-EMRAM as well as the 'drive progress with validation' and 'validation + consultation' work models of HIMSS Greater China are valuable references for the HIT community in China. By offering a thorough introduction to the organizational structure and evolution of HIMSS and discussion of the maturity models and approaches assumed by HIMSS Greater China and the merit and impact of the endeavor, the article may help the readers better understand and learn from HIMSS in order to fuel their own HIT initiatives.

Keywords: HIMSS; HIMSS Analytics; EMRAM; O-EMRAM

Ⅳ Standardized Management Reports

B. 12 The Policy Environment and Future Development of Hospital Standardization Management *Li Yongbin* / 139

Abstract: General Secretary Xi Jinping put forward the important assertion in 19th CPC National Congress Report: "China's economy has shifted from a stage of rapid growth to a stage of high-quality development." In the historical background of the new times, the development of Chinese hospital standard system is in a period of great historical opportunity. The international trends and the China's strategic practice of hospital standard system reform was carded in the paper, and there were introduced for the making and practice exploration of the current situation of Chinese hospital quality management standards, and the policy

environment and the opportunity and challenge of the standard development, furthermore, the strategy recommendations were put forward that we should adapt to the "Healthy China Strategy" and deepen the time requirement of "Power Devolution-Management-Service" reform, and grasp the Key point to advance the development of hospital standardization orderly.

Keywords: Hospital; Standardization; Quality Management

B. 13 Standardized Evaluation of Hospital Performance Management

Wang Xinglin, Liu Jia and Luo Yun / 153

Abstract: "Guiding Opinions of the Office of the State Council on Further Deepening the Reform of Payment Methods for Basic Medical Insurance (hereinafter referred to as 'Opinions')" clearly stated that the goverment should guide medical institutions to establish a performance appraisal and evaluation system with reasonable diagnosis and treatment as the core, reflecting more labor and superior labor Reward. However, at home and abroad, it is more common to use performance appraisal for hospital management, but its is less common to use a standardized evaluation of hospital performance management? Therefore, this article explores and promotes the standardized evaluation of hospital performance management by city (or by region), and focuses on quantifiable standard setting and standardization evaluation.

Keywords: Hospital Performance Management; Indicator System; Quantifiable Evaluation

B. 14 The Application and Outcome of Quality Control Circle in China

Liu Tingfang, Zhang Dan, Xu Qing and Song Yaru / 163

Abstract: Quality Control Circle (QCC) activity developed to be a quality management tool based on PDCA theory. QCC activity is divided into four stages and ten steps. By using seven quality management tools, it combines idea, action and management method successfully. The development of QCC in medical institutions in Mainland China has gained a stage achievement in the past ten years, though experiencing ups and downs. "China Federation for Hospital Quality Management" and "The National Hospital QCC Competition of Chinese Hospitals" lit the enthusiasm of medical industry for QCC, and QCC became one of the most widely used quality management tools in medical institutions quickly. Nowadays, the activities of QCC in have given rise to tremendous vitality and vigor in Chinese hospitals. The vast numbers of front-line medical staff actively participate in the activities of continuous quality improvement from bottom to top, which has promoted the innovation of medical quality management and the reformation of hospital organizational culture in China. This paper introduced the basic theory of QCC and the development process , analyzed the current situation of the application of QCC in Chinese hospital and summarized the experience of promoting QCC in China. At last, the paper formulated the next strategy of promoting QCC.

Keywords: Quality Control Circle; Tool of Quality Control; Quality Continuous Improvement; Application Effectiveness; Development Strategy

B. 15 Standardized Management of Medical Quality *Yang Jun* / 195

Abstract: Hospital standardization is a coordinated and active process of hospitals. The standardization management of hospitals incorporates the contents and objects of hospital management into the standardization requirements, which runs through the whole process of various tasks, including medical treatment, medical technology, nursing, logistics, information, etc. , reflecting the unity of basic functions such as organization, planning, command, control, and coordination. Based on the modern hospital management philosophy and the requirements of current management policies, this paper proposes specific methods for implementing medical quality standardization management, especially in the aspects of guiding, controlling, supervising and analyzing quality management through information technology and intelligent technology .

Keywords: Standardization; Hospital Management; Medical Quality Management

V Case Reports

B. 16 The Application of Hazard Vulnerability Analysis in Hospital System under the Standard of Ailibi Hospital Accreditation

Yan Zhensheng, Xing Meie, Liu Limei and Zhou Quan / 212

Abstract: Objective: Researching the management of HVA (Hazard Vulnerability Analysis) tool through practical operations. Methods: Under the Ailibi Hospital Accreditation, we conducted hospital hazard vulnerability analysis through expert guidance, literature review, and using a variety of quality improvement tools, and finally analyzed and summarized the results for further improvement. Results: The management tool of HVA can comprehensively and systematically discover the risks of various links in the hospital operation process, and use the data to calculate the relative risk values of related dangerous events in a real and reliable manner, so as to conduct targeted assessment, prevention and response of the top events degree. Ultimately to avoid or minimize the risks. Conclusion: The tool of HVA is comprehensive and systematic, and the actual application effect is real and reliable. It can be used as an important tool for modern hospital risk management.

Keywords: Hazard Vulnerability Analysis; Risk Assessment; General Hospital; Hospital Management.

B. 17 Specification on Authorization and Document Management

Xiao Hongtao / 227

Abstract: The expansion of the hospital scale has put forward higher requirements for the refined management of hospitals. According to the mature standards of Ailibi Star Accreditation, the hospital has formulated a detailed improvement schedule in accordance with the requirements of standards, gradually rectified and implemented step by step, continuously improved the surgical authorization and document management, and established a long-term effective regulatory mechanism. This report mainly proposes some ideas and practices for the improvement of hospital quality and safety from the aspects of surgical authorization management and hospital document management. It combines the Ailibi Star Accreditation standards to show how to standardize hospital surgical authorization and document management processes.

Keywords: Star Accreditation; Surgical Authorization; Document Management; Surgical Grading

B. 18 Promote Patient Safety by Star Culture

Mai Gang / 242

Abstract: It is the core of building a hospital safety culture to vigorously promote patient safety management and create a cultural atmosphere in which everyone values and everyone participates in patient safety. This article mainly introduces how to build a hospital safety culture, establish a sense of hospital participation in the hospital, strengthen implementation, and use tools to form a

continuous improving situation.

Keywords: Patient Safety; Quality Improvement; Quality Management; Safety Culture

B. 19 Star Hospital Logistics Management Evaluation

Liu Ling, Zhou Shufang and Wang Yibo / 257

Abstract: The hospital's logistics management covers the logistics support for the medical frontline and the logistical support of all the staff of the hospital. It also covers the hospital's security, fire protection, medical waste, and hazardous chemicals management. It is wide range and an important hospital for the smooth operation of the hospital. This paper mainly discusses how to implement the refined management concept from the perspective of logistics, effectively reduce the hospital cost and ensure the smooth progress of all work.

Keywords: Logistics Management; Refined Management; Star Accreditation; Fire Safety

B. 20 Improve Patient Experience by Hospital Accreditation

Zhang Shouren / 267

Abstract: The hospital should improve the hospital's competitiveness by providing high-quality, high-efficiency and comprehensive medical services, so that patients can not only recover their health but also have a good medical experience. This report mainly describes how to strengthen the construction of quality service connotation, examine hospital management and services from the perspective of patients, find out and analyze the deficiencies in hospital development through patient complaints, and explain how to establish feedback and treatment mechanism. Patient feedback is an important basis and indicator for assessing the quality of service and staff, and promotes the sound development of hospitals through service recovery to build a harmonious relationship between doctors and patients.

Keywords: Patient Experience; Star Accreditation; Patient Satisfaction; Medical Service

B. 21 Masters' Experience Might Be Helpful for the Beginners

Gao Yong, Dai Bailiang, Zhao Yingmin, Wu Chunyan, Bao Zhangyan, Peng Genying, Ma Miaoqun, Lu Ligong, Wang Maosheng, Che Siyao, Zhu Wanshou, Hao Baoqian, Wang Zenghai and Zhao Huanping / 279

Abstract: Star Accreditation is based on the principle of independence objectiveness and data speaking, from the aspects of the hospital's professional management (M), healthcare quality and safety (Q), services and patient experience (S), and financial management (F) Four aspects of the hospital for comprehensive evaluation. This article mainly combines the hospital Accreditation experience of Xiehe Honghu Hospital, Jingjiang People's Hospital, Lishui People's Hospital, Zhuhai People's Hospital, Gaozhou People's Hospital and Wu'an First People's Hospital, and briefly sorts out the accreditation process of Ailibi Star Accreditation as well as the improvement of hospital healthcare quality and patient safety.

Keywords: Quality and Safety; Star Accreditation; Hospital Infection; Continuous Improvement; 6S Management

✧ 皮书起源 ✧

“皮书”起源于十七、十八世纪的英国，主要指官方或社会组织正式发表的重要文件或报告，多以“白皮书”命名。在中国，“皮书”这一概念被社会广泛接受，并被成功运作、发展成为一种全新的出版形态，则源于中国社会科学院社会科学文献出版社。

✧ 皮书定义 ✧

皮书是对中国与世界发展状况和热点问题进行年度监测，以专业的角度、专家的视野和实证研究方法，针对某一领域或区域现状与发展态势展开分析和预测，具备原创性、实证性、专业性、连续性、前沿性、时效性等特点的公开出版物，由一系列权威研究报告组成。

✧ 皮书作者 ✧

皮书系列的作者以中国社会科学院、著名高校、地方社会科学院的研究人员为主，多为国内一流研究机构的权威专家学者，他们的看法和观点代表了学界对中国与世界的现实和未来最高水平的解读与分析。

✧ 皮书荣誉 ✧

皮书系列已成为社会科学文献出版社的著名图书品牌和中国社会科学院的知名学术品牌。2016 年，皮书系列正式列入“十三五”国家重点出版规划项目；2013~2018 年，重点皮书列入中国社会科学院承担的国家哲学社会科学创新工程项目;2018 年,59 种院外皮书使用“中国社会科学院创新工程学术出版项目”标识。

中国皮书网

（网址：www.pishu.cn）

发布皮书研创资讯，传播皮书精彩内容
引领皮书出版潮流，打造皮书服务平台

栏目设置

关于皮书：何谓皮书、皮书分类、皮书大事记、皮书荣誉、
皮书出版第一人、皮书编辑部

最新资讯：通知公告、新闻动态、媒体聚焦、网站专题、视频直播、下载专区

皮书研创：皮书规范、皮书选题、皮书出版、皮书研究、研创团队

皮书评奖评价：指标体系、皮书评价、皮书评奖

互动专区：皮书说、社科数托邦、皮书微博、留言板

所获荣誉

2008 年、2011 年，中国皮书网均在全国新闻出版业网站荣誉评选中获得“最具商业价值网站”称号；

2012 年,获得“出版业网站百强”称号。

网库合一

2014 年，中国皮书网与皮书数据库端口合一，实现资源共享。

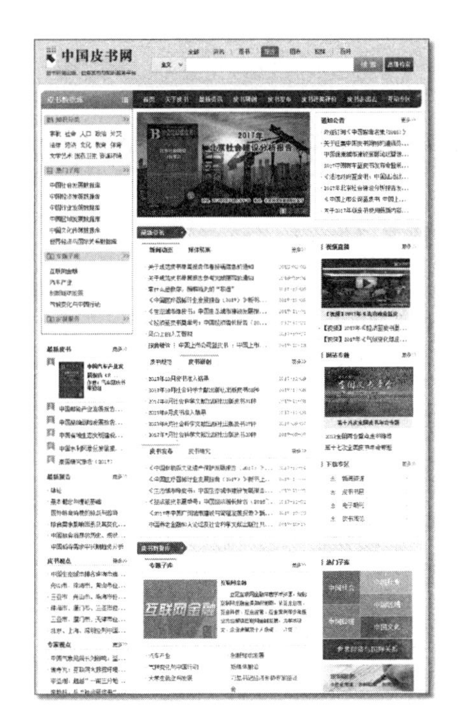

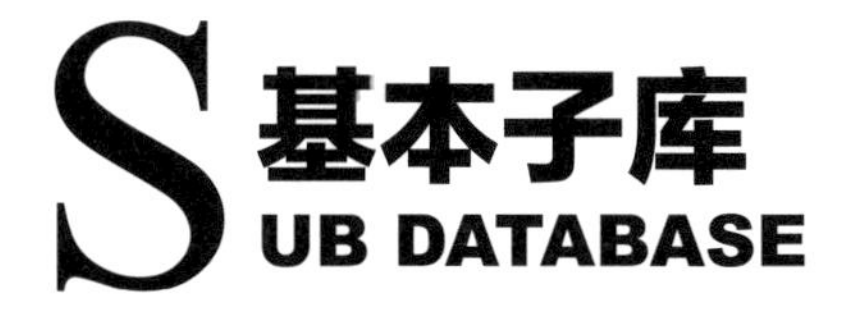

中国社会发展数据库（下设12个子库）

全面整合国内外中国社会发展研究成果，汇聚独家统计数据、深度分析报告，涉及社会、人口、政治、教育、法律等12个领域，为了解中国社会发展动态、跟踪社会核心热点、分析社会发展趋势提供一站式资源搜索和数据分析与挖掘服务。

中国经济发展数据库（下设12个子库）

基于“皮书系列”中涉及中国经济发展的研究资料构建，内容涵盖宏观经济、农业经济、工业经济、产业经济等12个重点经济领域，为实时掌控经济运行态势、把握经济发展规律、洞察经济形势、进行经济决策提供参考和依据。

中国行业发展数据库（下设17个子库）

以中国国民经济行业分类为依据，覆盖金融业、旅游、医疗卫生、交通运输、能源矿产等100多个行业，跟踪分析国民经济相关行业市场运行状况和政策导向，汇集行业发展前沿资讯，为投资、从业及各种经济决策提供理论基础和实践指导。

中国区域发展数据库（下设6个子库）

对中国特定区域内的经济、社会、文化等领域现状与发展情况进行深度分析和预测，研究层级至县及县以下行政区，涉及地区、区域经济体、城市、农村等不同维度。为地方经济社会宏观态势研究、发展经验研究、案例分析提供数据服务。

中国文化传媒数据库（下设18个子库）

汇聚文化传媒领域专家观点、热点资讯，梳理国内外中国文化发展相关学术研究成果、一手统计数据，涵盖文化产业、新闻传播、电影娱乐、文学艺术、群众文化等18个重点研究领域。为文化传媒研究提供相关数据、研究报告和综合分析服务。

世界经济与国际关系数据库（下设6个子库）

立足“皮书系列”世界经济、国际关系相关学术资源，整合世界经济、国际政治、世界文化与科技、全球性问题、国际组织与国际法、区域研究6大领域研究成果，为世界经济与国际关系研究提供全方位数据分析，为决策和形势研判提供参考。

法律声明

社长致辞

蓦然回首，皮书的专业化历程已经走过了二十年。20年来从一个出版社的学术产品名称到媒体热词再到智库成果研创及传播平台，皮书以专业化为主线，进行了系列化、市场化、品牌化、数字化、国际化、平台化的运作，实现了跨越式的发展。特别是在党的十八大以后，以习近平总书记为核心的党中央高度重视新型智库建设，皮书也迎来了长足的发展，总品种达到600余种，经过专业评审机制、淘汰机制遴选，目前，每年稳定出版近400个品种。“皮书”已经成为中国新型智库建设的抓手，成为国际国内社会各界快速、便捷地了解真实中国的最佳窗口。

20年孜孜以求，“皮书”始终将自己的研究视野与经济社会发展中的前沿热点问题紧密相连。600个研究领域，3万多位分布于800余个研究机构的专家学者参与了研创写作。皮书数据库中共收录了15万篇专业报告，50余万张数据图表，合计30亿字，每年报告下载量近80万次。皮书为中国学术与社会发展实践的结合提供了一个激荡智力、传播思想的入口，皮书作者们用学术的话语、客观翔实的数据谱写出了中国故事壮丽的篇章。

20年跬步千里，“皮书”始终将自己的发展与时代赋予的使命与责任紧紧相连。每年百余场新闻发布会，10万余次中外媒体报道，中、英、俄、日、韩等12个语种共同出版。皮书所具有的凝聚力正在形成一种无形的力量，吸引着社会各界关注中国的发展，参与中国的发展，它是我们向世界传递中国声音、总结中国经验、争取中国国际话语权最主要的平台。

皮书这一系列成就的取得，得益于中国改革开放的伟大时代，离不开来自中国社会科学院、新闻出版广电总局、全国哲学社会科学规划办公室等主管部门的大力支持和帮助，也离不开皮书研创者和出版者的共同努力。他们与皮书的故事创造了皮书的历史，他们对皮书的拳拳之心将继续谱写皮书的未来！

现在，“皮书”品牌已经进入了快速成长的青壮年时期。全方位进行规范化管理，树立中国的学术出版标准；不断提升皮书的内容质量和影响力，搭建起中国智库产品和智库建设的交流服务平台和国际传播平台；发布各类皮书指数，并使之成为中国指数，让中国智库的声音响彻世界舞台，为人类的发展做出中国的贡献——这是皮书未来发展的图景。作为“皮书”这个概念的提出者，“皮书”从一般图书到系列图书和品牌图书，最终成为智库研究和社会科学应用对策研究的知识服务和成果推广平台这整个过程的操盘者，我相信，这也是每一位皮书人执着追求的目标。

“当代中国正经历着我国历史上最为广泛而深刻的社会变革，也正在进行着人类历史上最为宏大而独特的实践创新。这种前无古人的伟大实践，必将给理论创造、学术繁荣提供强大动力和广阔空间。”

在这个需要思想而且一定能够产生思想的时代，皮书的研创出版一定能创造出新的更大的辉煌！

社会科学文献出版社社长

中国社会学会秘书长

2017年11月

社会科学文献出版社简介

社会科学文献出版社（以下简称“社科文献出版社”）成立于1985年，是直属于中国社会科学院的人文社会科学学术出版机构。成立至今，社科文献出版社始终依托中国社会科学院和国内外人文社会科学界丰厚的学术出版和专家学者资源，坚持“创社科经典，出传世文献”的出版理念、“权威、前沿、原创”的产品定位以及学术成果和智库成果出版的专业化、数字化、国际化、市场化的经营道路。

社科文献出版社是中国新闻出版业转型与文化体制改革的先行者。积极探索文化体制改革的先进方向和现代企业经营决策机制，社科文献出版社先后荣获“全国文化体制改革工作先进单位”、中国出版政府奖·先进出版单位奖，中国社会科学院先进集体、全国科普工作先进集体等荣誉称号。多人次荣获“第十届韬奋出版奖”“全国新闻出版行业领军人才”“数字出版先进人物”“北京市新闻出版广电行业领军人才”等称号。

社科文献出版社是中国人文社会科学学术出版的大社名社，也是以皮书为代表的智库成果出版的专业强社。年出版图书2000余种，其中皮书400余种，出版新书字数5.5亿字，承印与发行中国社科院院属期刊72种，先后创立了皮书系列、列国志、中国史话、社科文献学术译库、社科文献学术文库、甲骨文书系等一大批既有学术影响又有市场价值的品牌，确立了在社会学、近代史、苏东问题研究等专业学科及领域出版的领先地位。图书多次荣获中国出版政府奖、“三个一百”原创图书出版工程、“五个‘一’工程奖”、“大众喜爱的50种图书”等奖项，在中央国家机关“强素质·做表率”读书活动中，入选图书品种数位居各大出版社之首。

社科文献出版社是中国学术出版规范与标准的倡议者与制定者，代表全国50多家出版社发起实施学术著作出版规范的倡议，承担学术著作规范国家标准的起草工作，率先编撰完成《皮书手册》对皮书品牌进行规范化管理，并在此基础上推出中国版芝加哥手册——《社科文献出版社学术出版手册》。

社科文献出版社是中国数字出版的引领者，拥有皮书数据库、列国志数据库、“一带一路”数据库、减贫数据库、集刊数据库等4大产品线11个数据库产品，机构用户达1300余家，海外用户百余家，荣获“数字出版转型示范单位”“新闻出版标准化先进单位”“专业数字内容资源知识服务模式试点企业标准化示范单位”等称号。

社科文献出版社是中国学术出版走出去的践行者。社科文献出版社海外图书出版与学术合作业务遍及全球40余个国家和地区，并于2016年成立俄罗斯分社，累计输出图书500余种，涉及近20个语种，累计获得国家社科基金中华学术外译项目资助76种、“丝路书香工程”项目资助60种、中国图书对外推广计划项目资助71种以及经典中国国际出版工程资助28种，被五部委联合认定为“2015-2016年度国家文化出口重点企业”。

如今，社科文献出版社完全靠自身积累拥有固定资产3.6亿元，年收入3亿元，设置了七大出版分社、六大专业部门，成立了皮书研究院和博士后科研工作站，培养了一支近400人的高素质与高效率的编辑、出版、营销和国际推广队伍，为未来成为学术出版的大社、名社、强社，成为文化体制改革与文化企业转型发展的排头兵奠定了坚实的基础。

宏观经济类

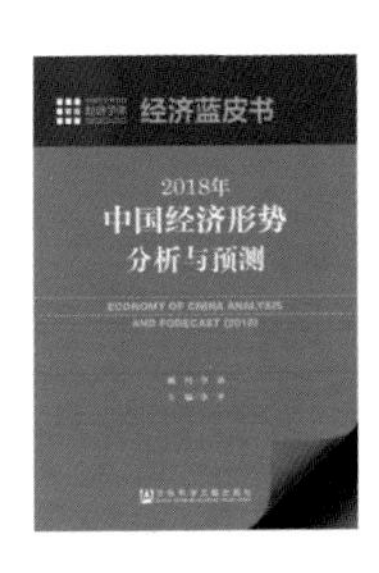

经济蓝皮书

2018 年中国经济形势分析与预测

李平 / 主编　2017 年 12 月出版　定价：89.00 元

◆　本书为总理基金项目，由著名经济学家李扬领衔，联合中国社会科学院等数十家科研机构、国家部委和高等院校的专家共同撰写，系统分析了 2017 年的中国经济形势并预测 2018 年中国经济运行情况。

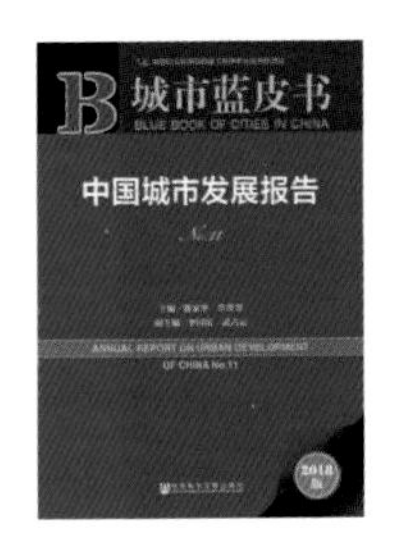

城市蓝皮书

中国城市发展报告 No.11

潘家华　单菁菁 / 主编　2018 年 9 月出版　估价：99.00 元

◆　本书是由中国社会科学院城市发展与环境研究中心编著的，多角度、全方位地立体展示了中国城市的发展状况，并对中国城市的未来发展提出了许多建议。该书有强烈的时代感，对中国城市发展实践有重要的参考价值。

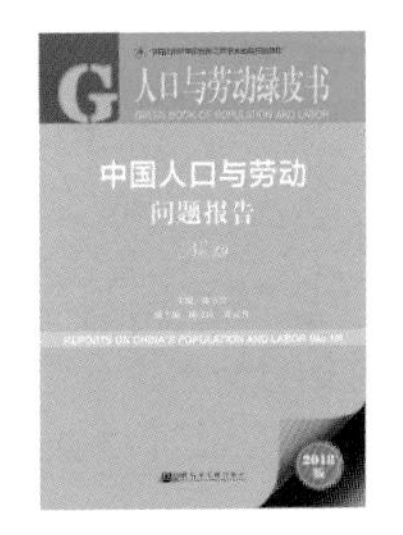

人口与劳动绿皮书

中国人口与劳动问题报告 No.19

张车伟 / 主编　2018 年 10 月出版　估价：99.00 元

◆　本书为中国社会科学院人口与劳动经济研究所主编的年度报告，对当前中国人口与劳动形势做了比较全面和系统的深入讨论，为研究中国人口与劳动问题提供了一个专业性的视角。

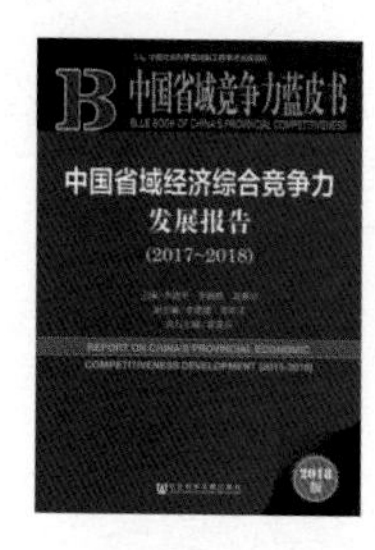

中国省域竞争力蓝皮书

中国省域经济综合竞争力发展报告（2017 ~ 2018）

李建平　李闽榕　高燕京 / 主编　2018 年 5 月出版　估价：198.00 元

◆　本书融多学科的理论为一体，深入追踪研究了省域经济发展与中国国家竞争力的内在关系，为提升中国省域经济综合竞争力提供有价值的决策依据。

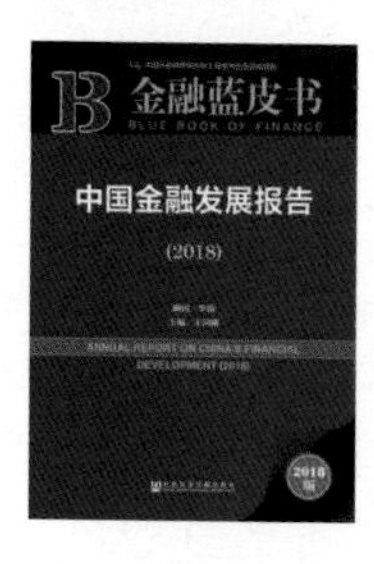

金融蓝皮书

中国金融发展报告（2018）

王国刚 / 主编　2018 年 6 月出版　估价：99.00 元

◆　本书由中国社会科学院金融研究所组织编写，概括和分析了 2017 年中国金融发展和运行中的各方面情况，研讨和评论了 2017 年发生的主要金融事件，有利于读者了解掌握 2017 年中国的金融状况，把握 2018 年中国金融的走势。

区域经济类

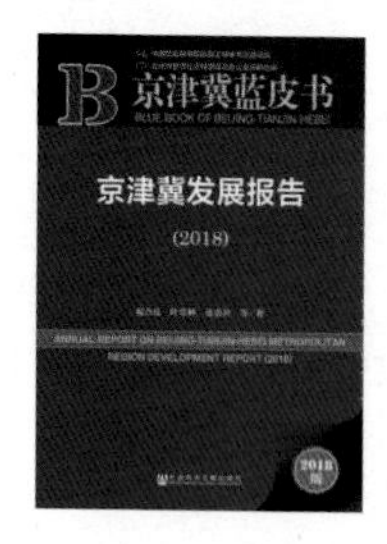

京津冀蓝皮书

京津冀发展报告（2018）

祝合良　叶堂林　张贵祥 / 等著　2018 年 6 月出版　估价：99.00 元

◆　本书遵循问题导向与目标导向相结合、统计数据分析与大数据分析相结合、纵向分析和长期监测与结构分析和综合监测相结合等原则，对京津冀协同发展新形势与新进展进行测度与评价。

社会政法类

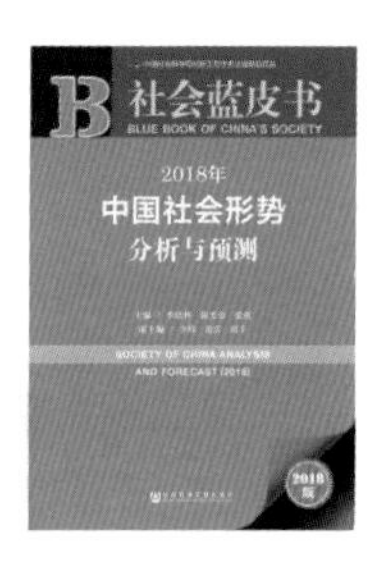

社会蓝皮书

2018 年中国社会形势分析与预测

李培林　陈光金　张翼 / 主编　2017 年 12 月出版　定价：89.00 元

◆　本书由中国社会科学院社会学研究所组织研究机构专家、高校学者和政府研究人员撰写，聚焦当下社会热点，对 2017 年中国社会发展的各个方面内容进行了权威解读，同时对 2018 年社会形势发展趋势进行了预测。

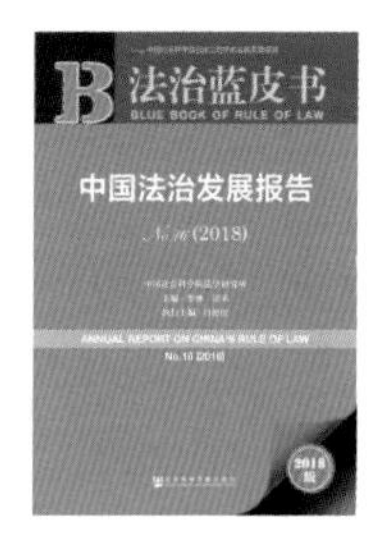

法治蓝皮书

中国法治发展报告 No.16（2018）

李林　田禾 / 主编　2018 年 3 月出版　定价：128.00 元

◆　本年度法治蓝皮书回顾总结了 2017 年度中国法治发展取得的成就和存在的不足，对中国政府、司法、检务透明度进行了跟踪调研，并对 2018 年中国法治发展形势进行了预测和展望。

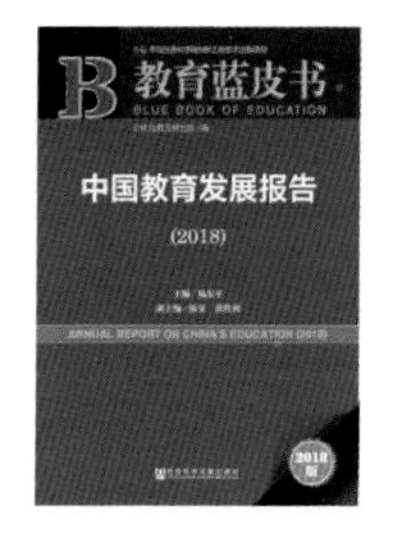

教育蓝皮书

中国教育发展报告（2018）

杨东平 / 主编　2018 年 3 月出版　定价：89.00 元

◆　本书重点关注了 2017 年教育领域的热点，资料翔实，分析有据，既有专题研究，又有实践案例，从多角度对 2017 年教育改革和实践进行了分析和研究。

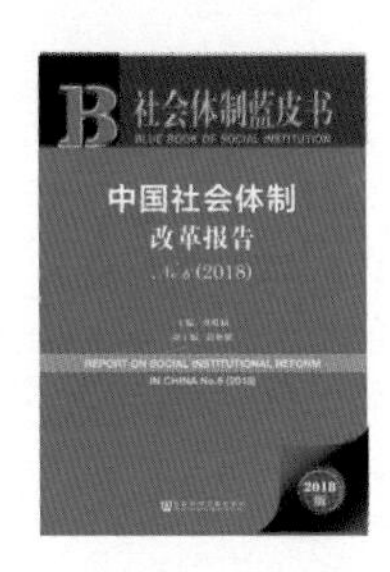

社会体制蓝皮书

中国社会体制改革报告 No.6（2018）

龚维斌 / 主编　2018 年 3 月出版　定价：98.00 元

◆　本书由国家行政学院社会治理研究中心和北京师范大学中国社会管理研究院共同组织编写，主要对 2017 年社会体制改革情况进行回顾和总结，对 2018 年的改革走向进行分析，提出相关政策建议。

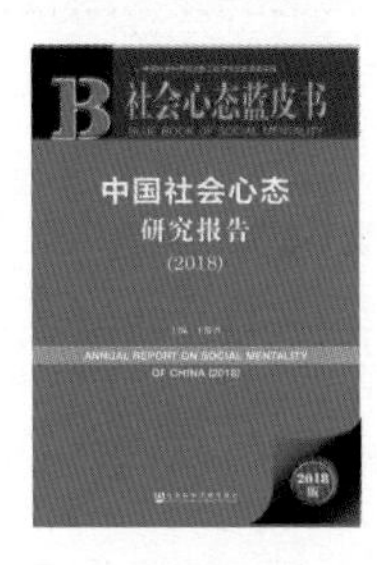

社会心态蓝皮书

中国社会心态研究报告（2018）

王俊秀　杨宜音 / 主编　2018 年 12 月出版　估价：99.00 元

◆　本书是中国社会科学院社会学研究所社会心理研究中心“社会心态蓝皮书课题组”的年度研究成果，运用社会心理学、社会学、经济学、传播学等多种学科的方法进行了调查和研究，对于目前中国社会心态状况有较广泛和深入的揭示。

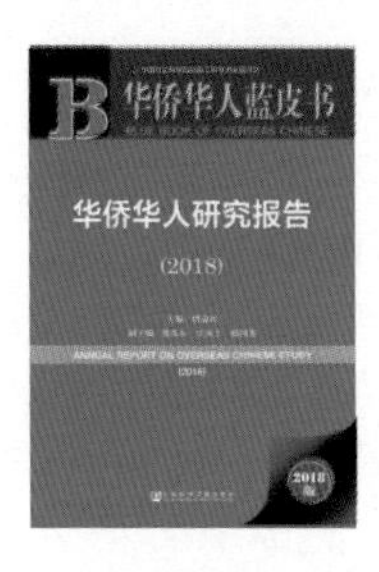

华侨华人蓝皮书

华侨华人研究报告（2018）

贾益民 / 主编　2017 年 12 月出版　估价：139.00 元

◆　本书关注华侨华人生产与生活的方方面面。华侨华人是中国建设 21 世纪海上丝绸之路的重要中介者、推动者和参与者。本书旨在全面调研华侨华人，提供最新涉侨动态、理论研究成果和政策建议。

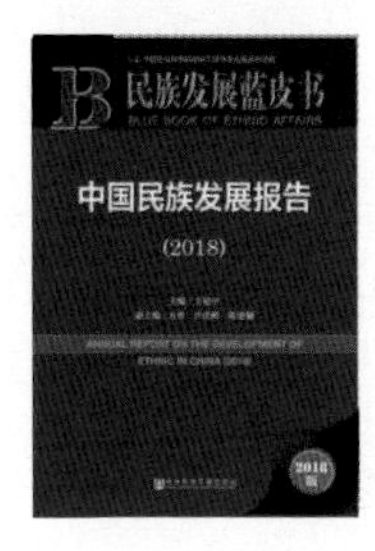

民族发展蓝皮书

中国民族发展报告（2018）

王延中 / 主编　2018 年 10 月出版　估价：188.00 元

◆　本书从民族学人类学视角，研究近年来少数民族和民族地区的发展情况，展示民族地区经济、政治、文化、社会和生态文明“五位一体”建设取得的辉煌成就和面临的困难挑战，为深刻理解中央民族工作会议精神、加快民族地区全面建成小康社会进程提供了实证材料。

产业经济类

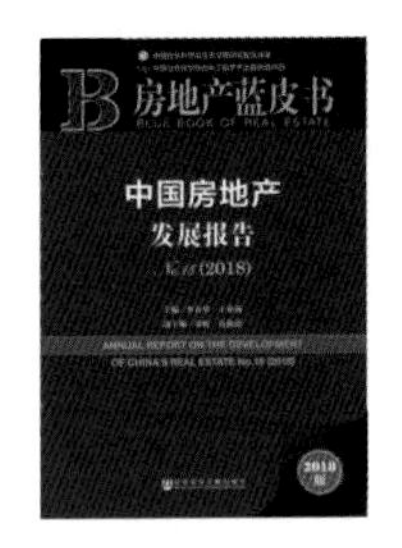

房地产蓝皮书

中国房地产发展报告 No.15（2018）

李春华　王业强 / 主编　2018 年 5 月出版　估价：99.00 元

◆　2018 年《房地产蓝皮书》持续追踪中国房地产市场最新动态，深度剖析市场热点，展望 2018 年发展趋势，积极谋划应对策略。对 2017 年房地产市场的发展态势进行全面、综合的分析。

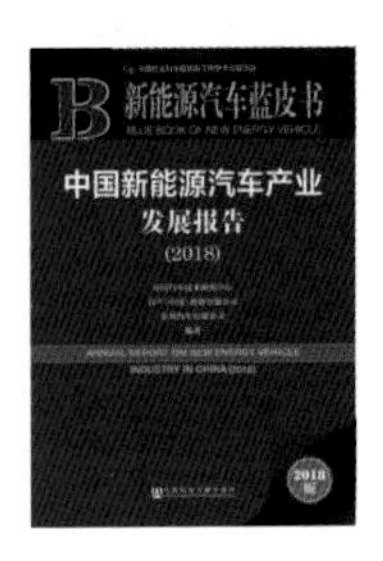

新能源汽车蓝皮书

中国新能源汽车产业发展报告（2018）

中国汽车技术研究中心　日产（中国）投资有限公司
东风汽车有限公司 / 编著　2018 年 8 月出版　估价：99.00 元

◆　本书对中国 2017 年新能源汽车产业发展进行了全面系统的分析，并介绍了国外的发展经验。有助于相关机构、行业和社会公众等了解中国新能源汽车产业发展的最新动态，为政府部门出台新能源汽车产业相关政策法规、企业制定相关战略规划，提供必要的借鉴和参考。

行业及其他类

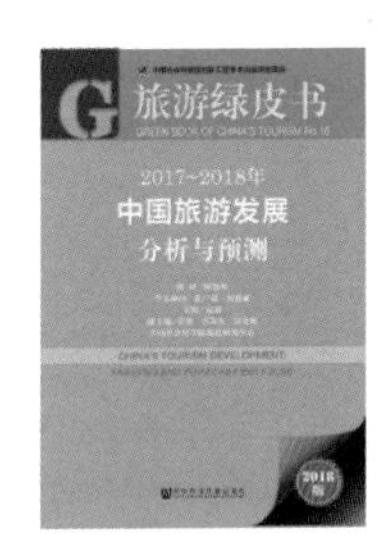

旅游绿皮书

2017 ~ 2018 年中国旅游发展分析与预测

中国社会科学院旅游研究中心 / 编　2018 年 1 月出版　定价：99.00 元

◆　本书从政策、产业、市场、社会等多个角度勾画出 2017 年中国旅游发展全貌，剖析了其中的热点和核心问题，并就未来发展作出预测。

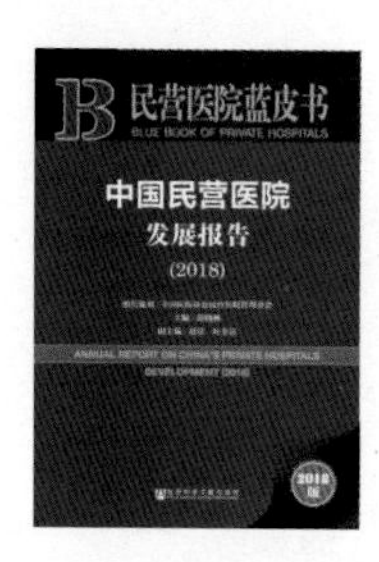

民营医院蓝皮书

中国民营医院发展报告（2018）

薛晓林 / 主编　2018 年 11 月出版　估价：99.00 元

◆　本书在梳理国家对社会办医的各种利好政策的前提下，对我国民营医疗发展现状、我国民营医院竞争力进行了分析，并结合我国医疗体制改革对民营医院的发展趋势、发展策略、战略规划等方面进行了预估。

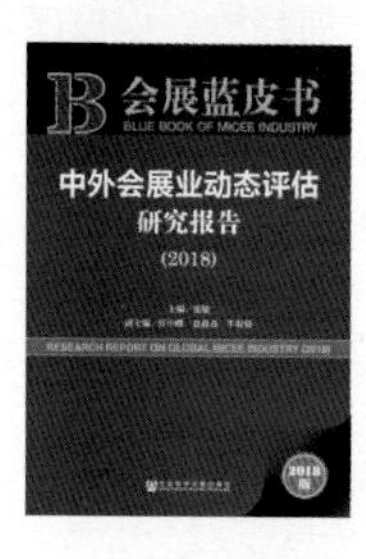

会展蓝皮书

中外会展业动态评估研究报告（2018）

张敏 / 主编　2018 年 12 月出版　估价：99.00 元

◆　本书回顾了 2017 年的会展业发展动态，结合“供给侧改革”、“互联网 +”、“绿色经济”的新形势分析了我国展会的行业现状，并介绍了国外的发展经验，有助于行业和社会了解最新的展会业动态。

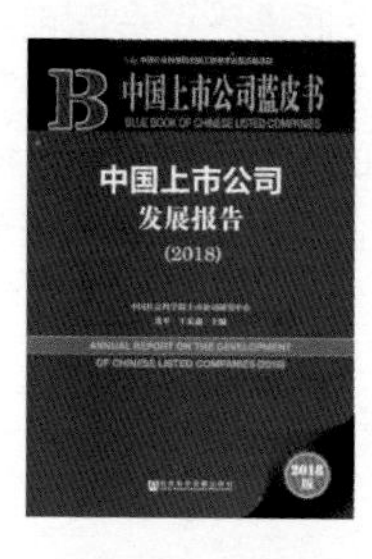

中国上市公司蓝皮书

中国上市公司发展报告（2018）

张平　王宏淼 / 主编　2018 年 9 月出版　估价：99.00 元

◆　本书由中国社会科学院上市公司研究中心组织编写的，着力于全面、真实、客观反映当前中国上市公司财务状况和价值评估的综合性年度报告。本书详尽分析了 2017 年中国上市公司情况，特别是现实中暴露出的制度性、基础性问题，并对资本市场改革进行了探讨。

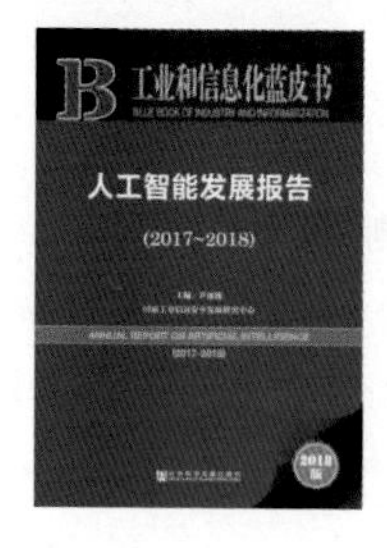

工业和信息化蓝皮书

人工智能发展报告（2017 ~ 2018）

尹丽波 / 主编　2018 年 6 月出版　估价：99.00 元

◆　本书国家工业信息安全发展研究中心在对 2017 年全球人工智能技术和产业进行全面跟踪研究基础上形成的研究报告。该报告内容翔实、视角独特，具有较强的产业发展前瞻性和预测性，可为相关主管部门、行业协会、企业等全面了解人工智能发展形势以及进行科学决策提供参考。

国际问题与全球治理类

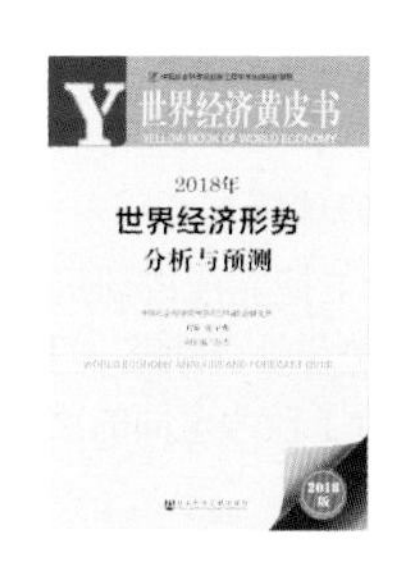

世界经济黄皮书

2018 年世界经济形势分析与预测

张宇燕 / 主编 2018 年 1 月出版 定价：99.00 元

◆ 本书由中国社会科学院世界经济与政治研究所的研究团队撰写，分总论、国别与地区、专题、热点、世界经济统计与预测等五个部分，对 2018 年世界经济形势进行了分析。

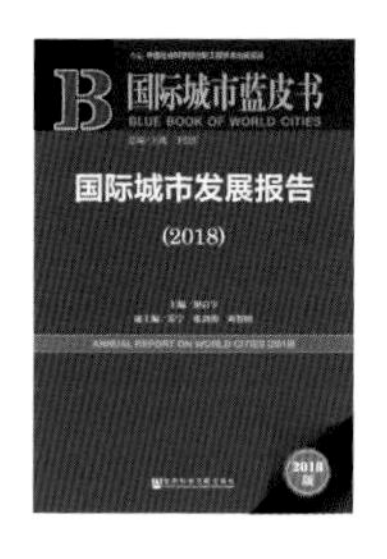

国际城市蓝皮书

国际城市发展报告（2018）

屠启宇 / 主编 2018 年 2 月出版 定价：89.00 元

◆ 本书作者以上海社会科学院从事国际城市研究的学者团队为核心，汇集同济大学、华东师范大学、复旦大学、上海交通大学、南京大学、浙江大学相关城市研究专业学者。立足动态跟踪介绍国际城市发展时间中，最新出现的重大战略、重大理念、重大项目、重大报告和最佳案例。

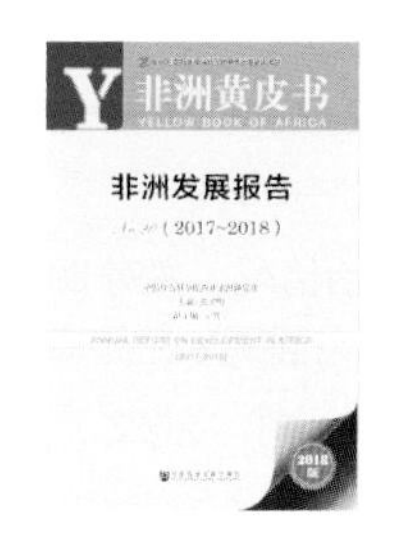

非洲黄皮书

非洲发展报告 No.20（2017 ~ 2018）

张宏明 / 主编 2018 年 7 月出版 估价：99.00 元

◆ 本书是由中国社会科学院西亚非洲研究所组织编撰的非洲形势年度报告，比较全面、系统地分析了 2017 年非洲政治形势和热点问题，探讨了非洲经济形势和市场走向，剖析了大国对非洲关系的新动向；此外，还介绍了国内非洲研究的新成果。

国别类

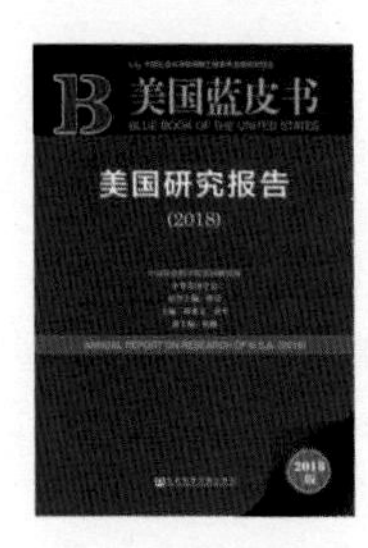

美国蓝皮书

美国研究报告（2018）

郑秉文　黄平 / 主编　2018 年 5 月出版　估价：99.00 元

◆　本书是由中国社会科学院美国研究所主持完成的研究成果，它回顾了美国 2017 年的经济、政治形势与外交战略，对美国内政外交发生的重大事件及重要政策进行了较为全面的回顾和梳理。

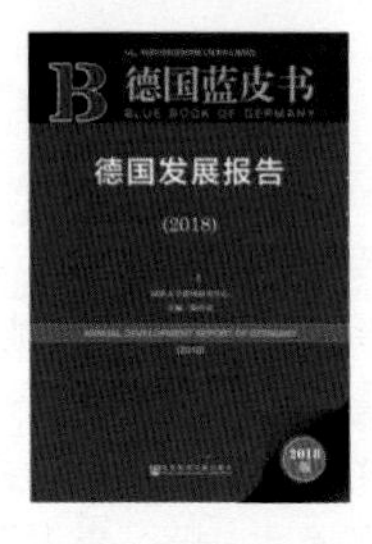

德国蓝皮书

德国发展报告（2018）

郑春荣 / 主编　2018 年 6 月出版　估价：99.00 元

◆　本报告由同济大学德国研究所组织编撰，由该领域的专家学者对德国的政治、经济、社会文化、外交等方面的形势发展情况，进行全面的阐述与分析。

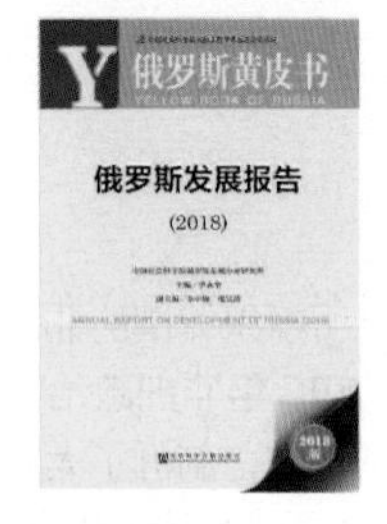

俄罗斯黄皮书

俄罗斯发展报告（2018）

李永全 / 编著　2018 年 6 月出版　估价：99.00 元

◆　本书系统介绍了 2017 年俄罗斯经济政治情况，并对 2016 年该地区发生的焦点、热点问题进行了分析与回顾；在此基础上，对该地区 2018 年的发展前景进行了预测。

文化传媒类

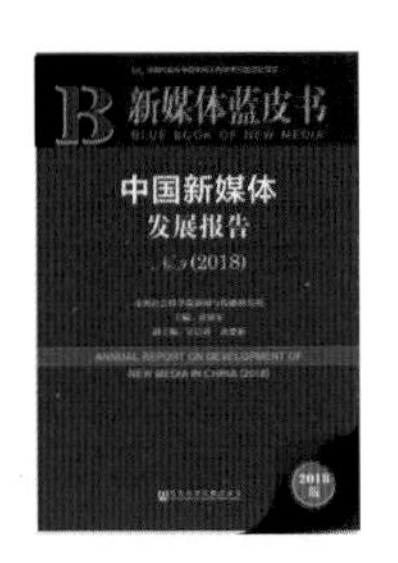

新媒体蓝皮书

中国新媒体发展报告 No.9（2018）

唐绪军 / 主编　2018 年 6 月出版　估价：99.00 元

◆　本书是由中国社会科学院新闻与传播研究所组织编写的关于新媒体发展的最新年度报告，旨在全面分析中国新媒体的发展现状，解读新媒体的发展趋势，探析新媒体的深刻影响。

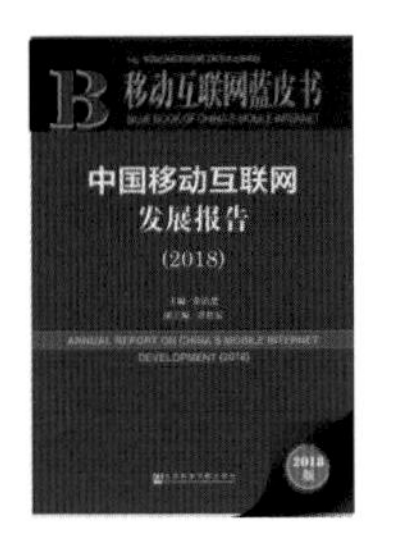

移动互联网蓝皮书

中国移动互联网发展报告（2018）

余清楚 / 主编　2018 年 6 月出版　估价：99.00 元

◆　本书着眼于对 2017 年度中国移动互联网的发展情况做深入解析，对未来发展趋势进行预测，力求从不同视角、不同层面全面剖析中国移动互联网发展的现状、年度突破及热点趋势等。

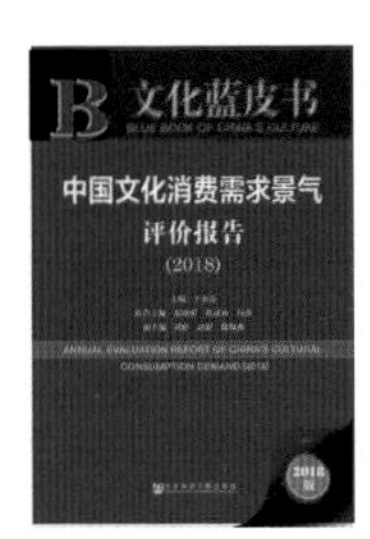

文化蓝皮书

中国文化消费需求景气评价报告（2018）

王亚南 / 主编　2018 年 3 月出版　定价：99.00 元

◆　本书首创全国文化发展量化检测评价体系，也是至今全国唯一的文化民生量化检测评价体系，对于检验全国及各地 " 以人民为中心 " 的文化发展具有首创意义。

地方发展类

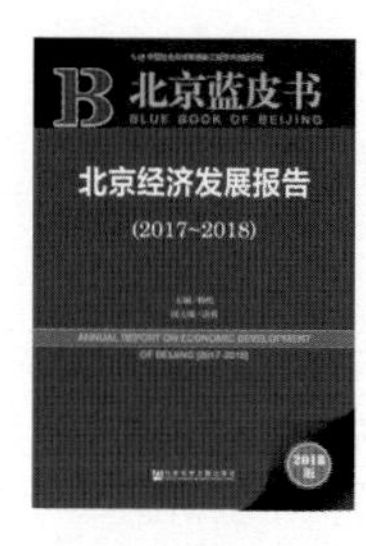

北京蓝皮书

北京经济发展报告（2017 ~ 2018）

杨松 / 主编　2018 年 6 月出版　估价：99.00 元

◆　本书对 2017 年北京市经济发展的整体形势进行了系统性的分析与回顾，并对 2018 年经济形势走势进行了预测与研判，聚焦北京市经济社会发展中的全局性、战略性和关键领域的重点问题，运用定量和定性分析相结合的方法，对北京市经济社会发展的现状、问题、成因进行了深入分析，提出了可操作性的对策建议。

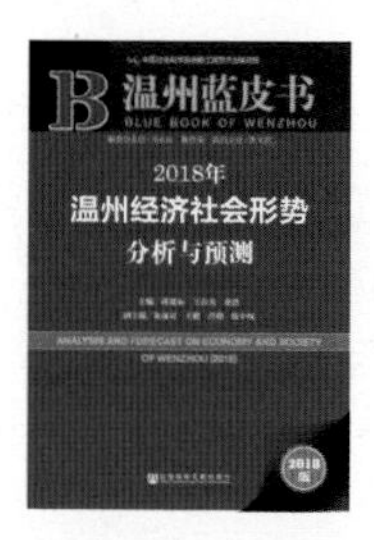

温州蓝皮书

2018 年温州经济社会形势分析与预测

蒋儒标　王春光　金浩 / 主编　2018 年 6 月出版　估价：99.00 元

◆　本书是中共温州市委党校和中国社会科学院社会学研究所合作推出的第十一本温州蓝皮书，由来自党校、政府部门、科研机构、高校的专家、学者共同撰写的 2017 年温州区域发展形势的最新研究成果。

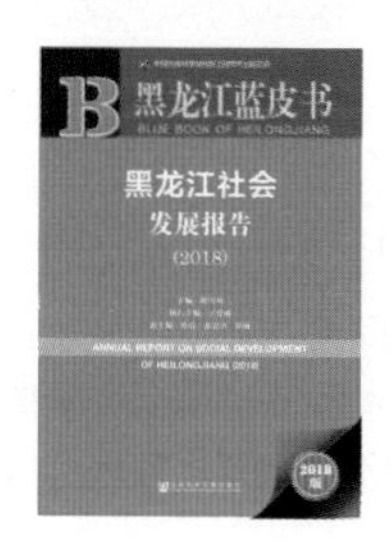

黑龙江蓝皮书

黑龙江社会发展报告（2018）

王爱丽 / 主编　2018 年 1 月出版　定价：89.00 元

◆　本书以千份随机抽样问卷调查和专题研究为依据，运用社会学理论框架和分析方法，从专家和学者的独特视角，对 2017 年黑龙江省关系民生的问题进行广泛的调研与分析，并对 2017 年黑龙江省诸多社会热点和焦点问题进行了有益的探索。这些研究不仅可以为政府部门更加全面深入了解省情、科学制定决策提供智力支持，同时也可以为广大读者认识、了解、关注黑龙江社会发展提供理性思考。

宏观经济类

城市蓝皮书
中国城市发展报告（No.11）
著(编)者：潘家华 单菁菁
2018年9月出版 / 估价：99.00元
PSN B-2007-091-1/1

城乡一体化蓝皮书
中国城乡一体化发展报告（2018）
著(编)者：付崇兰
2018年9月出版 / 估价：99.00元
PSN B-2011-226-1/2

城镇化蓝皮书
中国新型城镇化健康发展报告（2018）
著(编)者：张占斌
2018年8月出版 / 估价：99.00元
PSN B-2014-396-1/1

创新蓝皮书
创新型国家建设报告（2018～2019）
著(编)者：詹正茂
2018年12月出版 / 估价：99.00元
PSN B-2009-140-1/1

低碳发展蓝皮书
中国低碳发展报告（2018）
著(编)者：张希良 齐晔
2018年6月出版 / 估价：99.00元
PSN B-2011-223-1/1

低碳经济蓝皮书
中国低碳经济发展报告（2018）
著(编)者：薛进军 赵忠秀
2018年11月出版 / 估价：99.00元
PSN B-2011-194-1/1

发展和改革蓝皮书
中国经济发展和体制改革报告No.9
著(编)者：邹东涛 王再文
2018年1月出版 / 估价：99.00元
PSN B-2008-122-1/1

国家创新蓝皮书
中国创新发展报告（2017）
著(编)者：陈劲　2018年5月出版 / 估价：99.00元
PSN B-2014-370-1/1

金融蓝皮书
中国金融发展报告（2018）
著(编)者：王国刚
2018年6月出版 / 估价：99.00元
PSN B-2004-031-1/7

经济蓝皮书
2018年中国经济形势分析与预测
著(编)者：李平　2017年12月出版 / 定价：89.00元
PSN B-1996-001-1/1

经济蓝皮书春季号
2018年中国经济前景分析
著(编)者：李扬　2018年5月出版 / 估价：99.00元
PSN B-1999-008-1/1

经济蓝皮书夏季号
中国经济增长报告（2017～2018）
著(编)者：李扬　2018年9月出版 / 估价：99.00元
PSN B-2010-176-1/1

农村绿皮书
中国农村经济形势分析与预测（2017～2018）
著(编)者：魏后凯 黄秉信
2018年4月出版 / 定价：99.00元
PSN G-1998-003-1/1

人口与劳动绿皮书
中国人口与劳动问题报告No.19
著(编)者：张车伟　2018年11月出版 / 估价：99.00元
PSN G-2000-012-1/1

新型城镇化蓝皮书
新型城镇化发展报告（2017）
著(编)者：李伟 宋敏
2018年3月出版 / 定价：98.00元
PSN B-2005-038-1/1

中国省域竞争力蓝皮书
中国省域经济综合竞争力发展报告（2016～2017）
著(编)者：李建平 李闽榕
2018年2月出版 / 定价：198.00元
PSN B-2007-088-1/1

中小城市绿皮书
中国中小城市发展报告（2018）
著(编)者：中国城市经济学会中小城市经济发展委员会
中国城镇化促进会中小城市发展委员会
《中国中小城市发展报告》编纂委员会
中小城市发展战略研究院
2018年11月出版 / 估价：128.00元
PSN G-2010-161-1/1

区域经济类

东北蓝皮书
中国东北地区发展报告（2018）
著(编)者：姜晓秋　2018年11月出版 / 估价：99.00元
PSN B-2006-067-1/1

金融蓝皮书
中国金融中心发展报告（2017～2018）
著(编)者：王力 黄育华　2018年11月出版 / 估价：99.00元
PSN B-2011-186-6/7

京津冀蓝皮书
京津冀发展报告（2018）
著(编)者：祝合良 叶堂林 张贵祥
2018年6月出版 / 估价：99.00元
PSN B-2012-262-1/1

西北蓝皮书
中国西北发展报告（2018）
著(编)者：王福生 马廷旭 董秋生
2018年1月出版 / 定价：99.00元
PSN B-2012-261-1/1

西部蓝皮书
中国西部发展报告（2018）
著(编)者：璋勇 任保平　2018年8月出版 / 估价：99.00元
PSN B-2005-039-1/1

长江经济带产业蓝皮书
长江经济带产业发展报告（2018）
著(编)者：吴传清　2018年11月出版 / 估价：128.00元
PSN B-2017-666-1/1

长江经济带蓝皮书
长江经济带发展报告（2017～2018）
著(编)者：王振　2018年11月出版 / 估价：99.00元
PSN B-2016-575-1/1

长江中游城市群蓝皮书
长江中游城市群新型城镇化与产业协同发展报告（2018）
著(编)者：杨刚强　2018年11月出版 / 估价：99.00元
PSN B-2016-578-1/1

长三角蓝皮书
2017年创新融合发展的长三角
著(编)者：刘飞跃　2018年5月出版 / 估价：99.00元
PSN B-2005-038-1/1

长株潭城市群蓝皮书
长株潭城市群发展报告（2017）
著(编)者：张萍 朱有志　2018年6月出版 / 估价：99.00元
PSN B-2008-109-1/1

特色小镇蓝皮书
特色小镇智慧运营报告（2018）：顶层设计与智慧架构标
著(编)者：陈劲　2018年1月出版 / 定价：79.00元
PSN B-2018-692-1/1

中部竞争力蓝皮书
中国中部经济社会竞争力报告（2018）
著(编)者：教育部人文社会科学重点研究基地南昌大学中国中部经济社会发展研究中心
2018年12月出版 / 估价：99.00元
PSN B-2012-276-1/1

中部蓝皮书
中国中部地区发展报告（2018）
著(编)者：宋亚平　2018年12月出版 / 估价：99.00元
PSN B-2007-089-1/1

区域蓝皮书
中国区域经济发展报告（2017～2018）
著(编)者：赵弘　2018年5月出版 / 估价：99.00元
PSN B-2004-034-1/1

中三角蓝皮书
长江中游城市群发展报告（2018）
著(编)者：秦尊文　2018年9月出版 / 估价：99.00元
PSN B-2014-417-1/1

中原蓝皮书
中原经济区发展报告（2018）
著(编)者：李英杰　2018年6月出版 / 估价：99.00元
PSN B-2011-192-1/1

珠三角流通蓝皮书
珠三角商圈发展研究报告（2018）
著(编)者：王先庆 林至颖　2018年7月出版 / 估价：99.00元
PSN B-2012-292-1/1

社会政法类

北京蓝皮书
中国社区发展报告（2017～2018）
著(编)者：于燕燕　2018年9月出版 / 估价：99.00元
PSN B-2007-083-5/8

殡葬绿皮书
中国殡葬事业发展报告（2017～2018）
著(编)者：李伯森　2018年6月出版 / 估价：158.00元
PSN G-2010-180-1/1

城市管理蓝皮书
中国城市管理报告（2017-2018）
著(编)者：刘林 刘承水　2018年5月出版 / 估价：158.00元
PSN B-2013-336-1/1

城市生活质量蓝皮书
中国城市生活质量报告（2017）
著(编)者：张连城 张平 杨春学 郎丽华
2017年12月出版 / 定价：89.00元
PSN B-2013-326-1/1

城市政府能力蓝皮书
中国城市政府公共服务能力评估报告（2018）
著(编)者：何艳玲　2018年5月出版 / 估价：99.00元
PSN B-2013-338-1/1

创业蓝皮书
中国创业发展研究报告（2017~2018）
著(编)者：黄群慧 赵卫星 钟宏武
2018年11月出版 / 估价：99.00元
PSN B-2016-577-1/1

慈善蓝皮书
中国慈善发展报告（2018）
著(编)者：杨团　2018年6月出版 / 估价：99.00元
PSN B-2009-142-1/1

党建蓝皮书
党的建设研究报告No.2（2018）
著(编)者：崔建民 陈东平　2018年6月出版 / 估价：99.00元
PSN B-2016-523-1/1

地方法治蓝皮书
中国地方法治发展报告No.3（2018）
著(编)者：李林 田禾　2018年6月出版 / 估价：118.00元
PSN B-2015-442-1/1

电子政务蓝皮书
中国电子政务发展报告（2018）
著(编)者：李季　2018年8月出版 / 估价：99.00元
PSN B-2003-022-1/1

儿童蓝皮书
中国儿童参与状况报告（2017）
著(编)者：苑立新　2017年12月出版 / 定价：89.00元
PSN B-2017-682-1/1

法治蓝皮书
中国法治发展报告No.16（2018）
著(编)者：李林 田禾　2018年3月出版 / 定价：128.00元
PSN B-2004-027-1/3

法治蓝皮书
中国法院信息化发展报告 No.2（2018）
著(编)者：李林 田禾　2018年2月出版 / 定价：118.00元
PSN B-2017-604-3/3

法治政府蓝皮书
中国法治政府发展报告（2017）
著(编)者：中国政法大学法治政府研究院
2018年3月出版 / 定价：158.00元
PSN B-2015-502-1/2

法治政府蓝皮书
中国法治政府评估报告（2018）
著(编)者：中国政法大学法治政府研究院
2018年9月出版 / 估价：168.00元
PSN B-2016-576-2/2

反腐倡廉蓝皮书
中国反腐倡廉建设报告 No.8
著(编)者：张英伟　2018年12月出版 / 估价：99.00元
PSN B-2012-259-1/1

扶贫蓝皮书
中国扶贫开发报告（2018）
著(编)者：李培林 魏后凯　2018年12月出版 / 估价：128.00元
PSN B-2016-599-1/1

妇女发展蓝皮书
中国妇女发展报告 No.6
著(编)者：王金玲　2018年9月出版 / 估价：158.00元
PSN B-2006-069-1/1

妇女教育蓝皮书
中国妇女教育发展报告 No.3
著(编)者：张李玺　2018年10月出版 / 估价：99.00元
PSN B-2008-121-1/1

妇女绿皮书
2018年：中国性别平等与妇女发展报告
著(编)者：谭琳　2018年12月出版 / 估价：99.00元
PSN G-2006-073-1/1

公共安全蓝皮书
中国城市公共安全发展报告（2017~2018）
著(编)者：黄育华 杨文明 赵建辉
2018年6月出版 / 估价：99.00元
PSN B-2017-628-1/1

公共服务蓝皮书
中国城市基本公共服务力评价（2018）
著(编)者：钟君 刘志昌 吴正杲
2018年12月出版 / 估价：99.00元
PSN B-2011-214-1/1

公民科学素质蓝皮书
中国公民科学素质报告（2017~2018）
著(编)者：李群 陈雄 马宗文
2017年12月出版 / 定价：89.00元
PSN B-2014-379-1/1

公益蓝皮书
中国公益慈善发展报告（2016）
著(编)者：朱健刚 胡小军　2018年6月出版 / 估价：99.00元
PSN B-2012-283-1/1

国际人才蓝皮书
中国国际移民报告（2018）
著(编)者：王辉耀　2018年6月出版 / 估价：99.00元
PSN B-2012-304-3/4

国际人才蓝皮书
中国留学发展报告（2018）No.7
著(编)者：王辉耀 苗绿　2018年12月出版 / 估价：99.00元
PSN B-2012-244-2/4

海洋社会蓝皮书
中国海洋社会发展报告（2017）
著(编)者：崔凤 宋宁而　2018年3月出版 / 定价：99.00元
PSN B-2015-478-1/1

行政改革蓝皮书
中国行政体制改革报告No.7（2018）
著(编)者：魏礼群　2018年6月出版 / 估价：99.00元
PSN B-2011-231-1/1

华侨华人蓝皮书
华侨华人研究报告（2017）
著(编)者：张禹东 庄国土　2017年12月出版 / 定价：148.00元
PSN B-2011-204-1/1

互联网与国家治理蓝皮书
互联网与国家治理发展报告（2017）
著(编)者：张志安　2018年1月出版 / 定价：98.00元
PSN B-2017-671-1/1

环境管理蓝皮书
中国环境管理发展报告（2017）
著(编)者：李金惠　2017年12月出版 / 定价：98.00元
PSN B-2017-678-1/1

环境竞争力绿皮书
中国省域环境竞争力发展报告（2018）
著(编)者：李建平 李闽榕 王金南
2018年11月出版 / 估价：198.00元
PSN G-2010-165-1/1

环境绿皮书
中国环境发展报告（2017～2018）
著(编)者：李波　2018年6月出版 / 估价：99.00元
PSN G-2006-048-1/1

家庭蓝皮书
中国"创建幸福家庭活动"评估报告（2018）
著(编)者：国务院发展研究中心"创建幸福家庭活动评估"课题组
2018年12月出版 / 估价：99.00元
PSN B-2015-508-1/1

健康城市蓝皮书
中国健康城市建设研究报告（2018）
著(编)者：王鸿春 盛继洪　2018年12月出版 / 估价：99.00元
PSN B-2016-564-2/2

健康中国蓝皮书
社区首诊与健康中国分析报告（2018）
著(编)者：高和荣 杨叔禹 姜杰
2018年6月出版 / 估价：99.00元
PSN B-2017-611-1/1

教师蓝皮书
中国中小学教师发展报告（2017）
著(编)者：曾晓东 鱼霞
2018年6月出版 / 估价：99.00元
PSN B-2012-289-1/1

教育扶贫蓝皮书
中国教育扶贫报告（2018）
著(编)者：司树杰 王文静 李兴洲
2018年12月出版 / 估价：99.00元
PSN B-2016-590-1/1

教育蓝皮书
中国教育发展报告（2018）
著(编)者：杨东平　2018年3月出版 / 定价：89.00元
PSN B-2006-047-1/1

金融法治建设蓝皮书
中国金融法治建设年度报告（2015～2016）
著(编)者：朱小黄　2018年6月出版 / 估价：99.00元
PSN B-2017-633-1/1

京津冀教育蓝皮书
京津冀教育发展研究报告（2017～2018）
著(编)者：方中雄　2018年6月出版 / 估价：99.00元
PSN B-2017-608-1/1

就业蓝皮书
2018年中国本科生就业报告
著(编)者：麦可思研究院　2018年6月出版 / 估价：99.00元
PSN B-2009-146-1/2

就业蓝皮书
2018年中国高职高专生就业报告
著(编)者：麦可思研究院　2018年6月出版 / 估价：99.00元
PSN B-2015-472-2/2

科学教育蓝皮书
中国科学教育发展报告（2018）
著(编)者：王康友　2018年10月出版 / 估价：99.00元
PSN B-2015-487-1/1

劳动保障蓝皮书
中国劳动保障发展报告（2018）
著(编)者：刘燕斌　2018年9月出版 / 估价：158.00元
PSN B-2014-415-1/1

老龄蓝皮书
中国老年宜居环境发展报告（2017）
著(编)者：党俊武 周燕珉　2018年6月出版 / 估价：99.00元
PSN B-2013-320-1/1

连片特困区蓝皮书
中国连片特困区发展报告（2017～2018）
著(编)者：游俊 冷志明 丁建军
2018年6月出版 / 估价：99.00元
PSN B-2013-321-1/1

流动儿童蓝皮书
中国流动儿童教育发展报告（2017）
著(编)者：杨东平　2018年6月出版 / 估价：99.00元
PSN B-2017-600-1/1

民调蓝皮书
中国民生调查报告（2018）
著(编)者：谢耘耕　2018年12月出版 / 估价：99.00元
PSN B-2014-398-1/1

民族发展蓝皮书
中国民族发展报告（2018）
著(编)者：王延中　2018年10月出版 / 估价：188.00元
PSN B-2006-070-1/1

女性生活蓝皮书
中国女性生活状况报告No.12（2018）
著(编)者：高博燕　2018年7月出版 / 估价：99.00元
PSN B-2006-071-1/1

汽车社会蓝皮书
中国汽车社会发展报告（2017～2018）
著(编)者：王俊秀　2018年6月出版 / 估价：99.00元
PSN B-2011-224-1/1

青年蓝皮书
中国青年发展报告（2018）No.3
著(编)者：廉思　2018年6月出版 / 估价：99.00元
PSN B-2013-333-1/1

青少年蓝皮书
中国未成年人互联网运用报告（2017～2018）
著(编)者：季为民 李文革 沈杰
2018年11月出版 / 估价：99.00元
PSN B-2010-156-1/1

人权蓝皮书
中国人权事业发展报告No.8（2018）
著(编)者：李君如　2018年9月出版 / 估价：99.00元
PSN B-2011-215-1/1

社会保障绿皮书
中国社会保障发展报告No.9（2018）
著(编)者：王延中　2018年6月出版 / 估价：99.00元
PSN G-2001-014-1/1

社会风险评估蓝皮书
风险评估与危机预警报告（2017～2018）
著(编)者：唐钧　2018年8月出版 / 估价：99.00元
PSN B-2012-293-1/1

社会工作蓝皮书
中国社会工作发展报告（2016~2017）
著(编)者：民政部社会工作研究中心
2018年8月出版 / 估价：99.00元
PSN B-2009-141-1/1

社会管理蓝皮书
中国社会管理创新报告No.6
著(编)者：连玉明　2018年11月出版 / 估价：99.00元
PSN B-2012-300-1/1

社会蓝皮书
2018年中国社会形势分析与预测
著(编)者：李培林 陈光金 张翼
2017年12月出版 / 定价：89.00元
PSN B-1998-002-1/1

社会体制蓝皮书
中国社会体制改革报告No.6（2018）
著(编)者：龚维斌　2018年3月出版 / 定价：98.00元
PSN B-2013-330-1/1

社会心态蓝皮书
中国社会心态研究报告（2018）
著(编)者：王俊秀　2018年12月出版 / 估价：99.00元
PSN B-2011-199-1/1

社会组织蓝皮书
中国社会组织报告（2017-2018）
著(编)者：黄晓勇　2018年6月出版 / 估价：99.00元
PSN B-2008-118-1/2

社会组织蓝皮书
中国社会组织评估发展报告（2018）
著(编)者：徐家良　2018年12月出版 / 估价：99.00元
PSN B-2013-366-2/2

生态城市绿皮书
中国生态城市建设发展报告（2018）
著(编)者：刘举科 孙伟平 胡文臻
2018年9月出版 / 估价：158.00元
PSN G-2012-269-1/1

生态文明绿皮书
中国省域生态文明建设评价报告（ECI 2018）
著(编)者：严耕　2018年12月出版 / 估价：99.00元
PSN G-2010-170-1/1

退休生活蓝皮书
中国城市居民退休生活质量指数报告（2017）
著(编)者：杨一帆　2018年6月出版 / 估价：99.00元
PSN B-2017-618-1/1

危机管理蓝皮书
中国危机管理报告（2018）
著(编)者：文学国 范正青
2018年8月出版 / 估价：99.00元
PSN B-2010-171-1/1

学会蓝皮书
2018年中国学会发展报告
著(编)者：麦可思研究院　2018年12月出版 / 估价：99.00元
PSN B-2016-597-1/1

医改蓝皮书
中国医药卫生体制改革报告（2017～2018）
著(编)者：文学国 房志武
2018年11月出版 / 估价：99.00元
PSN B-2014-432-1/1

应急管理蓝皮书
中国应急管理报告（2018）
著(编)者：宋英华　2018年9月出版 / 估价：99.00元
PSN B-2016-562-1/1

政府绩效评估蓝皮书
中国地方政府绩效评估报告 No.2
著(编)者：贠杰　2018年12月出版 / 估价：99.00元
PSN B-2017-672-1/1

政治参与蓝皮书
中国政治参与报告（2018）
著(编)者：房宁　2018年8月出版 / 估价：128.00元
PSN B-2011-200-1/1

政治文化蓝皮书
中国政治文化报告（2018）
著(编)者：邢元敏 魏大鹏 龚克
2018年8月出版 / 估价：128.00元
PSN B-2017-615-1/1

中国传统村落蓝皮书
中国传统村落保护现状报告（2018）
著(编)者：胡彬彬 李向军 王晓波
2018年12月出版 / 估价：99.00元
PSN B-2017-663-1/1

中国农村妇女发展蓝皮书
农村流动女性城市生活发展报告（2018）
著(编)者：谢丽华　2018年12月出版 / 估价：99.00元
PSN B-2014-434-1/1

宗教蓝皮书
中国宗教报告（2017）
著(编)者：邱永辉　2018年8月出版 / 估价：99.00元
PSN B-2008-117-1/1

产业经济类

保健蓝皮书
中国保健服务产业发展报告 No.2
著(编)者：中国保健协会　中共中央党校
2018年7月出版 / 估价：198.00元
PSN B-2012-272-3/3

保健蓝皮书
中国保健食品产业发展报告 No.2
著(编)者：中国保健协会
中国社会科学院食品药品产业发展与监管研究中心
2018年8月出版 / 估价：198.00元
PSN B-2012-271-2/3

保健蓝皮书
中国保健用品产业发展报告 No.2
著(编)者：中国保健协会
国务院国有资产监督管理委员会研究中心
2018年6月出版 / 估价：198.00元
PSN B-2012-270-1/3

保险蓝皮书
中国保险业竞争力报告（2018）
著(编)者：保监会　2018年12月出版 / 估价：99.00元
PSN B-2013-311-1/1

冰雪蓝皮书
中国冰上运动产业发展报告（2018）
著(编)者：孙承华 杨占武 刘戈 张鸿俊
2018年9月出版 / 估价：99.00元
PSN B-2017-648-3/3

冰雪蓝皮书
中国滑雪产业发展报告（2018）
著(编)者：孙承华 伍斌 魏庆华 张鸿俊
2018年9月出版 / 估价：99.00元
PSN B-2016-559-1/3

餐饮产业蓝皮书
中国餐饮产业发展报告（2018）
著(编)者：邢颖
2018年6月出版 / 估价：99.00元
PSN B-2009-151-1/1

茶业蓝皮书
中国茶产业发展报告（2018）
著(编)者：杨江帆 李闽榕
2018年10月出版 / 估价：99.00元
PSN B-2010-164-1/1

产业安全蓝皮书
中国文化产业安全报告（2018）
著(编)者：北京印刷学院文化产业安全研究院
2018年12月出版 / 估价：99.00元
PSN B-2014-378-12/14

产业安全蓝皮书
中国新媒体产业安全报告（2016～2017）
著(编)者：肖丽　2018年6月出版 / 估价：99.00元
PSN B-2015-500-14/14

产业安全蓝皮书
中国出版传媒产业安全报告（2017～2018）
著(编)者：北京印刷学院文化产业安全研究院
2018年6月出版 / 估价：99.00元
PSN B-2014-384-13/14

产业蓝皮书
中国产业竞争力报告（2018）No.8
著(编)者：张其仔　2018年12月出版 / 估价：168.00元
PSN B-2010-175-1/1

动力电池蓝皮书
中国新能源汽车动力电池产业发展报告（2018）
著(编)者：中国汽车技术研究中心
2018年8月出版 / 估价：99.00元
PSN B-2017-639-1/1

杜仲产业绿皮书
中国杜仲橡胶资源与产业发展报告（2017～2018）
著(编)者：杜红岩 胡文臻 俞锐
2018年6月出版 / 估价：99.00元
PSN G-2013-350-1/1

房地产蓝皮书
中国房地产发展报告No.15（2018）
著(编)者：李春华 王业强
2018年5月出版 / 估价：99.00元
PSN B-2004-028-1/1

服务外包蓝皮书
中国服务外包产业发展报告（2017～2018）
著(编)者：王晓红 刘德军
2018年6月出版 / 估价：99.00元
PSN B-2013-331-2/2

服务外包蓝皮书
中国服务外包竞争力报告（2017～2018）
著(编)者：刘春生 王力 黄育华
2018年12月出版 / 估价：99.00元
PSN B-2011-216-1/2

工业和信息化蓝皮书
世界信息技术产业发展报告（2017～2018）
著(编)者：尹丽波　2018年6月出版 / 估价：99.00元
PSN B-2015-449-2/6

工业和信息化蓝皮书
战略性新兴产业发展报告（2017～2018）
著(编)者：尹丽波　2018年6月出版 / 估价：99.00元
PSN B-2015-450-3/6

海洋经济蓝皮书
中国海洋经济发展报告（2015～2018）
著(编)者：殷克东 高金田 方胜民
2018年3月出版 / 定价：128.00元
PSN B-2018-697-1/1

康养蓝皮书
中国康养产业发展报告（2017）
著(编)者：何莽　2017年12月出版 / 定价：88.00元
PSN B-2017-685-1/1

客车蓝皮书
中国客车产业发展报告（2017～2018）
著(编)者：姚蔚　2018年10月出版 / 估价：99.00元
PSN B-2013-361-1/1

流通蓝皮书
中国商业发展报告（2018～2019）
著(编)者：王雪峰 林诗慧
2018年7月出版 / 估价：99.00元
PSN B-2009-152-1/2

能源蓝皮书
中国能源发展报告（2018）
著(编)者：崔民选 王军生 陈义和
2018年12月出版 / 估价：99.00元
PSN B-2006-049-1/1

农产品流通蓝皮书
中国农产品流通产业发展报告（2017）
著(编)者：贾敬敦 张东科 张玉玺 张鹏毅 周伟
2018年6月出版 / 估价：99.00元
PSN B-2012-288-1/1

汽车工业蓝皮书
中国汽车工业发展年度报告（2018）
著(编)者：中国汽车工业协会
中国汽车技术研究中心
丰田汽车公司
2018年5月出版 / 估价：168.00元
PSN B-2015-463-1/2

汽车工业蓝皮书
中国汽车零部件产业发展报告（2017～2018）
著(编)者：中国汽车工业协会
中国汽车工程研究院深圳市沃特玛电池有限公司
2018年9月出版 / 估价：99.00元
PSN B-2016-515-2/2

汽车蓝皮书
中国汽车产业发展报告（2018）
著(编)者：中国汽车工程学会
大众汽车集团（中国）
2018年11月出版 / 估价：99.00元
PSN B-2008-124-1/1

世界茶业蓝皮书
世界茶业发展报告（2018）
著(编)者：李闽榕 冯廷佺
2018年5月出版 / 估价：168.00元
PSN B-2017-619-1/1

世界能源蓝皮书
世界能源发展报告（2018）
著(编)者：黄晓勇　2018年6月出版 / 估价：168.00元
PSN B-2013-349-1/1

石油蓝皮书
中国石油产业发展报告（2018）
著(编)者：中国石油化工集团公司经济技术研究院
中国国际石油化工联合有限责任公司
中国社会科学院数量经济与技术经济研究所
2018年2月出版 / 定价：98.00元
PSN B-2018-690-1/1

体育蓝皮书
国家体育产业基地发展报告（2016～2017）
著(编)者：李颖川　2018年6月出版 / 估价：168.00元
PSN B-2017-609-5/5

体育蓝皮书
中国体育产业发展报告（2018）
著(编)者：阮伟 钟秉枢
2018年12月出版 / 估价：99.00元
PSN B-2010-179-1/5

文化金融蓝皮书
中国文化金融发展报告（2018）
著(编)者：杨涛 金巍
2018年6月出版 / 估价：99.00元
PSN B-2017-610-1/1

新能源汽车蓝皮书
中国新能源汽车产业发展报告（2018）
著(编)者：中国汽车技术研究中心
日产（中国）投资有限公司
东风汽车有限公司
2018年8月出版 / 估价：99.00元
PSN B-2013-347-1/1

薏仁米产业蓝皮书
中国薏仁米产业发展报告No.2（2018）
著(编)者：李发耀 石明 秦礼康
2018年8月出版 / 估价：99.00元
PSN B-2017-645-1/1

邮轮绿皮书
中国邮轮产业发展报告（2018）
著(编)者：汪泓　2018年10月出版 / 估价：99.00元
PSN G-2014-419-1/1

智能养老蓝皮书
中国智能养老产业发展报告（2018）
著(编)者：朱勇　2018年10月出版 / 估价：99.00元
PSN B-2015-488-1/1

中国节能汽车蓝皮书
中国节能汽车发展报告（2017～2018）
著(编)者：中国汽车工程研究院股份有限公司
2018年9月出版 / 估价：99.00元
PSN B-2016-565-1/1

中国陶瓷产业蓝皮书
中国陶瓷产业发展报告（2018）
著(编)者：左和平 黄速建
2018年10月出版 / 估价：99.00元
PSN B-2016-573-1/1

装备制造业蓝皮书
中国装备制造业发展报告（2018）
著(编)者：徐东华
2018年12月出版 / 估价：118.00元
PSN B-2015-505-1/1

行业及其他类

“三农”互联网金融蓝皮书
中国“三农”互联网金融发展报告（2018）
著(编)者：李勇坚 王弢
2018年8月出版 / 估价：99.00元
PSN B-2016-560-1/1

SUV蓝皮书
中国SUV市场发展报告（2017～2018）
著(编)者：靳军 2018年9月出版 / 估价：99.00元
PSN B-2016-571-1/1

冰雪蓝皮书
中国冬季奥运会发展报告（2018）
著(编)者：孙承华 伍斌 魏庆华 张鸿俊
2018年9月出版 / 估价：99.00元
PSN B-2017-647-2/3

彩票蓝皮书
中国彩票发展报告（2018）
著(编)者：益彩基金 2018年6月出版 / 估价：99.00元
PSN B-2015-462-1/1

测绘地理信息蓝皮书
测绘地理信息供给侧结构性改革研究报告（2018）
著(编)者：库热西·买合苏提
2018年12月出版 / 估价：168.00元
PSN B-2009-145-1/1

产权市场蓝皮书
中国产权市场发展报告（2017）
著(编)者：曹和平
2018年5月出版 / 估价：99.00元
PSN B-2009-147-1/1

城投蓝皮书
中国城投行业发展报告（2018）
著(编)者：华景斌
2018年11月出版 / 估价：300.00元
PSN B-2016-514-1/1

城市轨道交通蓝皮书
中国城市轨道交通运营发展报告（2017～2018）
著(编)者：崔学忠 贾文峥
2018年3月出版 / 定价：89.00元
PSN B-2018-694-1/1

大数据蓝皮书
中国大数据发展报告（No.2）
著(编)者：连玉明 2018年5月出版 / 估价：99.00元
PSN B-2017-620-1/1

大数据应用蓝皮书
中国大数据应用发展报告No.2（2018）
著(编)者：陈军君 2018年8月出版 / 估价：99.00元
PSN B-2017-644-1/1

对外投资与风险蓝皮书
中国对外直接投资与国家风险报告（2018）
著(编)者：中债资信评估有限责任公司
中国社会科学院世界经济与政治研究所
2018年6月出版 / 估价：189.00元
PSN B-2017-606-1/1

工业和信息化蓝皮书
人工智能发展报告（2017～2018）
著(编)者：尹丽波 2018年6月出版 / 估价：99.00元
PSN B-2015-448-1/6

工业和信息化蓝皮书
世界智慧城市发展报告（2017～2018）
著(编)者：尹丽波 2018年6月出版 / 估价：99.00元
PSN B-2017-624-6/6

工业和信息化蓝皮书
世界网络安全发展报告（2017～2018）
著(编)者：尹丽波 2018年6月出版 / 估价：99.00元
PSN B-2015-452-5/6

工业和信息化蓝皮书
世界信息化发展报告（2017～2018）
著(编)者：尹丽波 2018年6月出版 / 估价：99.00元
PSN B-2015-451-4/6

工业设计蓝皮书
中国工业设计发展报告（2018）
著(编)者：王晓红 于炜 张立群 2018年9月出版 / 估价：168.00元
PSN B-2014-420-1/1

公共关系蓝皮书
中国公共关系发展报告（2017）
著(编)者：柳斌杰 2018年1月出版 / 定价：89.00元
PSN B-2016-579-1/1

公共关系蓝皮书
中国公共关系发展报告（2018）
著(编)者：柳斌杰　2018年11月出版 / 估价：99.00元
PSN B-2016-579-1/1

管理蓝皮书
中国管理发展报告（2018）
著(编)者：张晓东　2018年10月出版 / 估价：99.00元
PSN B-2014-416-1/1

轨道交通蓝皮书
中国轨道交通行业发展报告（2017）
著(编)者：仲建华 李闽榕
2017年12月出版 / 定价：98.00元
PSN B-2017-674-1/1

海关发展蓝皮书
中国海关发展前沿报告（2018）
著(编)者：干春晖　2018年6月出版 / 估价：99.00元
PSN B-2017-616-1/1

互联网医疗蓝皮书
中国互联网健康医疗发展报告（2018）
著(编)者：芮晓武　2018年6月出版 / 估价：99.00元
PSN B-2016-567-1/1

黄金市场蓝皮书
中国商业银行黄金业务发展报告（2017～2018）
著(编)者：平安银行　2018年6月出版 / 估价：99.00元
PSN B-2016-524-1/1

会展蓝皮书
中外会展业动态评估研究报告（2018）
著(编)者：张敏 任中峰 聂鑫焱 牛盼强
2018年12月出版 / 估价：99.00元
PSN B-2013-327-1/1

基金会蓝皮书
中国基金会发展报告（2017~2018）
著(编)者：中国基金会发展报告课题组
2018年6月出版 / 估价：99.00元
PSN B-2013-368-1/1

基金会绿皮书
中国基金会发展独立研究报告（2018）
著(编)者：基金会中心网　中央民族大学基金会研究中心
2018年6月出版 / 估价：99.00元
PSN G-2011-213-1/1

基金会透明度蓝皮书
中国基金会透明度发展研究报告（2018）
著(编)者：基金会中心网
清华大学廉政与治理研究中心
2018年9月出版 / 估价：99.00元
PSN B-2013-339-1/1

建筑装饰蓝皮书
中国建筑装饰行业发展报告（2018）
著(编)者：葛道顺 刘晓一
2018年10月出版 / 估价：198.00元
PSN B-2016-553-1/1

金融监管蓝皮书
中国金融监管报告（2018）
著(编)者：胡滨　2018年3月出版 / 定价：98.00元
PSN B-2012-281-1/1

金融蓝皮书
中国互联网金融行业分析与评估（2018～2019）
著(编)者：黄国平 伍旭川　2018年12月出版 / 估价：99.00元
PSN B-2016-585-7/7

金融科技蓝皮书
中国金融科技发展报告（2018）
著(编)者：李扬 孙国峰　2018年10月出版 / 估价：99.00元
PSN B-2014-374-1/1

金融信息服务蓝皮书
中国金融信息服务发展报告（2018）
著(编)者：李平　2018年5月出版 / 估价：99.00元
PSN B-2017-621-1/1

金蜜蜂企业社会责任蓝皮书
金蜜蜂中国企业社会责任报告研究（2017）
著(编)者：殷格非 于志宏 管竹笋
2018年1月出版 / 定价：99.00元
PSN B-2018-693-1/1

京津冀金融蓝皮书
京津冀金融发展报告（2018）
著(编)者：王爱俭 王璟怡　2018年10月出版 / 估价：99.00元
PSN B-2016-527-1/1

科普蓝皮书
国家科普能力发展报告（2018）
著(编)者：王康友　2018年5月出版 / 估价：138.00元
PSN B-2017-632-4/4

科普蓝皮书
中国基层科普发展报告（2017～2018）
著(编)者：赵立新 陈玲　2018年9月出版 / 估价：99.00元
PSN B-2016-568-3/4

科普蓝皮书
中国科普基础设施发展报告（2017～2018）
著(编)者：任福君　2018年6月出版 / 估价：99.00元
PSN B-2010-174-1/3

科普蓝皮书
中国科普人才发展报告（2017～2018）
著(编)者：郑念 任嵘嵘　2018年7月出版 / 估价：99.00元
PSN B-2016-512-2/4

科普能力蓝皮书
中国科普能力评价报告（2018～2019）
著(编)者：李富强 李群　2018年8月出版 / 估价：99.00元
PSN B-2016-555-1/1

临空经济蓝皮书
中国临空经济发展报告（2018）
著(编)者：连玉明　2018年9月出版 / 估价：99.00元
PSN B-2014-421-1/1

旅游安全蓝皮书
中国旅游安全报告（2018）
著(编)者：郑向敏 谢朝武　2018年5月出版 / 估价：158.00元
PSN B-2012-280-1/1

旅游绿皮书
2017～2018年中国旅游发展分析与预测
著(编)者：宋瑞　2018年1月出版 / 定价：99.00元
PSN G-2002-018-1/1

煤炭蓝皮书
中国煤炭工业发展报告（2018）
著(编)者：岳福斌　2018年12月出版 / 估价：99.00元
PSN B-2008-123-1/1

民营企业社会责任蓝皮书
中国民营企业社会责任报告（2018）
著(编)者：中华全国工商业联合会
2018年12月出版 / 估价：99.00元
PSN B-2015-510-1/1

民营医院蓝皮书
中国民营医院发展报告（2017）
著(编)者：薛晓林　2017年12月出版 / 定价：89.00元
PSN B-2012-299-1/1

闽商蓝皮书
闽商发展报告（2018）
著(编)者：李闽榕 王日根 林琛
2018年12月出版 / 估价：99.00元
PSN B-2012-298-1/1

农业应对气候变化蓝皮书
中国农业气象灾害及其灾损评估报告（No.3）
著(编)者：矫梅燕　2018年6月出版 / 估价：118.00元
PSN B-2014-413-1/1

品牌蓝皮书
中国品牌战略发展报告（2018）
著(编)者：汪同三　2018年10月出版 / 估价：99.00元
PSN B-2016-580-1/1

企业扶贫蓝皮书
中国企业扶贫研究报告（2018）
著(编)者：钟宏武　2018年12月出版 / 估价：99.00元
PSN B-2016-593-1/1

企业公益蓝皮书
中国企业公益研究报告（2018）
著(编)者：钟宏武 汪杰 黄晓娟
2018年12月出版 / 估价：99.00元
PSN B-2015-501-1/1

企业国际化蓝皮书
中国企业全球化报告（2018）
著(编)者：王辉耀 苗绿　2018年11月出版 / 估价：99.00元
PSN B-2014-427-1/1

企业蓝皮书
中国企业绿色发展报告No.2（2018）
著(编)者：李红玉 朱光辉
2018年8月出版 / 估价：99.00元
PSN B-2015-481-2/2

企业社会责任蓝皮书
中资企业海外社会责任研究报告（2017～2018）
著(编)者：钟宏武 叶柳红 张蒽
2018年6月出版 / 估价：99.00元
PSN B-2017-603-2/2

企业社会责任蓝皮书
中国企业社会责任研究报告（2018）
著(编)者：黄群慧 钟宏武 张蒽 汪杰
2018年11月出版 / 估价：99.00元
PSN B-2009-149-1/2

汽车安全蓝皮书
中国汽车安全发展报告（2018）
著(编)者：中国汽车技术研究中心
2018年8月出版 / 估价：99.00元
PSN B-2014-385-1/1

汽车电子商务蓝皮书
中国汽车电子商务发展报告（2018）
著(编)者：中华全国工商业联合会汽车经销商商会
北方工业大学
北京易观智库网络科技有限公司
2018年10月出版 / 估价：158.00元
PSN B-2015-485-1/1

汽车知识产权蓝皮书
中国汽车产业知识产权发展报告（2018）
著(编)者：中国汽车工程研究院股份有限公司
中国汽车工程学会
重庆长安汽车股份有限公司
2018年12月出版 / 估价：99.00元
PSN B-2016-594-1/1

青少年体育蓝皮书
中国青少年体育发展报告（2017）
著(编)者：刘扶民 杨桦　2018年6月出版 / 估价：99.00元
PSN B-2015-482-1/1

区块链蓝皮书
中国区块链发展报告（2018）
著(编)者：李伟　2018年9月出版 / 估价：99.00元
PSN B-2017-649-1/1

群众体育蓝皮书
中国群众体育发展报告（2017）
著(编)者：刘国永 戴健　2018年5月出版 / 估价：99.00元
PSN B-2014-411-1/3

群众体育蓝皮书
中国社会体育指导员发展报告（2018）
著(编)者：刘国永 王欢　2018年6月出版 / 估价：99.00元
PSN B-2016-520-3/3

人力资源蓝皮书
中国人力资源发展报告（2018）
著(编)者：余兴安　2018年11月出版 / 估价：99.00元
PSN B-2012-287-1/1

融资租赁蓝皮书
中国融资租赁业发展报告（2017～2018）
著(编)者：李光荣 王力　2018年8月出版 / 估价：99.00元
PSN B-2015-443-1/1

商会蓝皮书
中国商会发展报告No.5（2017）
著(编)者：王钦敏　2018年7月出版 / 估价：99.00元
PSN B-2008-125-1/1

商务中心区蓝皮书
中国商务中心区发展报告No.4（2017~2018）
著(编)者：李国红 单菁菁　2018年9月出版 / 估价：99.00元
PSN B-2015-444-1/1

设计产业蓝皮书
中国创新设计发展报告（2018）
著(编)者：王晓红 张立群 于炜
2018年11月出版 / 估价：99.00元
PSN B-2016-581-2/2

社会责任管理蓝皮书
中国上市公司社会责任能力成熟度报告 No.4（2018）
著(编)者：肖红军 王晓光 李伟阳
2018年12月出版 / 估价：99.00元
PSN B-2015-507-2/2

社会责任管理蓝皮书
中国企业公众透明度报告No.4（2017~2018）
著(编)者：黄速建 熊梦 王晓光 肖红军
2018年6月出版 / 估价：99.00元
PSN B-2015-440-1/2

食品药品蓝皮书
食品药品安全与监管政策研究报告（2016~2017）
著(编)者：唐民皓　2018年6月出版 / 估价：99.00元
PSN B-2009-129-1/1

输血服务蓝皮书
中国输血行业发展报告（2018）
著(编)者：孙俊　2018年12月出版 / 估价：99.00元
PSN B-2016-582-1/1

水利风景区蓝皮书
中国水利风景区发展报告（2018）
著(编)者：董建文 兰思仁
2018年10月出版 / 估价：99.00元
PSN B-2015-480-1/1

数字经济蓝皮书
全球数字经济竞争力发展报告（2017）
著(编)者：王振　2017年12月出版 / 定价：79.00元
PSN B-2017-673-1/1

私募市场蓝皮书
中国私募股权市场发展报告（2017~2018）
著(编)者：曹和平　2018年12月出版 / 估价：99.00元
PSN B-2010-162-1/1

碳排放权交易蓝皮书
中国碳排放权交易报告（2018）
著(编)者：孙永平　2018年11月出版 / 估价：99.00元
PSN B-2017-652-1/1

碳市场蓝皮书
中国碳市场报告（2018）
著(编)者：定金彪　2018年11月出版 / 估价：99.00元
PSN B-2014-430-1/1

体育蓝皮书
中国公共体育服务发展报告（2018）
著(编)者：戴健　2018年12月出版 / 估价：99.00元
PSN B-2013-367-2/5

土地市场蓝皮书
中国农村土地市场发展报告（2017~2018）
著(编)者：李光荣　2018年6月出版 / 估价：99.00元
PSN B-2016-526-1/1

土地整治蓝皮书
中国土地整治发展研究报告（No.5）
著(编)者：国土资源部土地整治中心
2018年7月出版 / 估价：99.00元
PSN B-2014-401-1/1

土地政策蓝皮书
中国土地政策研究报告（2018）
著(编)者：高延利 张建平 吴次芳
2018年1月出版 / 定价：98.00元
PSN B-2015-506-1/1

网络空间安全蓝皮书
中国网络空间安全发展报告（2018）
著(编)者：惠志斌 覃庆玲
2018年11月出版 / 估价：99.00元
PSN B-2015-466-1/1

文化志愿服务蓝皮书
中国文化志愿服务发展报告（2018）
著(编)者：张永新 良警宇　2018年11月出版 / 估价：128.00元
PSN B-2016-596-1/1

西部金融蓝皮书
中国西部金融发展报告（2017~2018）
著(编)者：李忠民　2018年8月出版 / 估价：99.00元
PSN B-2010-160-1/1

协会商会蓝皮书
中国行业协会商会发展报告（2017）
著(编)者：景朝阳 李勇　2018年6月出版 / 估价：99.00元
PSN B-2015-461-1/1

新三板蓝皮书
中国新三板市场发展报告（2018）
著(编)者：王力　2018年8月出版 / 估价：99.00元
PSN B-2016-533-1/1

信托市场蓝皮书
中国信托业市场报告（2017~2018）
著(编)者：用益金融信托研究院
2018年6月出版 / 估价：198.00元
PSN B-2014-371-1/1

信息化蓝皮书
中国信息化形势分析与预测（2017~2018）
著(编)者：周宏仁　2018年8月出版 / 估价：99.00元
PSN B-2010-168-1/1

信用蓝皮书
中国信用发展报告（2017~2018）
著(编)者：章政 田侃　2018年6月出版 / 估价：99.00元
PSN B-2013-328-1/1

休闲绿皮书
2017~2018年中国休闲发展报告
著(编)者：宋瑞　2018年7月出版 / 估价：99.00元
PSN G-2010-158-1/1

休闲体育蓝皮书
中国休闲体育发展报告（2017~2018）
著(编)者：李相如 钟秉枢
2018年10月出版 / 估价：99.00元
PSN B-2016-516-1/1

养老金融蓝皮书
中国养老金融发展报告（2018）
著(编)者：董克用 姚余栋
2018年9月出版 / 估价：99.00元
PSN B-2016-583-1/1

遥感监测绿皮书
中国可持续发展遥感监测报告（2017）
著(编)者：顾行发 汪克强 潘教峰 李闽榕 徐东华 王琦安
2018年6月出版 / 估价：298.00元
PSN B-2017-629-1/1

药品流通蓝皮书
中国药品流通行业发展报告（2018）
著(编)者：佘鲁林 温再兴
2018年7月出版 / 估价：198.00元
PSN B-2014-429-1/1

医疗器械蓝皮书
中国医疗器械行业发展报告（2018）
著(编)者：王宝亭 耿鸿武
2018年10月出版 / 估价：99.00元
PSN B-2017-661-1/1

医院蓝皮书
中国医院竞争力报告（2017~2018）
著(编)者：庄一强　2018年3月出版 / 定价：108.00元
PSN B-2016-528-1/1

瑜伽蓝皮书
中国瑜伽业发展报告（2017~2018）
著(编)者：张永建 徐华锋 朱泰余
2018年6月出版 / 估价：198.00元
PSN B-2017-625-1/1

债券市场蓝皮书
中国债券市场发展报告（2017~2018）
著(编)者：杨农　2018年10月出版 / 估价：99.00元
PSN B-2016-572-1/1

志愿服务蓝皮书
中国志愿服务发展报告（2018）
著(编)者：中国志愿服务联合会
2018年11月出版 / 估价：99.00元
PSN B-2017-664-1/1

中国上市公司蓝皮书
中国上市公司发展报告（2018）
著(编)者：张鹏 张平 黄胤英
2018年9月出版 / 估价：99.00元
PSN B-2014-414-1/1

中国新三板蓝皮书
中国新三板创新与发展报告（2018）
著(编)者：刘平安 闻召林
2018年8月出版 / 估价：158.00元
PSN B-2017-638-1/1

中国汽车品牌蓝皮书
中国乘用车品牌发展报告（2017）
著(编)者：《中国汽车报》社有限公司
博世（中国）投资有限公司
中国汽车技术研究中心数据资源中心
2018年1月出版 / 定价：89.00元
PSN B-2017-679-1/1

中医文化蓝皮书
北京中医药文化传播发展报告（2018）
著(编)者：毛嘉陵　2018年6月出版 / 估价：99.00元
PSN B-2015-468-1/2

中医文化蓝皮书
中国中医药文化传播发展报告（2018）
著(编)者：毛嘉陵　2018年7月出版 / 估价：99.00元
PSN B-2016-584-2/2

中医药蓝皮书
北京中医药知识产权发展报告No.2
著(编)者：汪洪 屠志涛　2018年6月出版 / 估价：168.00元
PSN B-2017-602-1/1

资本市场蓝皮书
中国场外交易市场发展报告（2016~2017）
著(编)者：高峦　2018年6月出版 / 估价：99.00元
PSN B-2009-153-1/1

资产管理蓝皮书
中国资产管理行业发展报告（2018）
著(编)者：郑智　2018年7月出版 / 估价：99.00元
PSN B-2014-407-2/2

资产证券化蓝皮书
中国资产证券化发展报告（2018）
著(编)者：沈炳熙 曹彤 李哲平
2018年4月出版 / 定价：98.00元
PSN B-2017-660-1/1

自贸区蓝皮书
中国自贸区发展报告（2018）
著(编)者：王力 黄育华
2018年6月出版 / 估价：99.00元
PSN B-2016-558-1/1

国际问题与全球治理类

“一带一路”跨境通道蓝皮书
“一带一路”跨境通道建设研究报（2017～2018）
著(编)者：余鑫 张秋生　　2018年1月出版 / 定价：89.00元
PSN B-2016-557-1/1

“一带一路”蓝皮书
“一带一路”建设发展报告（2018）
著(编)者：李永全　　2018年3月出版 / 定价：98.00元
PSN B-2016-552-1/1

“一带一路”投资安全蓝皮书
中国“一带一路”投资与安全研究报告（2018）
著(编)者：邹统钎 梁昊光　　2018年4月出版 / 定价：98.00元
PSN B-2017-612-1/1

“一带一路”文化交流蓝皮书
中阿文化交流发展报告（2017）
著(编)者：王辉　　2017年12月出版 / 定价：89.00元
PSN B-2017-655-1/1

G20国家创新竞争力黄皮书
二十国集团（G20）国家创新竞争力发展报告（2017～2018）
著(编)者：李建平 李闽榕 赵新力 周天勇
2018年7月出版 / 估价：168.00元
PSN Y-2011-229-1/1

阿拉伯黄皮书
阿拉伯发展报告（2016～2017）
著(编)者：罗林　　2018年6月出版 / 估价：99.00元
PSN Y-2014-381-1/1

北部湾蓝皮书
泛北部湾合作发展报告（2017～2018）
著(编)者：吕余生　　2018年12月出版 / 估价：99.00元
PSN B-2008-114-1/1

北极蓝皮书
北极地区发展报告（2017）
著(编)者：刘惠荣　　2018年7月出版 / 估价：99.00元
PSN B-2017-634-1/1

大洋洲蓝皮书
大洋洲发展报告（2017～2018）
著(编)者：喻常森　　2018年10月出版 / 估价：99.00元
PSN B-2013-341-1/1

东北亚区域合作蓝皮书
2017年“一带一路”倡议与东北亚区域合作
著(编)者：刘亚政 金美花
2018年5月出版 / 估价：99.00元
PSN B-2017-631-1/1

东盟黄皮书
东盟发展报告（2017）
著(编)者：杨静林 庄国土　2018年6月出版 / 估价：99.00元
PSN Y-2012-303-1/1

东南亚蓝皮书
东南亚地区发展报告（2017～2018）
著(编)者：王勤　　2018年12月出版 / 估价：99.00元
PSN B-2012-240-1/1

非洲黄皮书
非洲发展报告No.20（2017～2018）
著(编)者：张宏明　　2018年7月出版 / 估价：99.00元
PSN Y-2012-239-1/1

非传统安全蓝皮书
中国非传统安全研究报告（2017～2018）
著(编)者：潇枫 罗中枢　　2018年8月出版 / 估价：99.00元
PSN B-2012-273-1/1

国际安全蓝皮书
中国国际安全研究报告（2018）
著(编)者：刘慧　　2018年7月出版 / 估价：99.00元
PSN B-2016-521-1/1

国际城市蓝皮书
国际城市发展报告（2018）
著(编)者：屠启宇　　2018年2月出版 / 定价：89.00元
PSN B-2012-260-1/1

国际形势黄皮书
全球政治与安全报告（2018）
著(编)者：张宇燕　　2018年1月出版 / 定价：99.00元
PSN Y-2001-016-1/1

公共外交蓝皮书
中国公共外交发展报告（2018）
著(编)者：赵启正 雷蔚真　　2018年6月出版 / 估价：99.00元
PSN B-2015-457-1/1

海丝蓝皮书
21世纪海上丝绸之路研究报告（2017）
著(编)者：华侨大学海上丝绸之路研究院
2017年12月出版 / 定价：89.00元
PSN B-2017-684-1/1

金砖国家黄皮书
金砖国家综合创新竞争力发展报告（2018）
著(编)者：赵新力 李闽榕 黄茂兴
2018年8月出版 / 估价：128.00元
PSN Y-2017-643-1/1

拉美黄皮书
拉丁美洲和加勒比发展报告（2017～2018）
著(编)者：袁东振　　2018年6月出版 / 估价：99.00元
PSN Y-1999-007-1/1

澜湄合作蓝皮书
澜沧江-湄公河合作发展报告（2018）
著(编)者：刘稚　　2018年9月出版 / 估价：99.00元
PSN B-2011-196-1/1

欧洲蓝皮书
欧洲发展报告（2017～2018）
著(编)者：黄平 周弘 程卫东
2018年6月出版 / 估价：99.00元
PSN B-1999-009-1/1

葡语国家蓝皮书
葡语国家发展报告（2016～2017）
著(编)者：王成安 张敏 刘金兰
2018年6月出版 / 估价：99.00元
PSN B-2015-503-1/2

葡语国家蓝皮书
中国与葡语国家关系发展报告·巴西（2016）
著(编)者：张曙光
2018年8月出版 / 估价：99.00元
PSN B-2016-563-2/2

气候变化绿皮书
应对气候变化报告（2018）
著(编)者：王伟光 郑国光
2018年11月出版 / 估价：99.00元
PSN G-2009-144-1/1

全球环境竞争力绿皮书
全球环境竞争力报告（2018）
著(编)者：李建平 李闽榕 王金南
2018年12月出版 / 估价：198.00元
PSN G-2013-363-1/1

全球信息社会蓝皮书
全球信息社会发展报告（2018）
著(编)者：丁波涛 唐涛 2018年10月出版 / 估价：99.00元
PSN B-2017-665-1/1

日本经济蓝皮书
日本经济与中日经贸关系研究报告（2018）
著(编)者：张季风 2018年6月出版 / 估价：99.00元
PSN B-2008-102-1/1

上海合作组织黄皮书
上海合作组织发展报告（2018）
著(编)者：李进峰 2018年6月出版 / 估价：99.00元
PSN Y-2009-130-1/1

世界创新竞争力黄皮书
世界创新竞争力发展报告（2017）
著(编)者：李建平 李闽榕 赵新力
2018年6月出版 / 估价：168.00元
PSN Y-2013-318-1/1

世界经济黄皮书
2018年世界经济形势分析与预测
著(编)者：张宇燕 2018年1月出版 / 定价：99.00元
PSN Y-1999-006-1/1

世界能源互联互通蓝皮书
世界能源清洁发展与互联互通评估报告（2017）：欧洲篇
著(编)者：国网能源研究院
2018年1月出版 / 定价：128.00元
PSN B-2018-695-1/1

丝绸之路蓝皮书
丝绸之路经济带发展报告（2018）
著(编)者：任宗哲 白宽犁 谷孟宾
2018年1月出版 / 定价：89.00元
PSN B-2014-410-1/1

新兴经济体蓝皮书
金砖国家发展报告（2018）
著(编)者：林跃勤 周文
2018年8月出版 / 估价：99.00元
PSN B-2011-195-1/1

亚太蓝皮书
亚太地区发展报告（2018）
著(编)者：李向阳 2018年5月出版 / 估价：99.00元
PSN B-2001-015-1/1

印度洋地区蓝皮书
印度洋地区发展报告（2018）
著(编)者：汪戎 2018年6月出版 / 估价：99.00元
PSN B-2013-334-1/1

印度尼西亚经济蓝皮书
印度尼西亚经济发展报告（2017）：增长与机会
著(编)者：左志刚 2017年11月出版 / 定价：89.00元
PSN B-2017-675-1/1

渝新欧蓝皮书
渝新欧沿线国家发展报告（2018）
著(编)者：杨柏 黄森
2018年6月出版 / 估价：99.00元
PSN B-2017-626-1/1

中阿蓝皮书
中国-阿拉伯国家经贸发展报告（2018）
著(编)者：张廉 段庆林 王林聪 杨巧红
2018年12月出版 / 估价：99.00元
PSN B-2016-598-1/1

中东黄皮书
中东发展报告No.20（2017～2018）
著(编)者：杨光 2018年10月出版 / 估价：99.00元
PSN Y-1998-004-1/1

中亚黄皮书
中亚国家发展报告（2018）
著(编)者：孙力
2018年3月出版 / 定价：98.00元
PSN Y-2012-238-1/1

国别类

澳大利亚蓝皮书
澳大利亚发展报告（2017-2018）
著(编)者：孙有中 韩锋　2018年12月出版 / 估价：99.00元
PSN B-2016-587-1/1

巴西黄皮书
巴西发展报告（2017）
著(编)者：刘国枝　2018年5月出版 / 估价：99.00元
PSN Y-2017-614-1/1

德国蓝皮书
德国发展报告（2018）
著(编)者：郑春荣　2018年6月出版 / 估价：99.00元
PSN B-2012-278-1/1

俄罗斯黄皮书
俄罗斯发展报告（2018）
著(编)者：李永全　2018年6月出版 / 估价：99.00元
PSN Y-2006-061-1/1

韩国蓝皮书
韩国发展报告（2017）
著(编)者：牛林杰 刘宝全　2018年6月出版 / 估价：99.00元
PSN B-2010-155-1/1

加拿大蓝皮书
加拿大发展报告（2018）
著(编)者：唐小松　2018年9月出版 / 估价：99.00元
PSN B-2014-389-1/1

美国蓝皮书
美国研究报告（2018）
著(编)者：郑秉文 黄平　2018年5月出版 / 估价：99.00元
PSN B-2011-210-1/1

缅甸蓝皮书
缅甸国情报告（2017）
著(编)者：祝湘辉
2017年11月出版 / 定价：98.00元
PSN B-2013-343-1/1

日本蓝皮书
日本研究报告（2018）
著(编)者：杨伯江　2018年4月出版 / 定价：99.00元
PSN B-2002-020-1/1

土耳其蓝皮书
土耳其发展报告（2018）
著(编)者：郭长刚 刘义　2018年9月出版 / 估价：99.00元
PSN B-2014-412-1/1

伊朗蓝皮书
伊朗发展报告（2017～2018）
著(编)者：冀开运　2018年10月 / 估价：99.00元
PSN B-2016-574-1/1

以色列蓝皮书
以色列发展报告（2018）
著(编)者：张倩红　2018年8月出版 / 估价：99.00元
PSN B-2015-483-1/1

印度蓝皮书
印度国情报告（2017）
著(编)者：吕昭义　2018年6月出版 / 估价：99.00元
PSN B-2012-241-1/1

英国蓝皮书
英国发展报告（2017～2018）
著(编)者：王展鹏　2018年12月出版 / 估价：99.00元
PSN B-2015-486-1/1

越南蓝皮书
越南国情报告（2018）
著(编)者：谢林城　2018年11月出版 / 估价：99.00元
PSN B-2006-056-1/1

泰国蓝皮书
泰国研究报告（2018）
著(编)者：庄国土 张禹东 刘文正
2018年10月出版 / 估价：99.00元
PSN B-2016-556-1/1

文化传媒类

“三农”舆情蓝皮书
中国“三农”网络舆情报告（2017～2018）
著(编)者：农业部信息中心
2018年6月出版 / 估价：99.00元
PSN B-2017-640-1/1

传媒竞争力蓝皮书
中国传媒国际竞争力研究报告（2018）
著(编)者：李本乾 刘强 王大可
2018年8月出版 / 估价：99.00元
PSN B-2013-356-1/1

传媒蓝皮书
中国传媒产业发展报告（2018）
著(编)者：崔保国
2018年5月出版 / 估价：99.00元
PSN B-2005-035-1/1

传媒投资蓝皮书
中国传媒投资发展报告（2018）
著(编)者：张向东 谭云明
2018年6月出版 / 估价：148.00元
PSN B-2015-474-1/1

非物质文化遗产蓝皮书
中国非物质文化遗产发展报告（2018）
著(编)者：陈平　2018年6月出版 / 估价：128.00元
PSN B-2015-469-1/2

非物质文化遗产蓝皮书
中国非物质文化遗产保护发展报告（2018）
著(编)者：宋俊华　2018年10月出版 / 估价：128.00元
PSN B-2016-586-2/2

广电蓝皮书
中国广播电影电视发展报告（2018）
著(编)者：国家新闻出版广电总局发展研究中心
2018年7月出版 / 估价：99.00元
PSN B-2006-072-1/1

广告主蓝皮书
中国广告主营销传播趋势报告No.9
著(编)者：黄升民 杜国清 邵华冬 等
2018年10月出版 / 估价：158.00元
PSN B-2005-041-1/1

国际传播蓝皮书
中国国际传播发展报告（2018）
著(编)者：胡正荣 李继东 姬德强
2018年12月出版 / 估价：99.00元
PSN B-2014-408-1/1

国家形象蓝皮书
中国国家形象传播报告（2017）
著(编)者：张昆　2018年6月出版 / 估价：128.00元
PSN B-2017-605-1/1

互联网治理蓝皮书
中国网络社会治理研究报告（2018）
著(编)者：罗昕 支庭荣
2018年9月出版 / 估价：118.00元
PSN B-2017-653-1/1

纪录片蓝皮书
中国纪录片发展报告（2018）
著(编)者：何苏六　2018年10月出版 / 估价：99.00元
PSN B-2011-222-1/1

科学传播蓝皮书
中国科学传播报告（2016~2017）
著(编)者：詹正茂　2018年6月出版 / 估价：99.00元
PSN B-2008-120-1/1

两岸创意经济蓝皮书
两岸创意经济研究报告（2018）
著(编)者：罗昌智 董泽平
2018年10月出版 / 估价：99.00元
PSN B-2014-437-1/1

媒介与女性蓝皮书
中国媒介与女性发展报告（2017~2018）
著(编)者：刘利群　2018年5月出版 / 估价：99.00元
PSN B-2013-345-1/1

媒体融合蓝皮书
中国媒体融合发展报告（2017~2018）
著(编)者：梅宁华 支庭荣
2017年12月出版 / 定价：98.00元
PSN B-2015-479-1/1

全球传媒蓝皮书
全球传媒发展报告（2017~2018）
著(编)者：胡正荣 李继东　2018年6月出版 / 估价：99.00元
PSN B-2012-237-1/1

少数民族非遗蓝皮书
中国少数民族非物质文化遗产发展报告（2018）
著(编)者：肖远平（彝） 柴立（满）
2018年10月出版 / 估价：118.00元
PSN B-2015-467-1/1

视听新媒体蓝皮书
中国视听新媒体发展报告（2018）
著(编)者：国家新闻出版广电总局发展研究中心
2018年7月出版 / 估价：118.00元
PSN B-2011-184-1/1

数字娱乐产业蓝皮书
中国动画产业发展报告（2018）
著(编)者：孙立军 孙平 牛兴侦
2018年10月出版 / 估价：99.00元
PSN B-2011-198-1/2

数字娱乐产业蓝皮书
中国游戏产业发展报告（2018）
著(编)者：孙立军 刘跃军　2018年10月出版 / 估价：99.00元
PSN B-2017-662-2/2

网络视听蓝皮书
中国互联网视听行业发展报告（2018）
著(编)者：陈鹏　2018年2月出版 / 定价：148.00元
PSN B-2018-688-1/1

文化创新蓝皮书
中国文化创新报告（2017·No.8）
著(编)者：傅才武　2018年6月出版 / 估价：99.00元
PSN B-2009-143-1/1

文化建设蓝皮书
中国文化发展报告（2018）
著(编)者：江畅 孙伟平 戴茂堂
2018年5月出版 / 估价：99.00元
PSN B-2014-392-1/1

文化科技蓝皮书
文化科技创新发展报告（2018）
著(编)者：于平 李凤亮　2018年10月出版 / 估价：99.00元
PSN B-2013-342-1/1

文化蓝皮书
中国公共文化服务发展报告（2017~2018）
著(编)者：刘新成 张永新 张旭
2018年12月出版 / 估价：99.00元
PSN B-2007-093-2/10

文化蓝皮书
中国少数民族文化发展报告（2017~2018）
著(编)者：武翠英 张晓明 任乌晶
2018年9月出版 / 估价：99.00元
PSN B-2013-369-9/10

文化蓝皮书
中国文化产业供需协调检测报告（2018）
著(编)者：王亚南　2018年3月出版 / 定价：99.00元
PSN B-2013-323-8/10

文化蓝皮书
中国文化消费需求景气评价报告（2018）
著(编)者：王亚南　2018年3月出版 / 定价：99.00元
PSN B-2011-236-4/10

文化蓝皮书
中国公共文化投入增长测评报告（2018）
著(编)者：王亚南　2018年3月出版 / 定价：99.00元
PSN B-2014-435-10/10

文化品牌蓝皮书
中国文化品牌发展报告（2018）
著(编)者：欧阳友权　2018年5月出版 / 估价：99.00元
PSN B-2012-277-1/1

文化遗产蓝皮书
中国文化遗产事业发展报告（2017~2018）
著(编)者：苏杨 张颖岚 卓杰 白海峰 陈晨 陈叙图
2018年8月出版 / 估价：99.00元
PSN B-2008-119-1/1

文学蓝皮书
中国文情报告（2017~2018）
著(编)者：白烨　2018年5月出版 / 估价：99.00元
PSN B-2011-221-1/1

新媒体蓝皮书
中国新媒体发展报告No.9（2018）
著(编)者：唐绪军　2018年7月出版 / 估价：99.00元
PSN B-2010-169-1/1

新媒体社会责任蓝皮书
中国新媒体社会责任研究报告（2018）
著(编)者：钟瑛　2018年12月出版 / 估价：99.00元
PSN B-2014-423-1/1

移动互联网蓝皮书
中国移动互联网发展报告（2018）
著(编)者：余清楚　2018年6月出版 / 估价：99.00元
PSN B-2012-282-1/1

影视蓝皮书
中国影视产业发展报告（2018）
著(编)者：司若 陈鹏 陈锐
2018年6月出版 / 估价：99.00元
PSN B-2016-529-1/1

舆情蓝皮书
中国社会舆情与危机管理报告（2018）
著(编)者：谢耘耕
2018年9月出版 / 估价：138.00元
PSN B-2011-235-1/1

中国大运河蓝皮书
中国大运河发展报告（2018）
著(编)者：吴欣　2018年2月出版 / 估价：128.00元
PSN B-2018-691-1/1

地方发展类-经济

澳门蓝皮书
澳门经济社会发展报告（2017~2018）
著(编)者：吴志良 郝雨凡
2018年7月出版 / 估价：99.00元
PSN B-2009-138-1/1

澳门绿皮书
澳门旅游休闲发展报告（2017~2018）
著(编)者：郝雨凡 林广志
2018年5月出版 / 估价：99.00元
PSN G-2017-617-1/1

北京蓝皮书
北京经济发展报告（2017~2018）
著(编)者：杨松　2018年6月出版 / 估价：99.00元
PSN B-2006-054-2/8

北京旅游绿皮书
北京旅游发展报告（2018）
著(编)者：北京旅游学会
2018年7月出版 / 估价：99.00元
PSN G-2012-301-1/1

北京体育蓝皮书
北京体育产业发展报告（2017~2018）
著(编)者：钟秉枢 陈杰 杨铁黎
2018年9月出版 / 估价：99.00元
PSN B-2015-475-1/1

滨海金融蓝皮书
滨海新区金融发展报告（2017）
著(编)者：王爱俭 李向前　2018年4月出版 / 估价：99.00元
PSN B-2014-424-1/1

城乡一体化蓝皮书
北京城乡一体化发展报告（2017~2018）
著(编)者：吴宝新 张宝秀 黄序
2018年5月出版 / 估价：99.00元
PSN B-2012-258-2/2

非公有制企业社会责任蓝皮书
北京非公有制企业社会责任报告（2018）
著(编)者：宋贵伦 冯培
2018年6月出版 / 估价：99.00元
PSN B-2017-613-1/1

福建旅游蓝皮书
福建省旅游产业发展现状研究（2017~2018）
著(编)者：陈敏华 黄远水　2018年12月出版 / 估价：128.00元
PSN B-2016-591-1/1

福建自贸区蓝皮书
中国(福建)自由贸易试验区发展报告(2017~2018)
著(编)者：黄茂兴　2018年6月出版 / 估价：118.00元
PSN B-2016-531-1/1

甘肃蓝皮书
甘肃经济发展分析与预测（2018）
著(编)者：安文华 罗哲　2018年1月出版 / 定价：99.00元
PSN B-2013-312-1/6

甘肃蓝皮书
甘肃商贸流通发展报告（2018）
著(编)者：张应华 王福生 王晓芳
2018年1月出版 / 定价：99.00元
PSN B-2016-522-6/6

甘肃蓝皮书
甘肃县域和农村发展报告（2018）
著(编)者：包东红 朱智文 王建兵
2018年1月出版 / 定价：99.00元
PSN B-2013-316-5/6

甘肃农业科技绿皮书
甘肃农业科技发展研究报告（2018）
著(编)者：魏胜文 乔德华 张东伟
2018年12月出版 / 估价：198.00元
PSN B-2016-592-1/1

甘肃气象保障蓝皮书
甘肃农业对气候变化的适应与风险评估报告（No.1）
著(编)者：鲍文中 周广胜
2017年12月出版 / 定价：108.00元
PSN B-2017-677-1/1

巩义蓝皮书
巩义经济社会发展报告（2018）
著(编)者：丁同民 朱军　2018年6月出版 / 估价：99.00元
PSN B-2016-532-1/1

广东外经贸蓝皮书
广东对外经济贸易发展研究报告（2017～2018）
著(编)者：陈万灵　2018年6月出版 / 估价：99.00元
PSN B-2012-286-1/1

广西北部湾经济区蓝皮书
广西北部湾经济区开放开发报告（2017～2018）
著(编)者：广西壮族自治区北部湾经济区和东盟开放合作办公室
广西社会科学院
广西北部湾发展研究院
2018年5月出版 / 估价：99.00元
PSN B-2010-181-1/1

广州蓝皮书
广州城市国际化发展报告（2018）
著(编)者：张跃国　2018年8月出版 / 估价：99.00元
PSN B-2012-246-11/14

广州蓝皮书
中国广州城市建设与管理发展报告（2018）
著(编)者：张其学 陈小钢 王宏伟　2018年8月出版 / 估价：99.00元
PSN B-2007-087-4/14

广州蓝皮书
广州创新型城市发展报告（2018）
著(编)者：尹涛　2018年6月出版 / 估价：99.00元
PSN B-2012-247-12/14

广州蓝皮书
广州经济发展报告（2018）
著(编)者：张跃国 尹涛　2018年7月出版 / 估价：99.00元
PSN B-2005-040-1/14

广州蓝皮书
2018年中国广州经济形势分析与预测
著(编)者：魏明海 谢博能 李华
2018年6月出版 / 估价：99.00元
PSN B-2011-185-9/14

广州蓝皮书
中国广州科技创新发展报告（2018）
著(编)者：于欣伟 陈爽 邓佑满　2018年8月出版 / 估价：99.00元
PSN B-2006-065-2/14

广州蓝皮书
广州农村发展报告（2018）
著(编)者：朱名宏　2018年7月出版 / 估价：99.00元
PSN B-2010-167-8/14

广州蓝皮书
广州汽车产业发展报告（2018）
著(编)者：杨再高 冯兴亚　2018年7月出版 / 估价：99.00元
PSN B-2006-066-3/14

广州蓝皮书
广州商贸业发展报告（2018）
著(编)者：张跃国 陈杰 荀振英
2018年7月出版 / 估价：99.00元
PSN B-2012-245-10/14

贵阳蓝皮书
贵阳城市创新发展报告No.3（白云篇）
著(编)者：连玉明　2018年5月出版 / 估价：99.00元
PSN B-2015-491-3/10

贵阳蓝皮书
贵阳城市创新发展报告No.3（观山湖篇）
著(编)者：连玉明　2018年5月出版 / 估价：99.00元
PSN B-2015-497-9/10

贵阳蓝皮书
贵阳城市创新发展报告No.3（花溪篇）
著(编)者：连玉明　2018年5月出版 / 估价：99.00元
PSN B-2015-490-2/10

贵阳蓝皮书
贵阳城市创新发展报告No.3（开阳篇）
著(编)者：连玉明　2018年5月出版 / 估价：99.00元
PSN B-2015-492-4/10

贵阳蓝皮书
贵阳城市创新发展报告No.3（南明篇）
著(编)者：连玉明　2018年5月出版 / 估价：99.00元
PSN B-2015-496-8/10

贵阳蓝皮书
贵阳城市创新发展报告No.3（清镇篇）
著(编)者：连玉明　2018年5月出版 / 估价：99.00元
PSN B-2015-489-1/10

贵阳蓝皮书
贵阳城市创新发展报告No.3（乌当篇）
著(编)者：连玉明　2018年5月出版 / 估价：99.00元
PSN B-2015-495-7/10

贵阳蓝皮书
贵阳城市创新发展报告No.3（息烽篇）
著(编)者：连玉明　2018年5月出版 / 估价：99.00元
PSN B-2015-493-5/10

贵阳蓝皮书
贵阳城市创新发展报告No.3（修文篇）
著(编)者：连玉明　2018年5月出版 / 估价：99.00元
PSN B-2015-494-6/10

贵阳蓝皮书
贵阳城市创新发展报告No.3（云岩篇）
著(编)者：连玉明　2018年5月出版 / 估价：99.00元
PSN B-2015-498-10/10

贵州房地产蓝皮书
贵州房地产发展报告No.5（2018）
著(编)者：武廷方　2018年7月出版 / 估价：99.00元
PSN B-2014-426-1/1

贵州蓝皮书
贵州册亨经济社会发展报告（2018）
著(编)者：黄德林　2018年6月出版 / 估价：99.00元
PSN B-2016-525-8/9

贵州蓝皮书
贵州地理标志产业发展报告（2018）
著(编)者：李发耀 黄其松　2018年8月出版 / 估价：99.00元
PSN B-2017-646-10/10

贵州蓝皮书
贵安新区发展报告（2017～2018）
著(编)者：马长青 吴大华　2018年6月出版 / 估价：99.00元
PSN B-2015-459-4/10

贵州蓝皮书
贵州国家级开放创新平台发展报告（2017～2018）
著(编)者：申晓庆 吴大华 季泓
2018年11月出版 / 估价：99.00元
PSN B-2016-518-7/10

贵州蓝皮书
贵州国有企业社会责任发展报告（2017～2018）
著(编)者：郭丽　2018年12月出版 / 估价：99.00元
PSN B-2015-511-6/10

贵州蓝皮书
贵州民航业发展报告（2017）
著(编)者：申振东 吴大华　2018年6月出版 / 估价：99.00元
PSN B-2015-471-5/10

贵州蓝皮书
贵州民营经济发展报告（2017）
著(编)者：杨静 吴大华　2018年6月出版 / 估价：99.00元
PSN B-2016-530-9/9

杭州都市圈蓝皮书
杭州都市圈发展报告（2018）
著(编)者：洪庆华 沈翔　2018年4月出版 / 定价：98.00元
PSN B-2012-302-1/1

河北经济蓝皮书
河北省经济发展报告（2018）
著(编)者：马树强 金浩 张贵　2018年6月出版 / 估价：99.00元
PSN B-2014-380-1/1

河北蓝皮书
河北经济社会发展报告（2018）
著(编)者：康振海　2018年1月出版 / 定价：99.00元
PSN B-2014-372-1/3

河北蓝皮书
京津冀协同发展报告（2018）
著(编)者：陈璐　2017年12月出版 / 定价：79.00元
PSN B-2017-601-2/3

河南经济蓝皮书
2018年河南经济形势分析与预测
著(编)者：王世炎　2018年3月出版 / 定价：89.00元
PSN B-2007-086-1/1

河南蓝皮书
河南城市发展报告（2018）
著(编)者：张占仓 王建国　2018年5月出版 / 估价：99.00元
PSN B-2009-131-3/9

河南蓝皮书
河南工业发展报告（2018）
著(编)者：张占仓　2018年5月出版 / 估价：99.00元
PSN B-2013-317-5/9

河南蓝皮书
河南金融发展报告（2018）
著(编)者：喻新安 谷建全
2018年6月出版 / 估价：99.00元
PSN B-2014-390-7/9

河南蓝皮书
河南经济发展报告（2018）
著(编)者：张占仓 完世伟
2018年6月出版 / 估价：99.00元
PSN B-2010-157-4/9

河南蓝皮书
河南能源发展报告（2018）
著(编)者：国网河南省电力公司经济技术研究院
河南省社会科学院
2018年6月出版 / 估价：99.00元
PSN B-2017-607-9/9

河南商务蓝皮书
河南商务发展报告（2018）
著(编)者：焦锦淼 穆荣国　2018年5月出版 / 估价：99.00元
PSN B-2014-399-1/1

河南双创蓝皮书
河南创新创业发展报告（2018）
著(编)者：喻新安 杨雪梅
2018年8月出版 / 估价：99.00元
PSN B-2017-641-1/1

黑龙江蓝皮书
黑龙江经济发展报告（2018）
著(编)者：朱宇　2018年1月出版 / 定价：89.00元
PSN B-2011-190-2/2

湖南城市蓝皮书
区域城市群整合
著(编)者：童中贤 韩未名 2018年12月出版 / 估价：99.00元
PSN B-2006-064-1/1

湖南蓝皮书
湖南城乡一体化发展报告（2018）
著(编)者：陈文胜 王文强 陆福兴
2018年8月出版 / 估价：99.00元
PSN B-2015-477-8/8

湖南蓝皮书
2018年湖南电子政务发展报告
著(编)者：梁志峰 2018年5月出版 / 估价：128.00元
PSN B-2014-394-6/8

湖南蓝皮书
2018年湖南经济发展报告
著(编)者：卞鹰 2018年5月出版 / 估价：128.00元
PSN B-2011-207-2/8

湖南蓝皮书
2016年湖南经济展望
著(编)者：梁志峰 2018年5月出版 / 估价：128.00元
PSN B-2011-206-1/8

湖南蓝皮书
2018年湖南县域经济社会发展报告
著(编)者：梁志峰 2018年5月出版 / 估价：128.00元
PSN B-2014-395-7/8

湖南县域绿皮书
湖南县域发展报告（No.5）
著(编)者：袁准 周小毛 黎仁寅
2018年6月出版 / 估价：99.00元
PSN G-2012-274-1/1

沪港蓝皮书
沪港发展报告（2018）
著(编)者：尤安山 2018年9月出版 / 估价：99.00元
PSN B-2013-362-1/1

吉林蓝皮书
2018年吉林经济社会形势分析与预测
著(编)者：邵汉明 2017年12月出版 / 定价：89.00元
PSN B-2013-319-1/1

吉林省城市竞争力蓝皮书
吉林省城市竞争力报告（2017~2018）
著(编)者：崔岳春 张磊
2018年3月出版 / 定价：89.00元
PSN B-2016-513-1/1

济源蓝皮书
济源经济社会发展报告（2018）
著(编)者：喻新安 2018年6月出版 / 估价：99.00元
PSN B-2014-387-1/1

江苏蓝皮书
2018年江苏经济发展分析与展望
著(编)者：王庆五 吴先满
2018年7月出版 / 估价：128.00元
PSN B-2017-635-1/3

江西蓝皮书
江西经济社会发展报告（2018）
著(编)者：陈石俊 龚建文 2018年10月出版 / 估价：128.00元
PSN B-2015-484-1/2

江西蓝皮书
江西设区市发展报告（2018）
著(编)者：姜玮 梁勇
2018年10月出版 / 估价：99.00元
PSN B-2016-517-2/2

经济特区蓝皮书
中国经济特区发展报告（2017）
著(编)者：陶一桃 2018年1月出版 / 估价：99.00元
PSN B-2009-139-1/1

辽宁蓝皮书
2018年辽宁经济社会形势分析与预测
著(编)者：梁启东 魏红江 2018年6月出版 / 估价：99.00元
PSN B-2006-053-1/1

民族经济蓝皮书
中国民族地区经济发展报告（2018）
著(编)者：李曦辉 2018年7月出版 / 估价：99.00元
PSN B-2017-630-1/1

南宁蓝皮书
南宁经济发展报告（2018）
著(编)者：胡建华 2018年9月出版 / 估价：99.00元
PSN B-2016-569-2/3

内蒙古蓝皮书
内蒙古精准扶贫研究报告（2018）
著(编)者：张志华 2018年1月出版 / 定价：89.00元
PSN B-2017-681-2/2

浦东新区蓝皮书
上海浦东经济发展报告（2018）
著(编)者：周小平 徐美芳
2018年1月出版 / 定价：89.00元
PSN B-2011-225-1/1

青海蓝皮书
2018年青海经济社会形势分析与预测
著(编)者：陈玮 2018年1月出版 / 定价：98.00元
PSN B-2012-275-1/2

青海科技绿皮书
青海科技发展报告（2017）
著(编)者：青海省科学技术信息研究所
2018年3月出版 / 定价：98.00元
PSN G-2018-701-1/1

山东蓝皮书
山东经济形势分析与预测（2018）
著(编)者：李广杰 2018年7月出版 / 估价：99.00元
PSN B-2014-404-1/5

山东蓝皮书
山东省普惠金融发展报告（2018）
著(编)者：齐鲁财富网
2018年9月出版 / 估价：99.00元
PSN B2017-676-5/5

山西蓝皮书
山西资源型经济转型发展报告（2018）
著(编)者：李志强　　2018年7月出版 / 估价：99.00元
PSN B-2011-197-1/1

陕西蓝皮书
陕西经济发展报告（2018）
著(编)者：任宗哲 白宽犁 裴成荣
2018年1月出版 / 定价：89.00元
PSN B-2009-135-1/6

陕西蓝皮书
陕西精准脱贫研究报告（2018）
著(编)者：任宗哲 白宽犁 王建康
2018年4月出版 / 定价：89.00元
PSN B-2017-623-6/6

上海蓝皮书
上海经济发展报告（2018）
著(编)者：沈开艳　　2018年2月出版 / 定价：89.00元
PSN B-2006-057-1/7

上海蓝皮书
上海资源环境发展报告（2018）
著(编)者：周冯琦 胡静　　2018年2月出版 / 定价：89.00元
PSN B-2006-060-4/7

上海蓝皮书
上海奉贤经济发展分析与研判（2017~2018）
著(编)者：张兆安 朱平芳　　2018年3月出版 / 定价：99.00元
PSN B-2018-698-8/8

上饶蓝皮书
上饶发展报告（2016~2017）
著(编)者：廖其志　　2018年6月出版 / 估价：128.00元
PSN B-2014-377-1/1

深圳蓝皮书
深圳经济发展报告（2018）
著(编)者：张骁儒　　2018年6月出版 / 估价：99.00元
PSN B-2008-112-3/7

四川蓝皮书
四川城镇化发展报告（2018）
著(编)者：侯水平 陈炜　　2018年6月出版 / 估价：99.00元
PSN B-2015-456-7/7

四川蓝皮书
2018年四川经济形势分析与预测
著(编)者：杨钢　　2018年1月出版 / 定价：158.00元
PSN B-2007-098-2/7

四川蓝皮书
四川企业社会责任研究报告（2017~2018）
著(编)者：侯水平 盛毅　　2018年5月出版 / 估价：99.00元
PSN B-2014-386-4/7

四川蓝皮书
四川生态建设报告（2018）
著(编)者：李晟之　　2018年5月出版 / 估价：99.00元
PSN B-2015-455-6/7

四川蓝皮书
四川特色小镇发展报告（2017）
著(编)者：吴志强　　2017年11月出版 / 定价：89.00元
PSN B-2017-670-8/8

体育蓝皮书
上海体育产业发展报告（2017~2018）
著(编)者：张林 黄海燕
2018年10月出版 / 估价：99.00元
PSN B-2015-454-4/5

体育蓝皮书
长三角地区体育产业发展报（2017~2018）
著(编)者：张林　　2018年6月出版 / 估价：99.00元
PSN B-2015-453-3/5

天津金融蓝皮书
天津金融发展报告（2018）
著(编)者：王爱俭 孔德昌
2018年5月出版 / 估价：99.00元
PSN B-2014-418-1/1

图们江区域合作蓝皮书
图们江区域合作发展报告（2018）
著(编)者：李铁　　2018年6月出版 / 估价：99.00元
PSN B-2015-464-1/1

温州蓝皮书
2018年温州经济社会形势分析与预测
著(编)者：蒋儒标 王春光 金浩
2018年6月出版 / 估价：99.00元
PSN B-2008-105-1/1

西咸新区蓝皮书
西咸新区发展报告（2018）
著(编)者：李扬 王军
2018年6月出版 / 估价：99.00元
PSN B-2016-534-1/1

修武蓝皮书
修武经济社会发展报告（2018）
著(编)者：张占仓 袁凯声
2018年10月出版 / 估价：99.00元
PSN B-2017-651-1/1

偃师蓝皮书
偃师经济社会发展报告（2018）
著(编)者：张占仓 袁凯声 何武周
2018年7月出版 / 估价：99.00元
PSN B-2017-627-1/1

扬州蓝皮书
扬州经济社会发展报告（2018）
著(编)者：陈扬
2018年12月出版 / 估价：108.00元
PSN B-2011-191-1/1

长垣蓝皮书
长垣经济社会发展报告（2018）
著(编)者：张占仓 袁凯声 秦保建
2018年10月出版 / 估价：99.00元
PSN B-2017-654-1/1

遵义蓝皮书
遵义发展报告（2018）
著(编)者：邓彦 曾征 龚永育
2018年9月出版 / 估价：99.00元
PSN B-2014-433-1/1

地方发展类-社会

安徽蓝皮书
安徽社会发展报告（2018）
著(编)者：程桦　2018年6月出版 / 估价：99.00元
PSN B-2013-325-1/1

安徽社会建设蓝皮书
安徽社会建设分析报告（2017～2018）
著(编)者：黄家海 蔡宪
2018年11月出版 / 估价：99.00元
PSN B-2013-322-1/1

北京蓝皮书
北京公共服务发展报告（2017～2018）
著(编)者：施昌奎　2018年6月出版 / 估价：99.00元
PSN B-2008-103-7/8

北京蓝皮书
北京社会发展报告（2017～2018）
著(编)者：李伟东
2018年7月出版 / 估价：99.00元
PSN B-2006-055-3/8

北京蓝皮书
北京社会治理发展报告（2017～2018）
著(编)者：殷星辰　2018年7月出版 / 估价：99.00元
PSN B-2014-391-8/8

北京律师蓝皮书
北京律师发展报告 No.4（2018）
著(编)者：王隽　2018年12月出版 / 估价：99.00元
PSN B-2011-217-1/1

北京人才蓝皮书
北京人才发展报告（2018）
著(编)者：敏华　2018年12月出版 / 估价：128.00元
PSN B-2011-201-1/1

北京社会心态蓝皮书
北京社会心态分析报告（2017～2018）
北京市社会心理服务促进中心
2018年10月出版 / 估价：99.00元
PSN B-2014-422-1/1

北京社会组织管理蓝皮书
北京社会组织发展与管理（2018）
著(编)者：黄江松
2018年6月出版 / 估价：99.00元
PSN B-2015-446-1/1

北京养老产业蓝皮书
北京居家养老发展报告（2018）
著(编)者：陆杰华 周明明
2018年8月出版 / 估价：99.00元
PSN B-2015-465-1/1

法治蓝皮书
四川依法治省年度报告No.4（2018）
著(编)者：李林 杨天宗 田禾
2018年3月出版 / 定价：118.00元
PSN B-2015-447-2/3

福建妇女发展蓝皮书
福建省妇女发展报告（2018）
著(编)者：刘群英　2018年11月出版 / 估价：99.00元
PSN B-2011-220-1/1

甘肃蓝皮书
甘肃社会发展分析与预测（2018）
著(编)者：安文华 谢增虎 包晓霞
2018年1月出版 / 定价：99.00元
PSN B-2013-313-2/6

广东蓝皮书
广东全面深化改革研究报告（2018）
著(编)者：周林生 涂成林
2018年12月出版 / 估价：99.00元
PSN B-2015-504-3/3

广东蓝皮书
广东社会工作发展报告（2018）
著(编)者：罗观翠　2018年6月出版 / 估价：99.00元
PSN B-2014-402-2/3

广州蓝皮书
广州青年发展报告（2018）
著(编)者：徐柳 张强
2018年8月出版 / 估价：99.00元
PSN B-2013-352-13/14

广州蓝皮书
广州社会保障发展报告（2018）
著(编)者：张跃国　2018年8月出版 / 估价：99.00元
PSN B-2014-425-14/14

广州蓝皮书
2018年中国广州社会形势分析与预测
著(编)者：张强 郭志勇 何镜清
2018年6月出版 / 估价：99.00元
PSN B-2008-110-5/14

贵州蓝皮书
贵州法治发展报告（2018）
著(编)者：吴大华　2018年5月出版 / 估价：99.00元
PSN B-2012-254-2/10

贵州蓝皮书
贵州人才发展报告（2017）
著(编)者：于杰 吴大华
2018年9月出版 / 估价：99.00元
PSN B-2014-382-3/10

贵州蓝皮书
贵州社会发展报告（2018）
著(编)者：王兴骥　2018年6月出版 / 估价：99.00元
PSN B-2010-166-1/10

杭州蓝皮书
杭州妇女发展报告（2018）
著(编)者：魏颖
2018年10月出版 / 估价：99.00元
PSN B-2014-403-1/1

河北蓝皮书
河北法治发展报告（2018）
著(编)者：康振海　2018年6月出版 / 估价：99.00元
PSN B-2017-622-3/3

河北食品药品安全蓝皮书
河北食品药品安全研究报告（2018）
著(编)者：丁锦霞
2018年10月出版 / 估价：99.00元
PSN B-2015-473-1/1

河南蓝皮书
河南法治发展报告（2018）
著(编)者：张林海　2018年7月出版 / 估价：99.00元
PSN B-2014-376-6/9

河南蓝皮书
2018年河南社会形势分析与预测
著(编)者：牛苏林　2018年5月出版 / 估价：99.00元
PSN B-2005-043-1/9

河南民办教育蓝皮书
河南民办教育发展报告（2018）
著(编)者：胡大白　2018年9月出版 / 估价：99.00元
PSN B-2017-642-1/1

黑龙江蓝皮书
黑龙江社会发展报告（2018）
著(编)者：王爱丽　2018年1月出版 / 定价：89.00元
PSN B-2011-189-1/2

湖南蓝皮书
2018年湖南两型社会与生态文明建设报告
著(编)者：卞鹰　2018年5月出版 / 估价：128.00元
PSN B-2011-208-3/8

湖南蓝皮书
2018年湖南社会发展报告
著(编)者：卞鹰　2018年5月出版 / 估价：128.00元
PSN B-2014-393-5/8

健康城市蓝皮书
北京健康城市建设研究报告（2018）
著(编)者：王鸿春 盛继洪
2018年9月出版 / 估价：99.00元
PSN B-2015-460-1/2

江苏法治蓝皮书
江苏法治发展报告No.6（2017）
著(编)者：蔡道通 龚廷泰
2018年8月出版 / 估价：99.00元
PSN B-2012-290-1/1

江苏蓝皮书
2018年江苏社会发展分析与展望
著(编)者：王庆五 刘旺洪
2018年8月出版 / 估价：128.00元
PSN B-2017-636-2/3

民族教育蓝皮书
中国民族教育发展报告（2017·内蒙古卷）
著(编)者：陈中永
2017年12月出版 / 定价：198.00元
PSN B-2017-669-1/1

南宁蓝皮书
南宁法治发展报告（2018）
著(编)者：杨维超　2018年12月出版 / 估价：99.00元
PSN B-2015-509-1/3

南宁蓝皮书
南宁社会发展报告（2018）
著(编)者：胡建华　2018年10月出版 / 估价：99.00元
PSN B-2016-570-3/3

内蒙古蓝皮书
内蒙古反腐倡廉建设报告 No.2
著(编)者：张志华　2018年6月出版 / 估价：99.00元
PSN B-2013-365-1/1

青海蓝皮书
2018年青海人才发展报告
著(编)者：王宇燕　2018年9月出版 / 估价：99.00元
PSN B-2017-650-2/2

青海生态文明建设蓝皮书
青海生态文明建设报告（2018）
著(编)者：张西明 高华　2018年12月出版 / 估价：99.00元
PSN B-2016-595-1/1

人口与健康蓝皮书
深圳人口与健康发展报告（2018）
著(编)者：陆杰华 傅崇辉
2018年11月出版 / 估价：99.00元
PSN B-2011-228-1/1

山东蓝皮书
山东社会形势分析与预测（2018）
著(编)者：李善峰　2018年6月出版 / 估价：99.00元
PSN B-2014-405-2/5

陕西蓝皮书
陕西社会发展报告（2018）
著(编)者：任宗哲 白宽犁 牛昉
2018年1月出版 / 定价：89.00元
PSN B-2009-136-2/6

上海蓝皮书
上海法治发展报告（2018）
著(编)者：叶必丰　2018年9月出版 / 估价：99.00元
PSN B-2012-296-6/7

上海蓝皮书
上海社会发展报告（2018）
著(编)者：杨雄 周海旺
2018年2月出版 / 定价：89.00元
PSN B-2006-058-2/7

社会建设蓝皮书
2018年北京社会建设分析报告
著(编)者：宋贵伦 冯虹　2018年9月出版 / 估价：99.00元
PSN B-2010-173-1/1

深圳蓝皮书
深圳法治发展报告（2018）
著(编)者：张骁儒　2018年6月出版 / 估价：99.00元
PSN B-2015-470-6/7

深圳蓝皮书
深圳劳动关系发展报告（2018）
著(编)者：汤庭芬　2018年8月出版 / 估价：99.00元
PSN B-2007-097-2/7

深圳蓝皮书
深圳社会治理与发展报告（2018）
著(编)者：张骁儒　2018年6月出版 / 估价：99.00元
PSN B-2008-113-4/7

生态安全绿皮书
甘肃国家生态安全屏障建设发展报告（2018）
著(编)者：刘举科 喜文华
2018年10月出版 / 估价：99.00元
PSN G-2017-659-1/1

顺义社会建设蓝皮书
北京市顺义区社会建设发展报告（2018）
著(编)者：王学武　2018年9月出版 / 估价：99.00元
PSN B-2017-658-1/1

四川蓝皮书
四川法治发展报告（2018）
著(编)者：郑泰安　2018年6月出版 / 估价：99.00元
PSN B-2015-441-5/7

四川蓝皮书
四川社会发展报告（2018）
著(编)者：李羚　2018年6月出版 / 估价：99.00元
PSN B-2008-127-3/7

四川社会工作与管理蓝皮书
四川省社会工作人力资源发展报告（2017）
著(编)者：边慧敏　2017年12月出版 / 定价：89.00元
PSN B-2017-683-1/1

云南社会治理蓝皮书
云南社会治理年度报告（2017）
著(编)者：晏雄 韩全芳
2018年5月出版 / 估价：99.00元
PSN B-2017-667-1/1

地方发展类-文化

北京传媒蓝皮书
北京新闻出版广电发展报告（2017~2018）
著(编)者：王志　2018年11月出版 / 估价：99.00元
PSN B-2016-588-1/1

北京蓝皮书
北京文化发展报告（2017~2018）
著(编)者：李建盛　2018年5月出版 / 估价：99.00元
PSN B-2007-082-4/8

创意城市蓝皮书
北京文化创意产业发展报告（2018）
著(编)者：郭万超 张京成　2018年12月出版 / 估价：99.00元
PSN B-2012-263-1/7

创意城市蓝皮书
天津文化创意产业发展报告（2017~2018）
著(编)者：谢思全　2018年6月出版 / 估价：99.00元
PSN B-2016-536-7/7

创意城市蓝皮书
武汉文化创意产业发展报告（2018）
著(编)者：黄永林 陈汉桥　2018年12月出版 / 估价：99.00元
PSN B-2013-354-4/7

创意上海蓝皮书
上海文化创意产业发展报告（2017~2018）
著(编)者：王慧敏 王兴全　2018年8月出版 / 估价：99.00元
PSN B-2016-561-1/1

非物质文化遗产蓝皮书
广州市非物质文化遗产保护发展报告（2018）
著(编)者：宋俊华　2018年12月出版 / 估价：99.00元
PSN B-2016-589-1/1

甘肃蓝皮书
甘肃文化发展分析与预测（2018）
著(编)者：马廷旭 戚晓萍　2018年1月出版 / 定价：99.00元
PSN B-2013-314-3/6

甘肃蓝皮书
甘肃舆情分析与预测（2018）
著(编)者：王俊莲 张谦元　2018年1月出版 / 定价：99.00元
PSN B-2013-315-4/6

广州蓝皮书
中国广州文化发展报告（2018）
著(编)者：屈哨兵 陆志强　2018年6月出版 / 估价：99.00元
PSN B-2009-134-7/14

广州蓝皮书
广州文化创意产业发展报告（2018）
著(编)者：徐咏虹　2018年7月出版 / 估价：99.00元
PSN B-2008-111-6/14

海淀蓝皮书
海淀区文化和科技融合发展报告（2018）
著(编)者：陈名杰 孟景伟　2018年5月出版 / 估价：99.00元
PSN B-2013-329-1/1

河南蓝皮书
河南文化发展报告（2018）
著(编)者：卫绍生　　2018年7月出版 / 估价：99.00元
PSN B-2008-106-2/9

湖北文化产业蓝皮书
湖北省文化产业发展报告（2018）
著(编)者：黄晓华　　2018年9月出版 / 估价：99.00元
PSN B-2017-656-1/1

湖北文化蓝皮书
湖北文化发展报告（2017~2018）
著(编)者：湖北大学高等人文研究院
中华文化发展湖北省协同创新中心
2018年10月出版 / 估价：99.00元
PSN B-2016-566-1/1

江苏蓝皮书
2018年江苏文化发展分析与展望
著(编)者：王庆五 樊和平　　2018年9月出版 / 估价：128.00元
PSN B-2017-637-3/3

江西文化蓝皮书
江西非物质文化遗产发展报告（2018）
著(编)者：张圣才 傅安平　　2018年12月出版 / 估价：128.00元
PSN B-2015-499-1/1

洛阳蓝皮书
洛阳文化发展报告（2018）
著(编)者：刘福兴 陈启明　　2018年7月出版 / 估价：99.00元
PSN B-2015-476-1/1

南京蓝皮书
南京文化发展报告（2018）
著(编)者：中共南京市委宣传部
2018年12月出版 / 估价：99.00元
PSN B-2014-439-1/1

宁波文化蓝皮书
宁波"一人一艺"全民艺术普及发展报告（2017）
著(编)者：张爱琴　　2018年11月出版 / 估价：128.00元
PSN B-2017-668-1/1

山东蓝皮书
山东文化发展报告（2018）
著(编)者：涂可国　　2018年5月出版 / 估价：99.00元
PSN B-2014-406-3/5

陕西蓝皮书
陕西文化发展报告（2018）
著(编)者：任宗哲 白宽犁 王长寿
2018年1月出版 / 定价：89.00元
PSN B-2009-137-3/6

上海蓝皮书
上海传媒发展报告（2018）
著(编)者：强荧 焦雨虹　　2018年2月出版 / 定价：89.00元
PSN B-2012-295-5/7

上海蓝皮书
上海文学发展报告（2018）
著(编)者：陈圣来　　2018年6月出版 / 估价：99.00元
PSN B-2012-297-7/7

上海蓝皮书
上海文化发展报告（2018）
著(编)者：荣跃明　　2018年6月出版 / 估价：99.00元
PSN B-2006-059-3/7

深圳蓝皮书
深圳文化发展报告（2018）
著(编)者：张骁儒　　2018年7月出版 / 估价：99.00元
PSN B-2016-554-7/7

四川蓝皮书
四川文化产业发展报告（2018）
著(编)者：向宝云 张立伟　　2018年6月出版 / 估价：99.00元
PSN B-2006-074-1/7

郑州蓝皮书
2018年郑州文化发展报告
著(编)者：王哲　　2018年9月出版 / 估价：99.00元
PSN B-2008-107-1/1

皮书起源

“皮书”起源于十七、十八世纪的英国，主要指官方或社会组织正式发表的重要文件或报告，多以“白皮书”命名。在中国，“皮书”这一概念被社会广泛接受，并被成功运作、发展成为一种全新的出版形态，则源于中国社会科学院社会科学文献出版社。

皮书定义

皮书是对中国与世界发展状况和热点问题进行年度监测，以专业的角度、专家的视野和实证研究方法，针对某一领域或区域现状与发展态势展开分析和预测，具备原创性、实证性、专业性、连续性、前沿性、时效性等特点的公开出版物，由一系列权威研究报告组成。

皮书作者

皮书系列的作者以中国社会科学院、著名高校、地方社会科学院的研究人员为主，多为国内一流研究机构的权威专家学者，他们的看法和观点代表了学界对中国与世界的现实和未来最高水平的解读与分析。

皮书荣誉

皮书系列已成为社会科学文献出版社的著名图书品牌和中国社会科学院的知名学术品牌。2016 年，皮书系列正式列入“十三五”国家重点出版规划项目；2013~2018 年，重点皮书列入中国社会科学院承担的国家哲学社会科学创新工程项目；2018 年，59 种院外皮书使用“中国社会科学院创新工程学术出版项目”标识。

中国皮书网

（网址：www.pishu.cn）

发布皮书研创资讯，传播皮书精彩内容
引领皮书出版潮流，打造皮书服务平台

栏目设置

关于皮书：何谓皮书、皮书分类、皮书大事记、皮书荣誉、
皮书出版第一人、皮书编辑部

最新资讯：通知公告、新闻动态、媒体聚焦、网站专题、视频直播、下载专区

皮书研创：皮书规范、皮书选题、皮书出版、皮书研究、研创团队

皮书评奖评价：指标体系、皮书评价、皮书评奖

互动专区：皮书说、社科数托邦、皮书微博、留言板

所获荣誉

2008年、2011年，中国皮书网均在全国新闻出版业网站荣誉评选中获得“最具商业价值网站”称号；

2012年，获得“出版业网站百强”称号。

网库合一

2014年，中国皮书网与皮书数据库端口合一，实现资源共享。

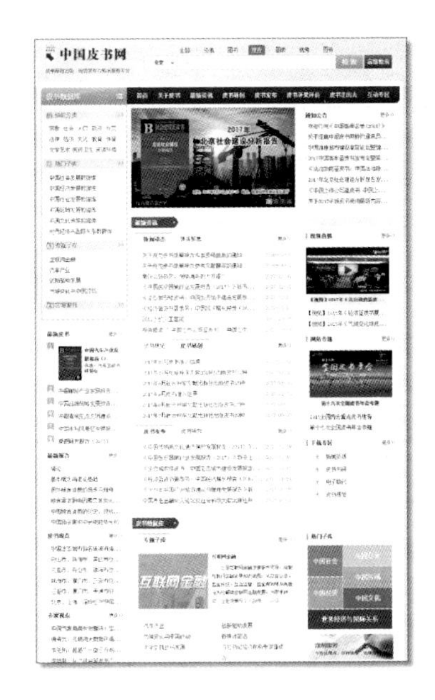